早期妊娠胎儿畸形超声诊断

First Trimester Ultrasound Diagnosis of
Fetal Abnormalities

〔美〕Alfred Abuhamad　〔德〕Rabih Chaoui　**编著**

李胜利　**主译**

罗国阳　**审校**

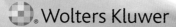

WoltersKluwer　　北京科学技术出版社

著作权合同登记号 图字：01-2018-2160

图书在版编目（CIP）数据

  早期妊娠胎儿畸形超声诊断 /（美）阿尔弗莱德·阿布汗默德（Alfred Abuhamad），（德）拉宾·查欧里（Rabih Chaoui）编著；李胜利主译. — 北京：北京科学技术出版社，2020.1（2020.2重印）

  书名原文：First Trimester Ultrasound Diagnosis of Fetal Abnormalities

  ISBN 978-7-5714-0273-0

  Ⅰ . ①早… Ⅱ . ①阿… ②拉… ③李… Ⅲ . ①畸胎－胎前诊断－超声波诊断 Ⅳ . ①R714.53

  中国版本图书馆CIP数据核字(2019)第078534号

早期妊娠胎儿畸形超声诊断

编   著：〔美〕Alfred Abuhamad   〔德〕Rabih Chaoui
主   译：李胜利
策 划 编 辑：尤玉琢
责 任 编 辑：尤玉琢 刘瑞敏
责 任 校 对：贾 荣
责 任 印 制：吕 越
封 面 设 计：申 彪
出 版 人：曾庆宇
出 版 发 行：北京科学技术出版社
社   址：北京西直门南大街16号
邮 政 编 码：100035
电 话 传 真：0086-10-66135495（总编室）
     0086-10-66113227（发行部） 0086-10-66161952（发行部传真）
电 子 信 箱：bjkj@bjkjpress.com
网   址：www.bkydw.cn
经   销：新华书店
印   刷：北京捷迅佳彩印刷有限公司
开   本：787mm×1092mm 1/16
印   张：22.75
字   数：500千字
版   次：2020年1月第1版
印   次：2020年2月第2次印刷
ISBN 978-7-5714-0273-0/R · 2626

定   价：320.00元

希望通过本书的学习，可以推广早期妊娠高质量超声检查的应用，以提高产前诊断水平，提供富有同情心的咨询服务，并优化妊娠结局。

我们将这本书献给我们的父母，感谢他们多年来对我们致力于追求卓越的支持。

Sharon、Sami、Nicole

Kathleen、Amin、Ella

致良好的祝颂

译者名单

主译 李胜利

审校 罗国阳

译者（按姓氏笔画为序）

于 斌 南方医科大学附属深圳妇幼保健院

马 娅 兰州市第一人民医院

文华轩 南方医科大学附属深圳妇幼保健院

田晓先 广西壮族自治区妇幼保健院

孙 鲲 深圳大学总医院

李胜利 南方医科大学附属深圳妇幼保健院

李喜红 中信湘雅生殖与遗传专科医院

杨 芳 南方医科大学南方医院

杨水华 广西壮族自治区妇幼保健院

杨晓娟 兰州市第一人民医院

杨家祥 四川省妇幼保健院

何冠南 四川省妇幼保健院

张居杰 兰州市第一人民医院

陈　明　哈尔滨红十字会中心医院

陈　曦　四川省妇幼保健院

陈秀兰　南方医科大学深圳医院

罗丹丹　南方医科大学附属深圳妇幼保健院

罗国阳　美国霍华德大学医学院母胎医学中心

罗洪霞　温州医科大学附属第二医院

钟晓红　厦门市妇幼保健院

姜　伟　华中科技大学协和深圳医院

秦　越　南方医科大学附属深圳妇幼保健院

秦凤真　南方医科大学南方医院

袁　鹰　南方医科大学附属深圳妇幼保健院

黄　怡　南方医科大学附属深圳妇幼保健院

梁美玲　南方医科大学附属深圳妇幼保健院

曾　晴　南方医科大学附属深圳妇幼保健院

廖伊梅　南方医科大学附属深圳妇幼保健院

前　言

　　我们非常高兴地向大家介绍第一版《早期妊娠胎儿畸形超声诊断》。这是早期妊娠超声领域迅速发展的成果，也是一本早期妊娠胎儿畸形诊断领域最新和最全面的参考书，并使用当前技术所允许的最佳的超声图像加以说明。与我们之前做的项目一样，我们选择在没有与外部合作的情况下写作本书，以便提供一种简单易读的方式，并对早期妊娠筛查胎儿畸形这一主题提出系统和有条理性的方法。

　　基于在此领域中积累的临床经验，我们的主要写作目的是为早期妊娠超声诊断提供全面的参考。为此，我们将这本书分成两个主要部分：第一部分讨论早期妊娠超声检查的概况；第二部分则是按器官系统划分，呈现正常和异常情况下的早期妊娠胎儿超声表现。在第一部分中，包含了现有的早期妊娠胎儿超声检查指南，早期妊娠超声的物理原理、生物效应和检查技术，早期妊娠胎儿生物学测量与孕龄估算，详细的早期妊娠超声检查，早期妊娠染色体非整倍体筛查和早期妊娠超声在多胎妊娠中的作用。其中，详细的早期妊娠超声检查（第5章）是第一部分中的重点章节，该章呈现了作者对早期妊娠超声成像方法的新而详细、全面且系统的观点，早期妊娠详细的超声检查方法效仿了中期妊娠详细的超声检查。在本书的第二部分，我们介绍了各个器官系统，如胎儿中枢神经系统、颜面部与颈部、胸部、心脏及大血管、胃肠道系统、泌尿生殖系统和骨骼系统的超声检查，第二部分的最后一章重点讲述了胎盘和脐带的超声检查。

在过去的 15 年中，随着高分辨率经阴道和经腹部超声检查的出现以及将胎儿颈项透明层广泛应用于早期妊娠的风险评估，早期妊娠超声成像领域迅速发展。随着知识的不断积累，早期妊娠超声的作用正在不断地扩展，并不局限于其在妊娠风险评估和早期发现严重胎儿畸形方面的作用。在过去的几十年里，早期妊娠超声检查的进步归功于 Kypros Nicolaides 教授，他变革性地提出了早期妊娠超声检查在染色体非整倍体筛查中的作用、超声检查的标准化方法，以及为早期妊娠超声检查在胎儿严重畸形诊断和妊娠风险评估中的作用提供了实质性的证据。Nicolaides 教授为该领域在过去几十年中取得的进展奠定了基础。

本书能够完成，我们要感谢很多人的支持。首先要感谢我们的家人，感谢他们的理解，我们因为写书而不能陪伴他们，让他们日复一日孤独地度过漫长的夜晚和周末；感谢 Patricia Gast 女士凭借艺术才能高效和准确地完成了本书中的所有精彩图画；感谢 Wolters Kluwer 的专业编辑和制作团队。我们还要感谢 Elena Sinkovskaya 博士对第 15 章关于胎盘和脐带的贡献。

我们希望这本书能够为推广应用高质量的早期妊娠超声检查提供知识并成为必要工具。

Alfred Abuhamad, MD
Rabih Chaoui, MD

译者前言

在胎儿产前超声检查飞速发展的近 20 年里,随着产前超声知识的不断积累以及超声诊断设备分辨率的不断提高,产前超声检查的时限由妊娠中期逐渐前移到妊娠早期。早期妊娠胎儿超声检查,以往仅能确认胎儿存活、判断胎龄、识别多胎妊娠,现在能够检出胎儿大部分严重结构缺陷,如严重先天性心脏病、肢体缺如、颅脑畸形以及筛查染色体非整倍体异常等。随着早期妊娠超声检查的不断深入和广泛应用,早期妊娠胎儿异常筛查在产前诊断中的重要地位得到了临床的普遍认可。早期妊娠胎儿产前诊断,可将胎儿严重缺陷的诊断时间大幅度提前,为产前基因检测和咨询以及孕妇与其家庭最终抉择提供充足时间,从而将原本在中、晚期妊娠才能确诊的严重缺陷提前至早期妊娠,大大减轻孕妇身体和心灵伤害。

早在 20 世纪 80 年代末和 90 年代初,就有学者发表了关于早期妊娠胎儿染色体非整倍体异常筛查和解剖结构筛查的研究,但直到 2004 年英国胎儿医学基金会《孕 11 至 13^{+6} 周超声扫查》及 2013 年国际妇产科超声学会《早期妊娠超声扫查指南》的发表,才填补了早期妊娠超声检查相关指南的空白。越来越多的证据证明了早期妊娠超声评估胎儿畸形的价值,也有越来越多的检查技术被应用于早期妊娠超声检查。然而规范化的早期妊娠产前超声检查尚未得到普及,现有的研究在评估早期妊娠胎儿畸形检出率方面依然存在很大差异(11.54% ~ 65.7%),在妊娠期低危人群或未选择人群中结构畸形的检出率明显低于高风险人群,因此早期妊娠规范化超声检查尤为重要。译者所在的产前超声诊断中心，从 2005 年起，便制定了早期妊娠产前超声检查规范。通过十几年的临床研究与实践，规范化的早期妊娠产前超声检查不论是对低风险还是高风险孕妇，早期妊娠胎儿严重结构畸形检出率均可达到 60% ~ 80%。因此，早期妊娠规范化的产前超声检查是提高胎儿严重结构畸形检出率的关键。

First Trimester Ultrasound Diagnosis of Fetal Abnormalities 作为当前早期妊娠胎儿畸形超声诊断最新和最全面的参考书，涵盖了 Alfred Abuhamad 教授和 Rabih Chaoui 教授及其团队多年来对早期妊娠胎儿畸形超声诊断领域的执着追求和突出贡献，本书全面阐述了早期妊娠超声领域发展的新技术、新方法、胎儿畸形的超声诊断及国际化指南。一方面对早期妊娠胎儿解剖结构的超声检查方法进行了非常详细的介绍，另一方面，以器官系统作为分类，分别介绍了胎儿各个系统畸形的超声表现及诊断思路。书中图文并茂，图片精美，病例收集全面，其中包含了很多珍贵的病例供大家参考，是广大妇产科临床医师、超声医师及从事胎儿医学相关医师使用的重要参考书之一。为了让大家更轻松地阅读此书，译者在充分尊重原著的基础上，将此书翻译成了中文版《早期妊娠胎儿畸形超声诊断》，每一章都经过反复推敲和精心校对，旨在向广大读者传达最精确的原著信息。

这不仅是一本超声医师的参考书籍，对于产前超声医师而言，我们希望通过本书的学习，进一步推广早期妊娠高质量规范化超声检查的应用，提高早期妊娠产前诊断水平；本书同样适用于妇产科医师及产前咨询医师，一方面可以让妇产科医师对早期妊娠胎儿畸形的超声诊断有全面了解，另一方面可以熟知胎儿的发育和畸形的发展，对于假阳性和假阴性病例给予正确的理解，以期为广大孕妇提供更准确的产前咨询意见，改善妊娠结局。

本书内容涉及妇科、产科、遗传学、超声医学、超声工程学等诸多方面的内容，由于翻译人员知识范围和能力限制，不足之处敬请大家批评指正，以便我们在以后的工作中予以改进。

2019 年 4 月 30 日

目　录

第一部分

早期妊娠超声检查：
总论

第1章

早期妊娠胎儿超声检查指南

简介

20世纪80年代末至90年代初，高分辨率经阴道超声探头的出现使评估小于孕16周的胎儿成为可能[1-7]。许多研究对其早期妊娠应用的可能性进行了评估，并证实了该方法可用于评估胎儿大脑、心脏、肾脏和其他器官的正常及异常解剖结构[1-7]。早期妊娠胎儿颈部皮下液体的增多和染色体异常相关性，使测量胎儿颈项透明层（nuchal translucency，NT）厚度成为超声筛查非整倍体的方法[8-10]。Nicolaides和他的团队通过大量的工作，制定了NT测量的标准，并建立了早期妊娠筛查方案[10-13]。通过标准化的测量和质量控制体系的建立，NT的一致性和可靠性得到了保证[14,15]。在过去的20年里，早期妊娠NT检查已不仅仅是作为非整倍体筛查的手段，如今还包括对早期妊娠胎儿解剖结构的评估。最近发布的指南也反映了这些进展[16,17]。熟悉现有的测量标准和国内/国际指南，是早期妊娠超声检查至关重要的一步。由于该领域的知识发展非常迅速，建议产前超声工作者们不断更新该领域的知识。本章节中，我们将介绍早期妊娠超声的测量标准和现有指南。需要注意的是，随着新的证据出现，指南也会随之更新，建议读者们以最新版指南作为参考。

术语

了解标准化超声检查的各种术语非常重要。指南、规程、标准和措施都是指超声检查本身（NT筛查或早期妊娠解剖结构检查）。证书、资格认证和合格证书涉及进行超声检查的医务工作者，包括医师、技师和相关保健人员。另一方面，认证，也指对超声研究室或科室的认证，内容包括：考核超声检查者的资质、超声检查使用的设备、是否遵守现有检查指南，以及检查质量控制。

最近20年的研究表明，规范的早期妊娠NT、鼻骨、三尖瓣反流和静脉导管检查能增加上述检查的可信性和可重复性[13]。最近发表的早期妊娠超声检查指南已将NT纳入检查，并强调了早期妊娠超声对于胎儿结构筛查的重要性[16,17]。总之，指南是基于共识并反映科学证据的。指南指导实践并减少实践中不恰当的内容，提供更合理的基础检查作为参考。合理修订的指南，可以作为超声质量控制的标准，满足超声工作者医学继续教育的需求。同时，指南能发现科学研究的缺点，并提出合理的研究方向。

测量标准

颈项透明层（NT）

NT是早期妊娠胎儿颈背部皮下液体积聚的超声特征[13,14]。经过严格培训的超声技师和医师遵循标准方法进行测量，是NT测量高重复性的重要保证[13]。目前NT测量标准切面已有规范（图1.1）[14,18]。为减少不同医师测量所导致的测量误差，有一些超声厂家开发了NT厚度的半自动测量方法并应用于超声仪中（图1.2）[19]。表1.1总结了NT测量标准的要求。NT筛查非整倍体的意义将在第6章讨论。

鼻骨

在大部分21三体综合征及其他非整倍体异常的胎儿中，可在早期妊娠发现鼻骨发育不良或未骨化（图1.3）[13]。例如，鼻骨有2块，但通常在早期妊娠的胎儿正中矢状切面中只能显示1块。需要注意的是，超声评估鼻骨是有技术难度的，需要大量的经验才能获得最佳图像[20]。正确评估鼻骨可以提高早期妊娠联合筛查唐氏综合征的效果[13]。11～12周初的正常胎儿中，鼻骨可能骨化较差或未出现[14]。此类胎儿建议1周后再次测量[14]。表1.2总结了早期妊娠鼻骨测量的主要标准。

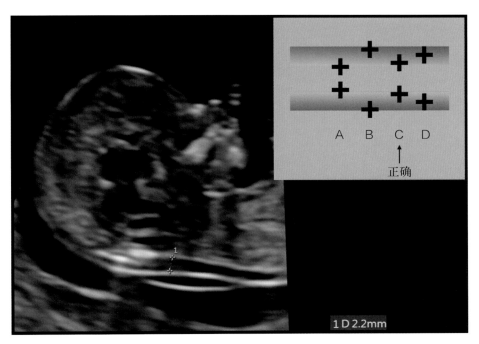

图1.1　孕13周胎儿正中矢状切面颈项透明层（NT）厚度测量。NT测量标准见表1.1和表1.7。右上角示意图为NT测量游标正确（C）和错误（A、B、D）所在位置。该胎儿NT测量值为2.2mm

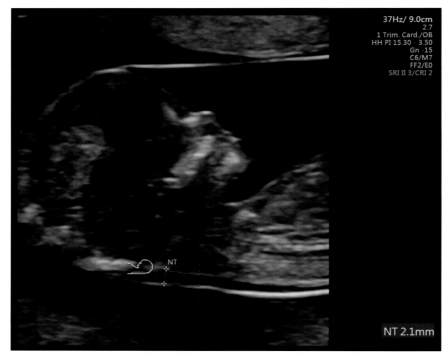

图1.2 孕12周胎儿正中矢状切面NT厚度半自动测量。半自动测量时，检查者将取样框置于感兴趣区域处（虚线框），软件自动识别最大NT值并自动放置相应的测量游标。该方法减少了测量的主观误差，增加了测量的准确性。本图中该胎儿NT测量值为2.1mm

表 1.1   颈项透明层（NT）测量标准（英国胎儿医学基金会制定）[14]

应于胎儿 11～13[+6]周时测量

应于胎儿头臀长为45～84 mm时测量

应将图像放大，使屏幕图像只显示胎儿头部及上胸部

应获取胎儿面部的正中矢状切面，这一切面应显示前方高回声的鼻尖和矩形上腭、中部低回声的间脑、
　　后方高回声的颈部皮肤

应在胎儿自然伸展姿势时测量，此状态下，胎儿头部与脊柱呈一直线

应区分胎儿颈后部羊膜与皮肤

在透明层的最宽处测量

测量时，测量游标的内缘应与NT强回声线内缘相重叠

测量时应降低增益，避免因为测量线边界模糊而放错测量游标位置

应多次测量，并记录标准测量下的最大NT值；可以使用半自动测量法进行测量；有脐带绕颈时，测量绕
　　颈部位上方和下方的平均值作为NT值

Nicolaides KH. The fetal medicine foundation.
获取来源：https://fetalmedicine.org. Accessed March 1, 2017.

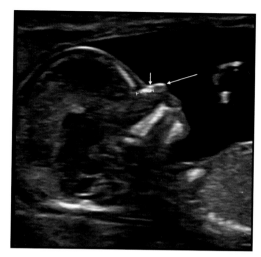

图1.3　孕13周胎儿正中矢状切面显示胎儿鼻骨，鼻骨的检查标准见表1.2。黄色测量游标间的距离为鼻骨长度。注意鼻骨上方的另外2条强回声，分别是鼻部的皮肤（短箭头）和鼻尖（长箭头）

表 1.2　鼻骨测量标准（英国胎儿医学基金会制定）[14]

应于胎儿 11～13[+6]周时测量

应将图像放大，使屏幕图像只显示胎儿头部及上胸部

应获取胎儿面部的正中矢状切面，这一切面应显示前方高回声的鼻尖和矩形上腭、中部低回声的间脑、后方高回声的颈部皮肤。如果切面偏离正中矢状切面，即使是轻微偏离，也可能导致鼻尖不显示，且显示上颌骨额突而非鼻骨

超声探头应与胎儿鼻骨长轴方向平行，并应该左右轻微偏转探头，从而将鼻骨与鼻前的皮肤区分开

鼻骨的回声比其前方皮肤的回声稍强，鼻骨的标准切面上，应显示3条强回声线，鼻骨和鼻前皮肤应是水平且互相平行的强回声线，浅部强回声线是皮肤，深部强回声线是鼻骨，第3条线为鼻尖

如果鼻骨的回声线非常细，且回声强度低于皮肤，则提示鼻骨未骨化，可以认为是鼻骨缺如

Nicolaides KH. The fetal medicine foundation.
获取来源：https://fetalmedicine.org. Accessed March 1, 2017.

静脉导管

　　静脉导管是胎儿期非常重要的血管，它把脐静脉内含氧高的血液通过卵圆孔导入胎儿体循环。静脉导管多普勒波形主要反映了右心房前负荷。有报道指出，早期妊娠静脉导管多普勒波形异常与胎儿非整倍体、心脏缺陷和不良妊娠结局相关[13]。静脉导管波形可以通过观察多普勒频谱中的A波进行定量评估，因为A波反映的是心动周期中的心房收缩期。正常的静脉导管多普勒波形表现为A波正向（图1.4），A波消失或A波反向则为异常。另一种方法是将静脉搏动指数（PIV）等指标作为连续变量，对静脉导管波形进行量化[14]。不推荐在所有孕妇中常规测量静脉导管血流，而是推荐在先天性心脏异常风险增高或非整倍体异常中度风险的妊娠中进行静脉导管频谱检查[14]。表1.3总结了静脉导管多普勒频谱评估的主要标准。

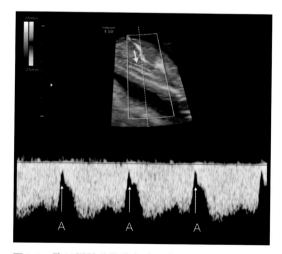

图1.4　孕13周胎儿胸腹部旁矢状切面静脉导管的彩色和脉冲多普勒。尽力保持声束与静脉导管内血流方向（黄色箭头）平行。静脉导管波形最佳显示方法见表1.3。多普勒频谱中A波代表了心动周期中的心房收缩期

表 1.3　静脉导管血流的测量标准（英国胎儿医学基金会制定）[14]

测量的孕周范围为 11～13[+6]周

应在胎儿静息状态下进行

放大图像至全图只显示胎儿上腹部及胸部

获取胎儿躯干的右腹侧正中矢状切面，彩色血流成像应显示脐静脉、静脉导管、胎儿心脏

尽量缩小脉冲多普勒取样容积（0.5～1.0mm），减少周边静脉影响，取样容积应放在静脉导管处，即色
　　彩最明亮处

超声束与血流方向的夹角应小于30°

调低滤波频率（50～70Hz），避免低速的A波被滤波器过滤

调高扫描速度（2～3cm/s），使每个波形更容易辨认，以便更好地评估A波

如果手动勾勒波形外缘，则可以测量静脉导管的静脉搏动指数（PIV）

Nicolaides KH. The fetal medicine foundation.
获取来源: https://fetalmedicine.org. Accessed March 1, 2017.

三尖瓣反流

　　在心尖四腔心切面，将彩色多普勒取样框及脉冲多普勒取样容积置于三尖瓣瓣环水平，可以获得三尖瓣彩色血流信号和脉冲多普勒频谱（图1.5）。在非整倍体（21三体综合征、18三体综合征和13三体综合征）胎儿及严重先天性心脏异常胎儿中，常常可以发现早期妊娠三尖瓣反流[14]。轻度三尖瓣反流为反流束仅局限于三尖瓣瓣环处，可以出现在大多数正常的早期妊娠胎儿中[21]。表1.4罗列了筛查胎儿非整倍体异常和先天性心脏异常中三尖瓣反流的主要特征。表1.4中所定义的三尖瓣反流可出现在1%的正常胎儿、55%的21三体综合征胎儿、1/3的18三体综合征和13三体综合征胎儿中[14]。与静脉导管一样，我们也不推荐在所有孕妇中常规检测三尖瓣反流，但应在先天性心脏病风险增高或非整倍体风险中度以上的胎儿中进行检测[14]。

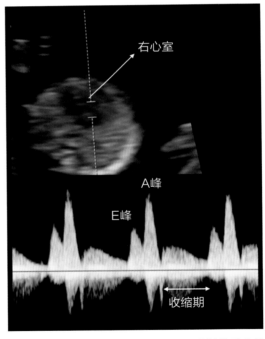

图1.5　孕13周胎儿胸部横切面显示三尖瓣脉冲多普勒频谱取样容积放置位置。注意取样容积应置于瓣口处，使血流频谱包含通过三尖瓣的正向血流及反向血流（有反流时）。在本图中，收缩期（双向箭头）没有三尖瓣反流，多普勒频谱是正常的，其中E峰代表舒张早期，A峰代表心房收缩期。三尖瓣脉冲多普勒获取标准见表1.4

表 1.4　三尖瓣血流测量标准（英国胎儿医学基金会制定）[14]

测量的孕周范围为 $11 \sim 13^{+6}$ 周

图像应尽量放大，使图像主要显示胎儿胸腔

获取胎儿的心尖四腔心切面

脉冲多普勒取样容积置于三尖瓣瓣口处，取样容积大小选择为 $2.0 \sim 3.0mm$，血流与室间隔的角度应小于 $30°$

在该孕周，主动脉或肺动脉血流流速可以达到 $50cm/s$，因此，当三尖瓣反流时间至少达到收缩时间的一半且反流速度大于 $60cm/s$ 时，才诊断三尖瓣反流

扫描速度应稍快（$2 \sim 3cm/s$），使每个波形更容易评估

三尖瓣有时可能只有2叶瓣或1叶瓣，因此取样容积应至少放置3次，以试图评估瓣膜

Nicolaides KH. The fetal medicine foundation. 获取来源： https://fetalmedicine.org. Accessed March 1, 2017.

早期妊娠超声检查实践指南

制定超声检查实践指南可以更好地定义超声检查，更好地规范检查指征、方法和内容。通常检查指南是基于循证证据及专家共识所制定的。产前超声检查有2种类型：筛查和针对性检查。筛查也称为常规检查，是针对所有孕妇的检查，不考虑妊娠风险；针对性检查则是针对有妊娠风险增高、有指征的孕妇。中期妊娠形态学超声检查已经被绝大多数国家认可并成为中期妊娠筛查手段，在妊娠妇女中常规开展。另一方面，胎儿超声心动图则是一种有针对性的超声检查，主要针对胎儿先天性心脏病风险增高的孕妇。在很多国家，早期妊娠超声检查已经作为产前常规筛查方式，但还有一些国家只在有指征时才进行检查[22]。

由于越来越多的证据证明了早期妊娠超声评估胎儿异常的价值，也有越来越多的检查技术应用于早期妊娠超声检查，笔者相信，在条件允许的地区，早期妊娠超声检查将会被作为常规产前检查进行推广和应用。早期妊娠超声检查的作用已从确定妊娠孕周和非整倍体筛查发展至胎儿早期妊娠严重结构畸形筛查。最近已经发表了相关的早期妊娠超声检查指南。在接下来的内容中，我们重点介绍目前已发布的早期妊娠筛查指南，包括国际妇产科超声学会（International Society of Ultrasound in Obstetrics and Gynecology，ISUOG）、美国超声医学会（American Institute of Ultrasound in Medicine，AIUM）和德国超声医学会（German Society of Ultrasound in Medicine）所发布的指南[16,17,23]。

国际妇产科超声学会的相关指南

早在2013年ISUOG就发布了早期妊娠超声扫查指南[16]。这些指南是全面的，其讨论了孕11周前胎儿扫查、NT测量及非整倍体筛查、胎儿解剖结构检查[16]。

早期妊娠超声扫查目的

ISUOG的早期妊娠筛查指南中，扫查目的描述如下。

早期妊娠阶段，通过胎儿超声扫查证实胚胎是否存活、准确推算孕龄、确认胎儿数目、评估多胎妊娠绒毛膜性和羊膜囊性等非常重要。早期妊娠末可以对胎儿进行严重畸形筛查，也可以在能够进行非整倍体筛查的卫生机构测量NT。

指南也讨论了早期妊娠超声检查对设备的要求（表1.5）。

表 1.5　早期妊娠超声检查仪器要求（ISUOG）[16]

实时、灰阶，二维超声成像

配备经腹部及经阴道超声探头

调节声功率输出钮使之符合输出显示标准

具有冻结帧频和缩小放大功能

具有电子标尺

可打印和存储图像

定期维护和保养

Salomon LJ, Alfirevic Z, Bilardo CM, et al. ISUOG practice guidelines: performance of first-trimester fetal ultrasound scan. Ultrasound Obstet Gynecol. 2013; 41:102–113.

生物学测量

根据ISUOG的规定，早期妊娠应测量的生长参数至少包括头臀长（crown-rump length，CRL）、双顶径（biparietal diameter，BPD）或头围（head circumference，HC）。其他参数如腹围（abdominal circumference，AC）、股骨长（femur length，FL）等也可以测量。中期妊娠进行的生物学测量，目前大部分也可在早期妊娠获得。ISUOG的指南表明，不需要在早期妊娠常规扫查中测量腹围和股骨长[16]。本书将在第4章详细介绍早期妊娠生长参数测量及孕龄推算的意义。

颈项透明层（NT）

关于早期妊娠NT测量，ISUOG指南中的观点为：可靠、可重复的NT测量需要适当的训练。超声操作者必须经过正规培训，使NT测量具有可靠性和可重复性。许多国家已经建立了严格的审核体系，对操作者提出了建设性的反馈意见，这对从事NT筛查的超声操作者十分重要。如果没有测量NT厚度，则建议对胎儿的颈项区域做出定性评估，若胎儿颈项部增厚，则建议进行专家转诊[16]。

胎儿解剖结构评估

ISUOG指南强调了早期妊娠解剖结构检查的重要性，并指出了超声对早期妊娠解剖结构评估的利与弊。ISUOG的指南指出，早期妊娠解剖结构筛查的优势在于：尽早发现或排除许多严重的畸形，早期筛查高危妊娠，早期基因诊断，以及对怀有严重胎儿畸形的孕妇提供较早终止妊娠的机会[16]。而早期妊娠解剖结构筛查的局限性和不足在于：需要训练有素和有经验的人员进行检查，不确定成本/效益比，即使做了早期妊娠超声筛查，中期妊娠仍需要再次筛查，因为有些异常在晚期妊娠出现，不能在早期妊娠排除。表1.6列出了早期妊娠能够检查的解剖结构及器官。

表 1.6　11～13[+6]周扫查时建议解剖结构评估的内容（ISUOG）[16]

解剖区域	观察内容
头部	是否完整，颅骨、大脑镰、充满脉络丛的侧脑室
颈部	正常外观，颈项透明层厚度[a]（需要获得患者的知情同意，且由经过培训合格的医师进行检查）
颜面部	眼睛和晶状体[a]、鼻骨[a]、正常的轮廓/下颌[a]、上下唇连续[a]

续表

解剖区域	观察内容
脊柱	椎体[a]（长轴切面和短轴切面），皮肤覆盖完整[a]
胸腔	双肺野对称，没有积液或肿块
心脏	心跳正常，四个心腔对称
腹部	胃泡位于左上腹，膀胱[a]、肾[a]
腹壁	脐带插入点位置正常，没有脐部缺损
四肢	四肢可见，每个肢体均可见三段，手和足姿势正常[a]
胎盘	大小和结构
脐带	3条血管[a]

[a]：可选择观察的结构

Salomon LJ, Alfirevic Z, Bilardo CM, et al. ISUOG practice guidelines: performance of first-trimester fetal ultrasound scan. Ultrasound Obstet Gynecol. 2013; 41:102–113.

美国超声医学会的相关指南

至本书截稿前，AIUM并没有发布针对早期妊娠的超声检查指南。但是，早期妊娠超声检查在产科超声实践手册中进行了讨论并正在进行修订（2017）[23]。在该文件中，AIUM的观点如下。

规范的早期妊娠产科超声检查应包括：是否妊娠，妊娠囊的大小、位置及数量。妊娠囊内应观察是否有卵黄囊及胚胎/胎儿。当发现胚胎/胎儿时，应测量胚胎/胎儿长度，并通过二维动态视频或M型超声记录心管搏动。不推荐使用频谱多普勒超声进行检查。在检查胎儿的同时，应检查子宫、宫颈、附件及子宫直肠窝[23]。

该文件也认为NT是筛查非整倍体的独立风险因素。表1.7列举了AIUM规范测量NT的各项要求。AIUM并没有描述如何进行早期妊娠解剖结构评估。根据现有的产前超声检查要求，AIUM建议在有指征的人群中进行，不推荐在低风险妊娠中常规进行早期妊娠超声检查[23]。

表 1.7　NT测量标准（NT质量评审和AIUM的规定）[15]

NT的边缘应清晰显示，以便正确放置测量游标

应获取胎儿正中矢状切面

胎儿图像应放大，仅显示胎儿头部、颈部及上胸部

胎儿颈部自然伸位，不后仰也不前屈

必须区分胎儿颈部皮肤与羊膜

测量游标形态应为"+"

电子测量游标的内缘应与NT强回声线的内缘相重叠

电子游标应垂直胎儿长轴测量

在NT最宽处进行测量

Cuckle H, Platt LD, Thornburg LL, et al. Nuchal Translucency Quality Review (NTQR) program: first one and half million results. Ultrasound Obstet Gynecol. 2015;45:199–204.

德国超声医学会的相关指南

DEGUM在2016年更新了主要针对超声专家的早期妊娠超声扫查指南[17]。NT检查不仅仅要在技术上根据胎儿医学基金会的检查要求进行，而且应包括知情同意，并根据现有的遗传进展进行咨询[17]。文件中强调了，尤其是在无创性产前检查的时代（见第6章），由专家进行的早期妊娠胎儿解剖结构评估应作为早期妊娠超声检查的一部分。表1.8总结了早期妊娠胎儿需要评估的解剖结构，其内容与ISUOG指南的内容略有不同。

结论

在过去的几年里，早期妊娠超声已经发展为世界各地许多产科扫描方式中不可或缺的一部分。除了确认妊娠囊在宫内的位置、胚胎或胎儿是否存活、准确推算孕龄、多胎妊娠时确定绒毛膜性外，早期妊娠超声检查已经演变成全面的早期解剖结构筛查。这本书呈现了两个产前诊断中心关于早期妊娠超声检查的经验，并且这些经验也有相关研究和病例报告的文献支持。本书接下来的章节将介绍与早期妊娠超声检查相关的各主题，包括超声生物学效应、胎儿生物学测量、非整倍体筛查、图像优化、多胎妊娠以及对胎儿各器官系统的正常和异常解剖的详细评估。

表 1.8　胎儿超声检查内容及选择性检查的内容（DEGUM）[17]

	观察内容	可选择检查的内容
颅骨/颅脑	颅骨、大脑镰、脉络丛	颅内透明层（IT）、脑干
面部	轮廓	眼睛、上腭及下腭、嘴唇
颈部	颈项透明层（NT）[a]	鼻骨[a]
脊柱		形态
心脏/胸部	位置、形态、四腔心切面、双肺	流出道（多普勒）、三血管气管切面、三尖瓣血流（TR）[a]
腹部	胃、腹壁	膈肌、静脉导管血流[a]、脐动脉、膀胱
四肢	手臂、腿	手、足（股骨、胫骨、腓骨、肱骨、尺骨、桡骨）
泌尿生殖道	膀胱	肾
胎盘	绒毛膜性、羊膜性（多胎妊娠）、结构	位置、脐带插入部位、子宫动脉[a]

[a]：根据德国遗传学法律认证及胎儿医学基金会（FMF）咨询和同意。

Kaisenberg von C, Chaoui R, Häusler M, et al. Quality Requirements for the early Fetal Ultrasound Assessment at 11-13[+6] Weeks of Gestation (DEGUM Levels II and III). Ultraschall Med. 2016; 37:297–302.

罗丹丹　梁美玲　李胜利　译
黄　怡　廖伊梅　罗国阳　校

参考文献

1. Achiron R, Achiron A. Transvaginal ultrasonic assessment of the early fetal brain. Ultrasound Obstet Gynecol. 1991;1:336–344.

2. Achiron R, Tadmor O. Screening for fetal anomalies during the first trimester of pregnancy: transvaginal versus transabdominal sonography. Ultrasound Obstet Gynecol. 1991;1:186–191.

3. Blaas HG, Eik-Nes SH, Kiserud T, et al. Early development of the forebrain and midbrain: a longitudinal ultrasound study from 7 to 12 weeks of gestation. Ultrasound Obstet Gynecol. 1994;4:183–192.

4. Bronshtein M, Blumenfeld Z. Transvaginal sonography-detection of findings suggestive of fetal chromosomal anomalies in the first and early second trimesters. Prenat Diagn. 1992;12:587–593.

5. Bronshtein M, Siegler E, Eshcoli Z, et al. Transvaginal ultrasound measurements of the fetal heart at 11 to 17 weeks of gestation. Am J Perinatol. 1992;9:38–42.

6. Gembruch U, Knopfle G, Chatterjee M, et al. First-trimester diagnosis of fetal congenital heart disease by transvaginal two-dimensional and Doppler echocardiography. Obstet Gynecol. 1990;75:496–498.

7. Rottem S, Bronshtein M. Transvaginal sonographic diagnosis of congenital anomalies between 9 weeks and 16 weeks, menstrual age. J Clin Ultrasound. 1990;18:307–314.

8. Szabó J, Gellén J. Nuchal fluid accumulation in trisomy-21 detected by vaginosonography in first trimester. Lancet. 1990;336:1133.

9. Schulte-Vallentin M, Schindler H. Non-echogenic nuchal oedema as a marker in trisomy 21 screening. Lancet. 1992;339:1053.

10. Nicolaides KH, Azar G, Byrne D, et al. Fetal nuchal translucency: ultrasound screening for chromosomal defects in first trimester of pregnancy. BMJ (Clin Res Ed). 1992; 304: 867–869.

11. Snijders RJ, Johnson S, Sebire NJ, et al. First-trimester ultrasound screening for chromosomal defects. Ultrasound Obstet Gynecol. 1996;7: 216–226.

12. Nicolaides KH, Brizot ML, Snijders RJ. Fetal nuchal translucency: ultrasound screening for fetal trisomy in the first trimester of pregnancy. Br J Obstet Gynaecol. 1994; 101: 782–786.

13. Nicolaides KH. Screening for fetal aneuploidies at 11 to 13 weeks. Prenat Diagn. 2011;31:7–15.

14. Nicolaides KH. The fetal medicine foundation. Available from: https://fetalmedicine.org. Accessed March 1, 2017.

15. Cuckle H, Platt LD, Thornburg LL, et al. Nuchal Translucency Quality Review (NTQR) program: first one and half million results. Ultrasound Obstet Gynecol. 2015; 45: 199–204.

16. Salomon LJ, Alfirevic Z, Bilardo CM, et al. ISUOG practice guidelines: performance of first-trimester fetal ultrasound scan. Ultrasound Obstet Gynecol. 2013;41:102–113.

17. Kaisenberg von C, Chaoui R, Häusler M, et al. Quality Requirements for the early Fetal Ultrasound Assessment at 11-13^{+6} Weeks of Gestation (DEGUM Levels II and III). Ultraschall Med. 2016;37:297–302.

18. Abuhamad A. Technical aspects of nuchal translucency measurement. Semin Perinatol. 2005;29:376–379.

19. Moratalla J, Pintoffl K, Minekawa R, et al. Semi-automated system for measurement of nuchal translucency thickness. Ultrasound

Obstet Gynecol. 2010;36:412–416.

20. Cicero S, Longo D, Rembouskos G, et al. Absent nasal bone at 11-14 weeks of gestation and chromosomal defects. Ultrasound Obstet Gynecol. 2003;22:31–35.

21. Yagel S. Mild tricuspid regurgitation: a benign fetal finding at various stages of gestation. Ultrasound Obstet Gynecol. 2006;27:102–103.

22. Reddy UM, Abuhamad AZ, Levine D, et al. Fetal imaging: Executive summary of a Joint Eunice Kennedy Shriver National Institute of Child Health and Human Development, Society for Maternal-Fetal Medicine, American Institute of Ultrasound in Medicine, American College of Obstetricians and Gynecologists, American College of Radiology, Society for Pediatric Radiology, and Society of Radiologists in Ultrasound Fetal Imaging Workshop. J Ultrasound Med. 2014; 33(5): 745–757.

23. American Institute of Ultrasound in Medicine. AIUM practice guideline for the performance of obstetric ultrasound examinations. J Ultrasound Med. 2013;32:1083–1101.

第 2 章

早期妊娠超声的物理原理及生物效应

简介

随着超声技术的发展，产科超声在早期妊娠的作用越来越大。目前，早期妊娠超声被认为是妊娠期保健中的一个重要部分，在临床上被用于确定孕周、评估非整倍体的风险，以及筛查严重的胎儿畸形。了解超声的基本物理原理对于仪器操作以及这项技术的安全性和生物效应至关重要。在本章中，我们将介绍超声物理原理的基本概念、重要术语，并回顾其安全性和生物效应，特别是在早期妊娠的应用。之后的章节将介绍早期妊娠超声在计算孕龄和筛查胎儿畸形中的作用。

超声的物理特性

声波是在介质中传播的机械波，它通过纵向和线性传播的方式从一个分子到另一个分子传递能量。由于它需要能量传递的介质，所以声波不能在真空中传播。当声波穿过介质时，该介质的分子交替发生压缩和稀疏。重要的是当声波穿过介质时，分子会振荡，但不会移动。7个声学参数描述了这一特性，如表2.1所示。在本章中，我们简要讨论超声波的频率、功率和声强，因为这些参数与超声波的安全性有关。有关超声物理学的更多细节和讨论，读者可参考相关文献[1-3]。

声波的频率（frequency）是指质点每秒振动的次数。单位是赫兹（Hz），即周/秒。频率是超声成像时声波的一个重要特征，会影响声波的穿透力和图像质量。一般来说，高频超声提供更高质量的图像是以牺牲组织穿透力为代价的。声束的功率和声强与声波的强度有关。功率是声波传递能量的速率，以瓦特（Watts，W）为单位。通过控制超声仪器可以调节功率。声强是声波能量的密度，其大小取决于声波的功率和声束的横截面积。声束的声强等于声束的功率除以声束的横截面积（cm^2），以W/cm^2为单位。

声源即超声机器和（或）探头，决定了声波的频率、功率和声强。声波在软组织中的传播速度为1540m/s。声波在骨骼中传播速度最快，在空气中最慢，这就是为什么医学超声在含气的解剖区域使用受限，如肺或直结肠。

声波按照人耳能否听到进行分类。年轻健康的成人耳朵可听到的声音范围在20～20000Hz，这个范围被称为可听声波。若声波的频率小于20Hz，人耳听不到，定义为次声波；声音的频率高于20000Hz（20kHz），不能被人耳听到则称为超声波。通常超声医学中使用的频率是2MHz～10MHz（百万赫兹）。妇产科常用的超声频率范围是3MHz～10MHz。

表2.1 声波特性
频率
周期
振幅
功率
声强
波长
声速

超声波

超声波是由换能器内微小的压电晶体产生的。当对这些晶体施加交流电流时，它们以相同的频率收缩和膨胀，此时电流改变极性并产生超声束。声束以相同的频率进入人体。相反，声束返回探头时，这些晶体的形状会发生变化，而这种微小的形状变化会产生一个微小的电流，由超声仪器放大并在显示器上显示为超声图像。因此，换能器内的压电晶体将电能转化为机械能（超声波），反之亦然。超声波换能器上的橡胶保护层保护晶体并有助于降低从晶体到人体的声阻抗，反之亦然。为了将空气的影响降到最低，在患者的皮肤上涂上一种耦合剂，以促进超声波传递到换能器。

超声图像

现代超声机器通过换能器发射多个方向的多重脉冲并分析晶体接收到的回波数据，创建灰阶超声图像。此过程的细节超出了本章的范围，但需要注意的是，产生超声束的强反射的组织，如骨或空气，会使压电晶体产生强电流，在显示器上显示高回声图像（亮）（图2.1）；另一方面，超声束的弱反射体，如液体或软组织，会产生弱电流，在显示器上以低回声或无回声图像（暗）出现（图2.1）。因此，超声

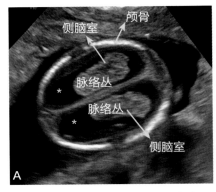
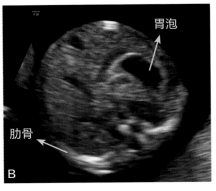

图2.1　孕13周胎儿头部（A）和腹部超声图（B）。A. 注意强回声的颅骨和侧脑室内无回声液体（*）。脉络丛的回声低于骨骼回声。B. 显示胎儿胃内可见无回声液体，还可见强回声的肋骨

图像由灰阶模式下对回波的复杂分析产生。考虑到声束是以纵向形式传播，为了获得最佳成像效果，将声束的入射角保持在与感兴趣区呈90°，此时入射角等于反射角。

超声模式

B型超声

B型超声波，代表"灰度调制"，也称为二维（2D）成像，通常用于描述任何形式的超声图像的灰阶显示。超声图像的产生基于回波声束的声强，表现为不同的灰度，从而形成超声图像（图2.2）。需要注意的是，B型超声是实时获得的，这是超声成像的一个重要和基本的成像模式。B型超声或灰阶图是早期妊娠超声检查的基本成像模式，它携带能量较少，本章后面还会继续探讨。

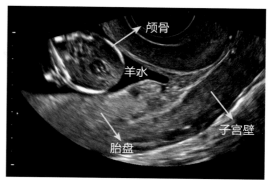

图2.2 早期妊娠经阴道二维超声图像显示不同的灰度。可见强回声的颅骨，低回声的子宫壁，无回声的羊水。胎盘位于子宫后壁，其回声略高于子宫壁。回波声束的强度决定了回声的高低

M型超声

M型超声波，代表"活动模式"，在早期妊娠经常用于评估胎儿心腔和瓣膜运动来记录心脏活动。M型超声源于单声束以高脉冲重复频率穿透人体。显示器上X轴代表时间，Y轴代表探查深度（图2.3）。

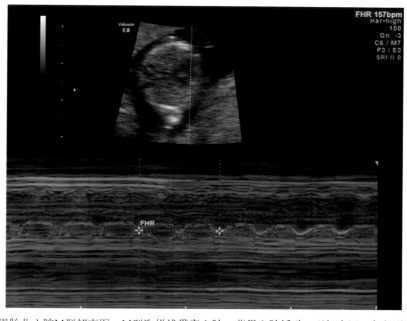

图2.3 孕12周胎儿心脏M型超声图。M型取样线贯穿心脏，获得心脏活动M型超声图。与频谱多普勒相比M型超声能量较低，这种方法（在实时二维超声心动图引导下）更适用于记录早期妊娠胎儿的心脏活动。胎儿心率测量为157次/分

频谱（脉冲）多普勒

频谱（脉冲）多普勒模式是指超声显示依赖于多普勒原理（效应）。多普勒原理是振源与散射体之间存在相对运动时，所接收到的振动频率发生改变的物理现象。这种明显的频率变化即频移，与振源或散射体（如血管内的红细胞）的运动速度成正比。频移显示为随时间变化的图形，在图像中，纵轴代表频移，横轴代表心动周期中频移的时间变化（图2.4）。收缩期血流速度最快时频移最高，而舒张末期外周循环血流速度最慢时频移最低（图2.4）。考虑到某一特定血管床的流速与远端阻力成反比，因此测量频移就可获得需要研究的血管床远端阻力的信息。频移也取决于超声束与目标血管所形成夹角的余弦值（见图2.4中的公式）。针对临床实践中超声入射角难以测量的问题，提出基于频移的各种比值来定量计算多普勒波形的各种指数。

在频谱多普勒模式下，可以在血管中的任何一点放置取样容积或取样框来定量评估血流（图2.4）。操作者应控制速度标尺、壁滤波、入射角。朝向探头方向的血流显示在基线之上，背向探头的血流显示在基线以下。在频谱多普勒模式下，通常只需要一个晶体，该晶体交替发射和接收超声脉冲。

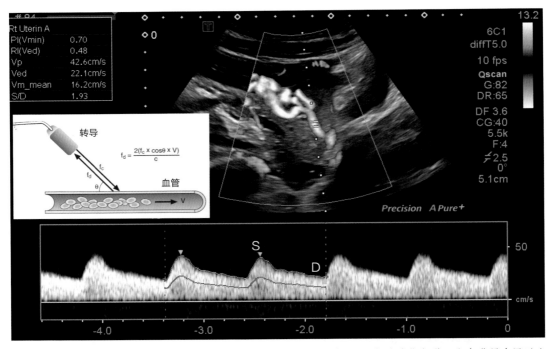

图2.4　早期妊娠母体子宫动脉的频谱多普勒测速。S—收缩峰频移，D—舒张末期频移。白色背景中显示多普勒效应公式，f_c—发射频率，f_d—多普勒频移，V—血流速度，$\cos\theta$—声束方向与血流方向间的夹角的余弦值，C—声束在组织中的传播速度。由于取样框放置在妊娠囊外的子宫血管上，子宫动脉的频谱多普勒与胚胎/胎儿的风险增加无关

彩色多普勒

彩色多普勒模式或彩色血流模式是叠加在实时B型超声图像上的，此种模式用于检测组织内的血流（图2.5）。通常血液流向探头，标为红色；血液背向探头，标为蓝色。低速度标尺和低通滤波检测低速血流，如胎盘血管床（图2.5）；高速度标尺和高通滤波检测高速血流，如心脏血流（图2.6）。为了优化彩色多普勒的显示效果，应尽可能使入射角与血流方向平行。由于多普勒效应受入射角影响，当入射角接近90°时，余弦等于零，则不会显示彩色血流（图2.7）。第3章详细讨论了早期妊娠彩色多普勒的特点和优化。

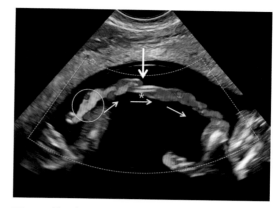

图2.7 孕13周胎儿脐带多普勒血流模式。黄色箭头显示了脐动脉血流的方向。注意声束与脐带夹角呈90°（cos 90° = 0）时，彩色多普勒（黄色*）上无血流显示（白色箭头）。黄色圆圈显示的血流区域，其角度几乎与声束平行，从而显示出最高速度所对应的最亮的颜色

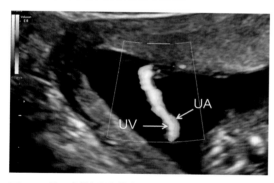

图2.5 孕12周胎儿脐带插入前壁胎盘的彩色多普勒模式。脐静脉（UV）血流是蓝色的（远离胎盘），而脐动脉（UA）血流是红色的（朝向胎盘）

能量或高清（HD）血流多普勒模式

能量或HD血流多普勒模式是高端超声设备中敏感的多普勒模式，有助于显示早期妊娠心脏图像（图2.8）。主要处理反射信号的强度（振幅）。与传统的彩色多普勒比较，能量多普勒模式相对不受入射角的影响。

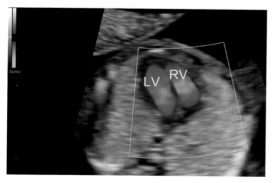

图2.6 孕14周胎儿心脏四腔心彩色多普勒。胎儿心脏血流是高速的，因此在高速度标尺上检测到（此处为33cm/s）。LV—左心室；RV—右心室

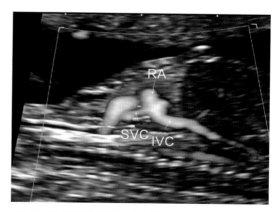

图2.8 孕13周胎儿胸腹旁矢状切面HD血流多普勒模式显示下腔静脉（IVC）和上腔静脉（SVC）进入右心房（RA）。早期妊娠HD血流多普勒模式或能量多普勒可清晰显示胎儿血管。详见正文

超声的生物效应与安全性

超声波是一种能量形式，根据不同的应用模式输出不同。当超声波穿过组织时，由于组织的黏滞吸收效应可使部分超声能量转换为热能，称为超声波的热效应。超声波穿过组织时由于正压和负压的演替，会产生直接的机械效应。超声的热效应和机械效应可以用两个参数反映，即热指数（thermal index，TI）和机械指数（mechanical index，MI）。MI用于评估超声的空化作用，空化作用是声波与组织中微气泡的相互作用的结果。TI用于预测相关临床条件下升高的最高温度，定义为输出功率与使该点温度升高1℃所需的功率的比值。TI包括三种类别，分别是软组织热指数（TIS）、骨热指数（TIB）和颅骨热指数（TIC）。TIS用于在软组织中传播的声波，主要适用于早期妊娠；TIB用于在骨组织或接近骨组织传播的声波，主要适用于中期妊娠末和晚期妊娠；TIC假设颅骨在声束的近场，主要适用于成人。超声波的其他能量效应还包括组织的物理（冲击波）和化学（释放自由基）效应。

在产科扫查中，相对于机械效应（MI），更关注超声的热效应（TI）。高温已被证明对不同物种发育中的胚胎有致畸作用[4,5]。由于热效应导致受照射组织温度升高，应使达到诊断目的的胚胎及胎儿超声暴露时间最少，保证对患者的益处总是大于风险。一般建议比正常生理水平高出1.5℃作为诊断图像的安全阈值[6]。

在1992年，对所有的超声诊断设备规定了输出显示标准（ODS）。在ODS中要求制造商在超声屏幕上实时显示TI和MI，目的是让用户了解到超声检查的生物学效应（图2.9）。用户必须知道输出功率并确保其合理的水平。尽管缺少证实诊断性超声有害的生物学效应的流行病学研究，但应评估超声检查的潜在益处和风险，并始终遵循合理可行尽量低原则（as low as reasonable achievable，ALARA），特别是

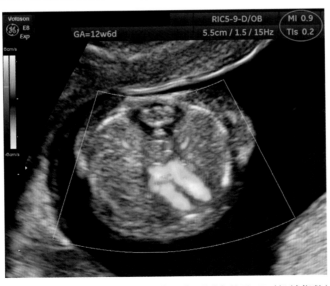

图2.9　孕13周胎儿四腔心彩色多普勒超声检查。注意红色圆圈中显示MI（机械指数）和TIS（软组织热指数）。由于早期妊娠骨骼未骨化，所以TIS在此时很有用。详见正文

在调控超声设备时应做到尽量减低风险。这意味着在临床超声检查时，超声功率应尽可能低，超声暴露时间应尽可能短。在产科超声检查时，持续跟踪屏幕上的TI值和MI值，并将TI和MI值保持在1以下。

超声的生物学效应和安全性是一个重要的主题，尤其与早期妊娠胚胎和胎儿发育有关。这一主题的指导原则是早期妊娠超声检查的益处应始终大于其风险。B型和M型超声的输出一般不足以产生有害的影响，因此它们的使用在妊娠期所有阶段似乎都是安全的[7]。然而，脉冲多普勒超声束的能量聚焦在一个小的解剖目标上，因此它不应在早期妊娠常规使用[8]。早期妊娠的脉冲多普勒的使用应仅限于对妊娠有明确的益处时。进行多普勒超声检查时，TI应为小于等于1.0，暴露时间应尽可能短（通常不超过5～10分钟），不应超过60分钟[8]。在产科超声检查中，3D和4D超声的使用一般TI值较低，可与B型超声相媲美，被认为与B型超声一样安全[9]。

通过超声检查获得胎儿心率时，由于M型超声传递给胎儿的时间平均声强比脉冲多普勒低[10]，AIUM建议首先使用M型超声。若未成功获取胎心，根据以下指导原则使用频谱多普勒超声：仅短暂地使用频谱多普勒（例如4～5次心跳）并保持TI值（早期妊娠软组织热指数TIS）尽可能低，根据ALARA原则最好低于1。然而重要的是可通过在B型模式下保存回放视频来观察早期妊娠胎儿心脏搏动。

在无造影剂的情况下，没有独立证据证实人体暴露在诊断性超声仪器下的不良反应[11]。哺乳类动物诊断时产生的生物学效应（如局限性肺出血）已有报道[12]，但其临床意义尚不清楚。

国内外各超声学会已经发布关于产科超声医学的官方声明[7,8,10-16]。这些官方声明会时常更新，读者应查阅网站并获取最新版本。合格的卫生专业人员通过超声检查为患者提供医疗福利。在超声检查过程中尽可能根据ALARA原则合理完成[16]。参与超声成像检查的医护人员需要学习超声的生物学效应、ALARA原则和ODS的知识。

梁美玲　廖伊梅　李胜利　译
文华轩　于　斌　李喜红　校

参考文献

1. Miele F. Ultrasound Physics and Instrumentation. 5th ed. Brampton, Canada: Miele Enterprises; 2013.

2. Edelman SK. Understanding Ultrasound Physics. 4th ed. Tenafly, NJ: E.S.P. Ultrasound; 2012.

3. Kremkau FW. Diagnostic Ultrasound: Principles & Instruments. 8th ed. Philadelphia: Saunders; 2010.

4. Edwards MJ, Saunders RD, Shiota K. Effects of heat on embryos and fetuses. Int J Hyperthermis. 2003;19(3):295–324.

5. Clarren SK, Smith DW, Harvey MA, et al. Hyperthermia—a prospective evaluation of a possible teratogenic agent in man. J Pediatr. 1979;95(1):81–83.

6. Barnett SB. WFUMB symposium on safety of ultrasound in medicine. Conclusions and recommendations on thermal and non-thermal mechanisms for biological effects of ultrasound. Ultrasound Med Biol.

1998;24(suppl 1):8.

7. International Society of Ultrasound in Obstetrics and Gynecology. Official statement on safety. Ultrasound Obstet Gynecol. 2003;21:100.

8. International Society of Ultrasound in Obstetrics and Gynecology. Official statement on the safe use of Doppler in the 11 to 13^{+6} week fetal ultrasound examination. Ultrasound Obstet Gynecol. 2011;37:628.

9. Sheiner E, Hackmon R, Shoham-Vardi I, et al. A comparison between acoustic output indices in 2D and 3D/4D ultrasound in obstetrics. Ultrasound Obstet Gynecol. 2007;29(3):326–328.

10. American Institute of Ultrasound in Medicine. Official statement on measurement of fetal heart rate, 2011. http://www.aium.org/official Statements/43. Accessed March 11, 2016.

11. American Institute of Ultrasound in Medicine. Official statement on Conclusions regarding epidemiology for obstetric ultrasound, 2010 http://www.aium.org/officialStatements/34. Accessed March 11, 2016.

12. American Institute of Ultrasound in Medicine. Official statement on mammalian biological effects of ultrasound in vivo, 2015. http://www.aium.org/officialStatements/9. Accessed March 11, 2016.

13. American Institute of Ultrasound in Medicine. Official statement on the Safe Use of Doppler Ultrasound During 11–14 week scans (or earlier in pregnancy), 2016, http://www.aium.org/officialStatements/42. Accessed March 11, 2016.

14. American Institute of Ultrasound in Medicine. Official statement on prudent use in pregnancy, 2012. http://www.aium.org/officialStatements/33. Accessed March 11, 2016.

15. International Society of Ultrasound in Obstetrics and Gynecology. Official statement on non-medical use of ultrasound. Ultrasound Obstet Gynecol. 2009;33(5):617.

16. American Institute of Ultrasound in Medicine. Official statement on as low as reasonably achievable principal, 2008. http://www.aium.org/officialStatements/16. Accessed March 11, 2016.

第 3 章

早期妊娠超声检查技术

简介

在过去的20年中发生了两件重要的事情，使妊娠16周之前进行详细的胎儿超声检查成为可能：被广泛采用的颈项透明层（NT）早期妊娠风险评估技术，以及超声图像分辨率的提高和成像技术的改进。高分辨率的经腹部及经阴道超声探头所呈现的早期妊娠胎儿图像足以让我们评价细微解剖结构。此外，高敏感、高分辨率的彩色与能量多普勒技术改善了胎儿心血管系统的成像，即使细小的外周血管也能够被检出。三维（3D）超声技术的广泛应用，为胎儿3D容积成像的采集、显示及后处理提供了新方法。目前妊娠6周的胚胎即可由超声显示，妊娠12周以后的胎儿可进行详细的解剖结构评价。本章将对早期妊娠超声检查技术进行概述。

二维灰阶超声

二维（2D）超声的图像质量取决于几个方面，包括探头的选择、系统的设置（图像预设）、感兴趣解剖区域的扫查，以及目标感兴趣区的放大（表3.1）。

表3.1　早期妊娠二维灰阶超声的图像优化

- 尽可能选用高频超声探头
- 考虑使用线阵及经阴道高分辨率探头
- 进行经阴道超声检查时使用另一只手轻柔地调整子宫的位置
- 如果可能请结合使用谐波成像、复合成像以及斑点抑制技术
- 缩小图像区域
- 减少图像深度
- 将感兴趣区放大至超声图像的1/3～1/2
- 将聚焦区放置于感兴趣区水平
- 调整动态范围，使图像呈现高或低对比度状态
- 调整图像分辨率
- 使用回放功能查看录制的动态影像

超声探头

超声制造商有多种探头可供选择，但只有少数几种探头适用于早期妊娠检查。多数产科超声探头频率在2MHz～12MHz之间。以下详细介绍经腹部及经阴道超声探头在早期妊娠的使用。

经腹部超声探头

产科超声使用两组经腹部探头：低频超声探头（2MHz～5MHz），所发射的超声具有良好的组织穿透性，图像分辨率尚

可；高频超声探头（5MHz～9MHz），图像分辨率提高，但超声的组织穿透力受限。在条件具备和技术可操作的情况下，笔者推荐首选高频超声探头，因为这样可以对胎儿进行详细的解剖评估，并符合目前指南的要求[1,2]（参见第1章）。在早期妊娠使用高频探头可获得足够清晰的图像，并完美显示NT及颅内透明层（IT），以及胎儿脑、心、肺、胃、肾和膀胱等器官。由于周边环绕的羊水衬托，胎儿的整体轮廓界限分明（图3.1A），同时还可观察胎儿骨骼系统，包括颅骨、鼻骨、肋骨、脊柱和四肢（图3.1A～E）。当胎儿处于盆腔深处时经腹部高频探头的应用会受到限制。以前线阵探头被广泛用于放射学中的软组织成像，现已适用于产科成像[3]。凭借高分辨率以及良好的组织穿透能力，线阵探头的表现十分令人期待。与凸阵探头不同，线阵探头发射的声束能够整齐划一地穿透组织各层并且在深层组织中不出现发散。我们已经发现线阵探头十分适用于早期妊娠超声检查，胎儿图像的解剖细节清晰（图3.2），可与经阴道超声探头的分辨率相媲美[4]。

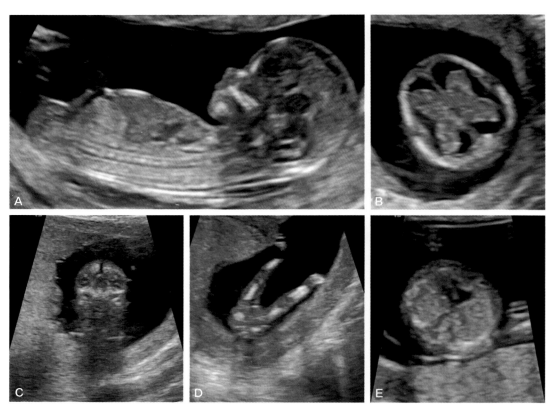

图3.1　经腹部高分辨率凸阵探头扫查孕12～13周胎儿所获得的不同切面（A～E）。切面A所示为胎儿正中矢状切面，在此切面测量头臀长、颈项透明层及颅内透明层，并清楚显示鼻骨。切面B为头部横切面。切面C为脸部正面观。切面D显示双下肢，切面E显示四腔心切面

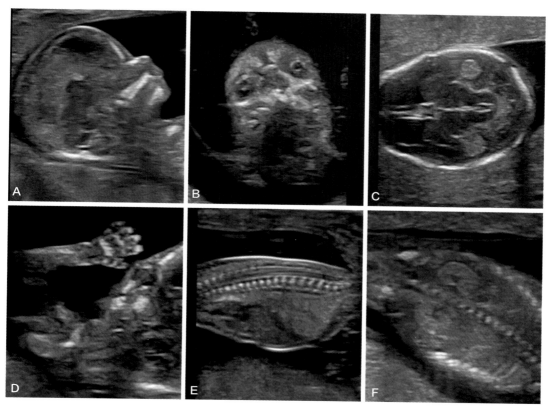

图3.2 经腹部高分辨率线阵探头扫查孕12～13周所获得的不同切面（A～F）。切面A所示为胎头正中矢状切面。切面B为脸部正面观。切面C显示颅内结构。切面D显示胎儿手及手指。切面E和F分别显示脊柱矢状及冠状切面，切面F还显示了胎儿肾脏。图像的高分辨率，注意与图3.1比较

经阴道超声探头

如果经腹部探头与所扫查区域之间的距离较大而导致超声图像不清晰（图3.3A），或者发现了疑似异常之处，经阴道扫查就变得十分必要了（图3.3B和C）。经阴道超声扫查主要优势在于缩短了超声束到达感兴趣区的距离，因此可以使用更高频率的探头以获得更好的分辨率（图3.4）。经阴道超声探头的频率范围一般在5MHz～12MHz。从笔者经验来看，如果胎儿头臀长（CRL）大于65mm，使用经腹部探头扫查常常可获得满意的图像，而妊娠10～12周的胎儿以及10周之前的胚胎则需要使用经阴道扫查以获取更好的图像。而且，经腹部探头超声检查可以轻松显示NT和鼻骨。图3.5和3.6是分别采用经腹部凸阵探头、经腹部线阵探头以及经阴道凸阵探头获取的胎儿腹部和脸部图像。注意这3种探头均可较清晰地显示上腹部结构（图3.5），但线阵探头和经阴道探头可对诸如脸部等复杂解剖结构提供更佳图像（图3.6）。

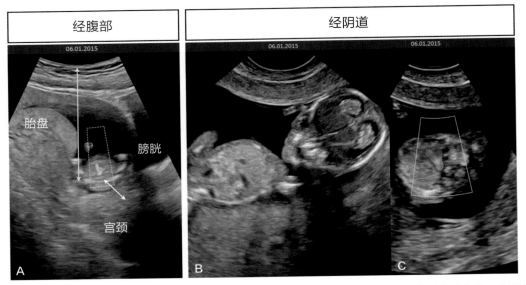

图3.3　A.孕12周胎儿使用彩色多普勒超声经腹部扫查显示三血管气管切面。注意图像分辨率欠佳，主要是因为探头与胎儿胸部上半部分的感兴趣区之间距离较大（黄色箭头）。还要注意胎儿位于盆腔深部靠近宫颈（白色箭头）。B.经阴道切面显示胎儿处于横卧位，这是经阴道超声检查的理想体位。C.经阴道彩色多普勒超声扫查三血管气管切面，图像分辨率优于经腹部超声的A图。B、C切面与A切面的图像来自于同一胎儿

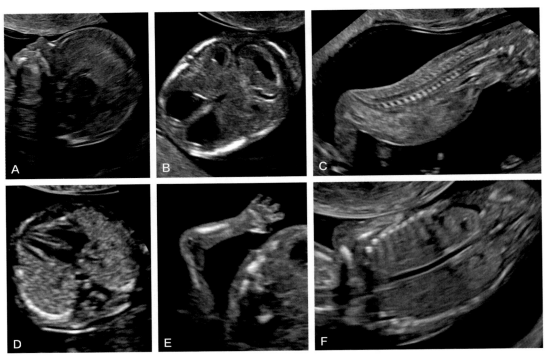

图3.4　经阴道高分辨率超声探头扫查孕11～13周胎儿所获得的不同切面（A～F）。切面A所示为胎头正中矢状切面。切面B显示颅内结构。切面C显示脊柱正中矢状切面。切面D显示四腔心切面。切面E显示胎儿手及手指，切面F为胸部及腹部的冠状切面，显示了胎儿的两个肾脏。图像的高分辨率，注意与图3.1和3.2比较

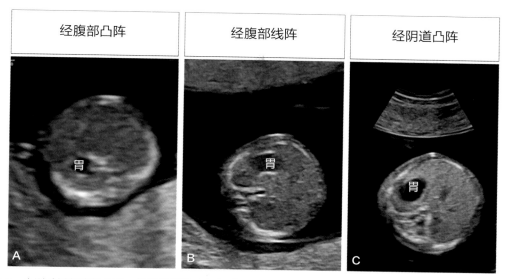

图3.5　分别采用经腹部凸阵、经腹部线阵及经阴道凸阵3种不同的高分辨率探头获取的三个孕12周胎儿的腹部横切面（A～C）。A.经腹部凸阵探头；B.经腹部线阵探头；C.经阴道凸阵探头。注意切面B及C的分辨率较高

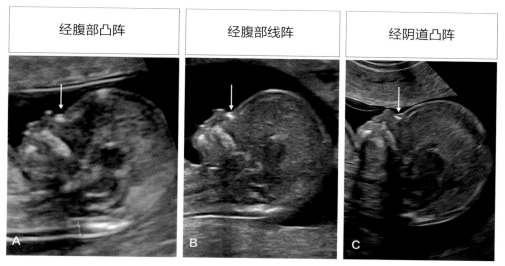

图3.6　分别采用经腹部凸阵、经腹部线阵及经阴道凸阵3种不同的高分辨率探头获取的三个孕12～13周胎儿的正中矢状切面。A.经腹部凸阵探头；B.经腹部线阵探头；C.经阴道凸阵探头。注意与切面A和B相比，切面C分辨率提高，组织特征明显。还要注意与切面A相比，B和C中的鼻骨（箭头）轮廓、边界更清晰。如果怀疑早期妊娠胎儿畸形，经阴道扫查可以提供更多胎儿解剖结构的细节

图像预设

图像的预设会影响超声仪显示器中的图像显示质量。灰阶图像的预设应该与所选择的探头相匹配。对于早期妊娠胎儿成像，我们一般推荐具有高线密度的高分辨率图像，并结合谐波功能成像。与推荐测量NT的预设相反，在观察早期妊娠胎儿解剖结构时我们推荐降噪复合成像。在超声检查的开始阶段应增大扫查角度以便测量CRL，及时发现某些严重畸形。但是当检查胎儿的特定解剖区域如大脑或心脏时，

则应缩小扫查角度，以便获得更佳的图像质量和更高的帧频。

技术

检查者的技术技巧对早期妊娠超声检查的图像质量起着决定性作用。一般来说，检查者应该精通中期妊娠的检查方法，并能将之运用于早期妊娠的检查中。本书第5章讲述的早期妊娠系统检查方法，规范了检查要求，保证了图像显示的一致性。与中期妊娠超声检查相比，早期妊娠的胎儿相对较小，母体腹部也较平坦，限制了声束的扫查角度，但早期妊娠胎儿活动度较大，一般都会在短时间内变化多个体位，为检查提供多角度，从而克服了这个障碍。让准妈妈咳嗽或出去走几分钟经常会让胎儿运动变换体位。而且，在经腹部超声检查时轻压探头可缩短到胎儿的扫查距离，提高图像质量。在经阴道超声检查中，探头宜轻柔插入阴道内，以

便大多数受检者能够耐受检查[5]。随着阴道探头深入阴道内，检查者应在没有放大图像的情况下全面观察子宫腔，包括胎儿。根据图像全貌选择感兴趣区并放大、优化图像，最终获得胎儿解剖结构细节的显示。有时检查者用另一只手在准妈妈腹部对子宫轻轻地推动可以改变胎儿体位，从而将感兴趣区置于探头的聚焦区内。

彩色与脉冲多普勒

彩色与脉冲多普勒已被证实有助于早期妊娠评估。彩色多普勒有助于评价胎儿心血管系统（图3.7），指导脉冲多普勒在检查胎儿血管时置于正确的位置。重点注意的是彩色与脉冲多普勒的应用比普通灰阶超声具备更高的能量，在早期妊娠应谨慎使用。要遵循ALARA原则（如第2章所述），在需要使用彩色多普勒时要采用

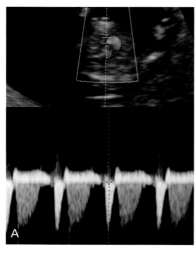
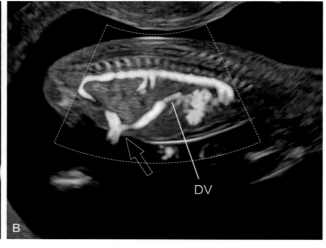

图3.7   A.孕13周胎儿胸部横切面，脉冲多普勒置于心脏用于显示和记录心脏活动。笔者不推荐此种做法，因为脉冲多普勒具有较高的能量。推荐使用M型超声记录动态影像片段来完成此项工作（参见第2章）。B.如果需要使用彩色多普勒，将彩色取样框置于胎儿可以记录心脏运动，显示完整的腹前壁（箭头）和一条正常走行的静脉导管（DV）

标准模式，保证在早期妊娠的安全使用。使用脉冲多普勒观察三尖瓣及静脉导管（DV）血流可以评估非整倍体风险，筛查先天性心脏病。笔者建议在早期妊娠的脉冲多普勒应局限于某些特定的目的，因为它所产生的聚焦能量较大。我们的经验是在早期妊娠把彩色多普勒选择性地用于某些解剖切面，有助于全面评价胎儿的解剖结构。彩色多普勒在评价早期妊娠胎儿心脏结构中尤为重要（图3.8）。

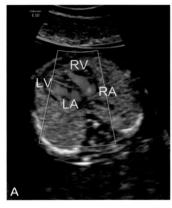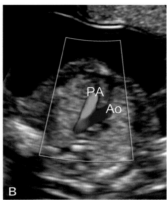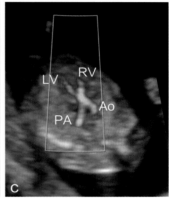

图3.8　孕11～13周胎儿心脏的彩色多普勒超声图像。A.舒张期右心房（RA）及左心房（LA）分别射血入右心室（RV）及左心室（LV）。B.正常的三血管气管切面显示主动脉（Ao）和肺动脉（PA）。C.心腔斜切面显示左右室流出道及交叉走行的Ao及PA

彩色多普勒预设

　　早期妊娠最常见的彩色多普勒检查是胎儿心脏，偶尔用于观察脐动脉、脐静脉和DV。检查者最好能够熟悉超声设备的优化，以便更好地检查早期妊娠胎儿心脏[6]。不正确的胎儿心脏彩色多普勒应用，会导致假阴性和假阳性的诊断风险。最优化的彩色多普勒图像是能够妥善处理图像质量和帧频两者之间的关系。在彩色多普勒应用之前，优化灰阶图像至关重要。选择目标解剖区域所需的最小彩色取样框将确保超声检查尽可能达到最高帧频。速度标尺或者脉冲重复频率（PRF）常用于决定彩色取样框内平均速度的范围。各心腔和大血管的彩色多普勒检查应该采用高速度范围（大于30cm/s）。检查脐动脉和脐静脉，肾动脉或其他胎儿外周血管，应

选择较低的速度范围（5～20cm/s）。表3.2总结了常用的早期妊娠彩色多普勒应用的预设值。关于这个问题更全面的介绍，读者可以参考笔者以前关于胎儿心脏彩色多普勒超声检查优化的工作[4]。

表3.2　早期妊娠彩色多普勒超声的图像优化

	胎儿心脏	外周血管
流速量程	高	低
彩色增益	低	高
彩色滤波器	高	低
彩色持续时间	中	高
彩色分辨率	中	高

彩色多普勒应用的感兴趣区

　　在中期妊娠检查的解剖区域也可以应用于早期妊娠。值得注意的是，对于早期妊娠来说并不是所有中期妊娠解剖区域都具有相

同的临床重要性或者是容易成像。我们特此罗列了早期妊娠彩色多普勒检查的重要解剖区域。

心脏和大血管

在笔者看来，彩色多普勒对于评价早期妊娠的心脏和大血管是必不可少的。四腔心和三血管气管切面相对容易获得彩色多普勒，并足以提供早期妊娠的心脏畸形筛查（图3.8）[4,7]。对于先天性心脏病风险高的孕妇应额外采集切面，如五腔心切面、短轴和主动脉弓切面，这些可以在早期妊娠对胎儿心脏进行全面评估。在一些病例中，显示引流到左心房的肺静脉以及右锁骨下动脉的走行比较重要。第11章将会对正常和异常胎儿心脏解剖结构进行详细解析。

腹部血管

下腹部的横切面可以显示环绕膀胱的2条脐动脉，从而确认三血管脐带（图3.9A，

3.10A）。如果存在单脐动脉，应记录哪一侧脐动脉缺失（图3.10B）。中腹水平的横切面可以显示正常腹壁及其脐带插入口，从而排除腹壁缺陷（图3.9B）。在胎儿正中矢状切面（NT平面），彩色多普勒可应用于腹部以显示脐静脉和DV向心脏的走行（图3.7B，3.11）。DV较窄、血流速度高，以此区分于脐静脉。该正中矢状切面也可用于排除DV的发育不全或DV的异常连接。在此切面上，2条动脉似乎从腹主动脉发出，即上方的肝动脉和其下方的肠系膜上动脉（图3.7B，3.11）。稍微转动切面角度，即可以看到下腔静脉从中腹部上升并汇入右心房[8,9]（图3.12）。当疑似左心房异构时，可以在该切面中确认中断的下腔静脉。后腹部冠状切面彩色多普勒显示双侧肾动脉从腹主动脉垂直发出，朝向肾盂（图3.13）。早期妊娠正常和异常的胎儿胃肠和泌尿生殖道解剖结构的详细解析分别见第12章和第13章。

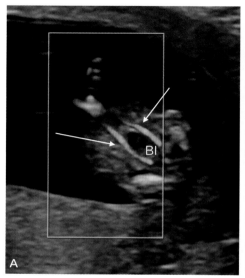
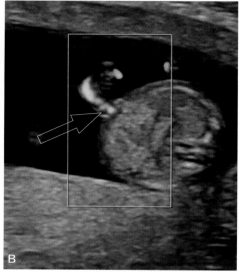

图3.9　高分辨率线阵探头运用彩色多普勒显示孕13周胎儿盆腔（A）及中腹部（B）的横切面。注意A中2条脐动脉（箭头）环绕膀胱（BI）以及B中完整的腹壁。与图3.10进行比较

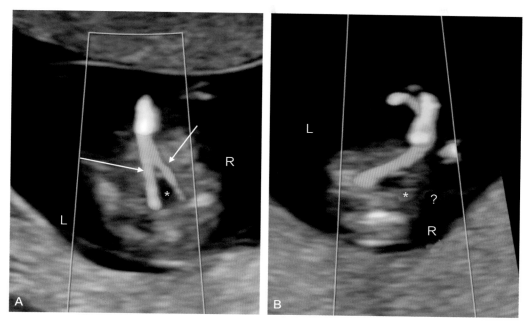

图3.10　凸阵探头运用彩色多普勒显示两个孕12周胎儿的盆腔横切面。注意A显示2条脐动脉（箭头）环绕膀胱（*）。B显示膀胱（*）右侧的脐动脉（？）缺失。L—左侧；R—右侧

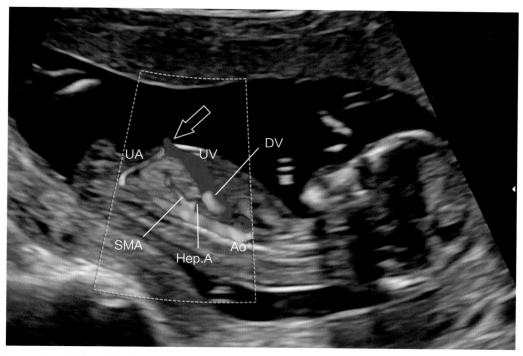

图3.11　孕11周胎儿的胸腹部矢状切面显示完整的腹前壁（空心箭头）以及脐带在腹壁插入处的脐动脉（UA）和脐静脉（UV）。这个切面同样也用来显示腹腔内正常UV的走行以及较窄的静脉导管（DV）汇入心脏。这是早期妊娠采集DV多普勒频谱的理想切面（见图3.17）。位于降主动脉（Ao）前方的肝动脉（Hep. A）和肠系膜上动脉（SMA）以近乎垂直的方向从主动脉发出（见图3.7）。下腔静脉走行于右侧腹部在这个切面上不能显示

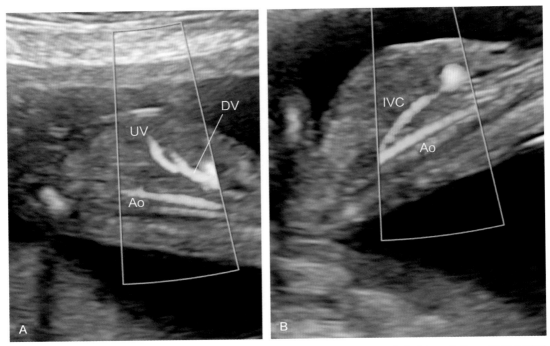

图3.12　孕13周胎儿腹部矢状切面（A和B）彩色多普勒图像（与上图为同一个胎儿）。注意A，腹部中部静脉导管（DV）与其后方的降主动脉（AO）伴行。下腔静脉（IVC）在这个切面上不能显示，因为它走行于右侧腹部。B中调整探头扫查角度可见汇入心脏的IVC与降主动脉伴行，DV未显示。注意B中主动脉血流为蓝色（血流方向背离探头）是由于探头角度的关系

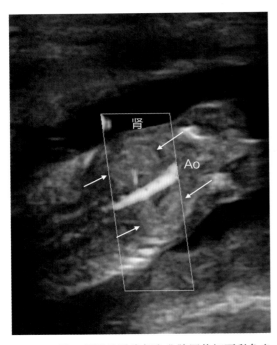

图3.13　孕13周胎儿后腹部和盆腔冠状切面彩色多普勒显示降主动脉（Ao）以及从Ao发出的左右肾动脉向肾脏走行（箭头）

胎盘和脐带

最好在早期妊娠通过彩色多普勒对胎盘附着和脐动脉走行进行评估（图3.14）。早期妊娠能比较容易显示是否存在脐带边缘或帆状附着，因为可以在一个切面中显示胎盘的全长。早期妊娠怀疑脐带异常时，建议在中期妊娠进行超声随访确认。

脑血管

有几篇文章报道了早期妊娠在正常和异常情况下脑动脉和脑静脉的走行[10-13]。图3.15显示了脑动脉和脑静脉，颅底部横切面显示了Willis环（图3.15A），胎儿头部正中矢状切面显示了大脑前动脉和胼周动脉（图3.15B）。中枢神经系统异常风险增高的孕妇需要进行胎儿头部彩色多普勒检查。

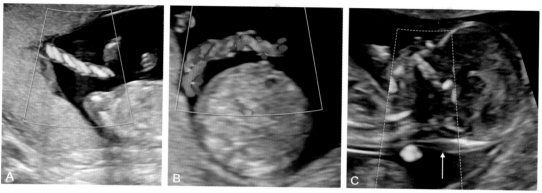

图3.14 A.彩色多普勒显示孕13周胎儿胎盘的脐带插入处。B.显示孕13周胎儿脐带的游离段。C.显示孕12周胎儿颈部脐带环绕导致NT轻度增厚（箭头）

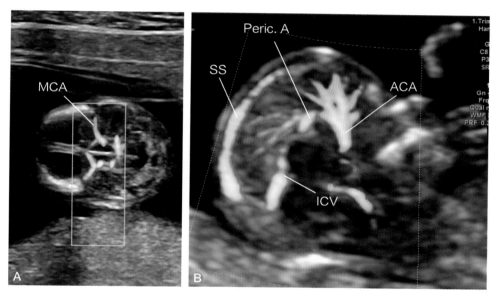

图3.15 A.孕13周胎儿颅底横切面彩色多普勒显示Willis环和大脑中动脉（MCA）。B.孕12周胎儿头部正中矢状切面显示大脑前动脉（ACA）、胼周动脉（Peric.A.）近段，以及大脑内静脉（ICV）向后沿丘脑边界走行。矢状窦（SS）内显示由前向后的血流

脉冲多普勒的感兴趣区

脉冲（频谱）多普勒超声在早期妊娠的应用限于对母体子宫动脉的检测以评估妊娠风险，以及对胎儿血管的检测以评估非整倍体风险或胎儿畸形。需要加以注意的是，早期妊娠应用脉冲多普勒对胎儿存在潜在风险，只有在获益大于风险时才能使用（参见第2章）。

子宫动脉

早期妊娠子宫动脉的脉冲多普勒检查用于评估子宫胎盘阻力，并将结果纳入先兆子痫的风险分析中[14]（图3.16）。这项检查可以作为一般筛查的一部分，也可以针对先前有胎儿生长受限或先兆子痫史的妇女。鉴于子宫动脉位于妊娠囊以外，使用脉冲多普勒检查不必担心胎儿有风险[15]。

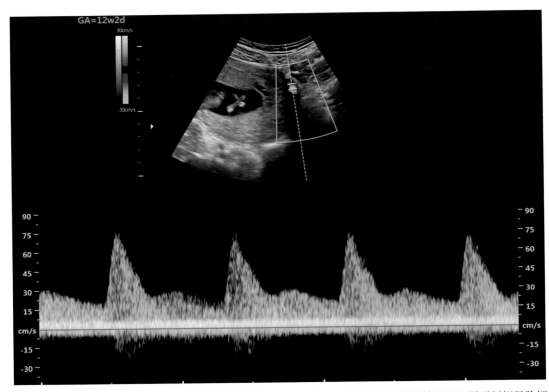

图3.16　孕12周时子宫动脉的彩色及脉冲多普勒频谱。子宫动脉多普勒波形在某些情况下可用于妊娠风险评估。参见正文所述

脐带

在妊娠15周之前很少进行脐带的脉冲多普勒检查。不建议使用脉冲多普勒来确认心脏活动，推荐使用M型或动态影像片段观察心脏。

静脉导管

脉冲多普勒在早期妊娠最常见的用法可能是检查DV血流速度波形。在正常情况下，DV波形是双相的，具有低搏动性，并且在心动周期中的舒张期（a波）有正向血流（图3.17A）。早期妊娠存在高搏动性或a波反向（图3.17B）会增加染色体异常、心脏缺陷以及单绒双胞胎的双胎输血综合征的发生风险[16-18]。目前还没有一致的意见认为DV多普勒评估可以用于每个胎儿的筛查或是保留作为中高风险胎儿的二线评估。

三尖瓣

彩色和脉冲多普勒检查三尖瓣常用于早期妊娠评估三尖瓣反流（TR）（图3.18）。早期妊娠三尖瓣反流（TR）（图3.18B）与染色体异常有关[19-20]。在早期妊娠，少于5%的染色体正常胎儿、超过65%的21三体综合征胎儿以及超过30%的18三体综合征胎儿存在三尖瓣反流[19]。存在瓣膜梗阻风险或疑似心脏畸形的胎儿，应该使用彩色或脉冲多普勒探查其他心脏瓣膜。

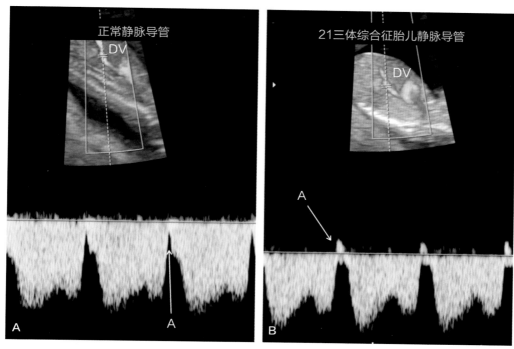

图3.17 两个胎儿A和B的静脉导管（DV）彩色及脉冲多普勒。注意多普勒取样框要足够小以便置于DV内部，取样角度不要大于20°～30°。正常DV多普勒波形包含有特征性的双相波形，心房收缩期（A）可见前向血流，如胎儿A所示。注意胎儿B在心房收缩（A）出现了异常的反向波

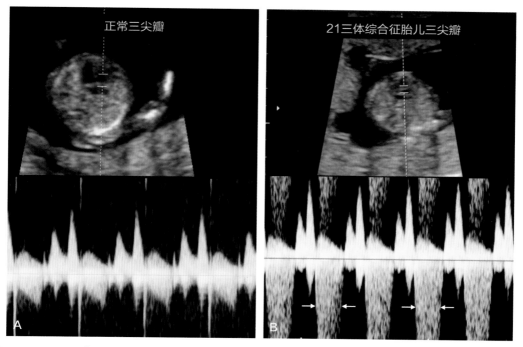

图3.18 孕12周正常胎儿心脏三尖瓣瓣口血流的多普勒速度波形（A），21三体综合征胎儿（T21）三尖瓣瓣口有严重的三尖瓣反流（箭头）

其他血管

在极少数情况下，临床上会要求采用脉冲多普勒检测早期妊娠胎儿其他血管，如肝动脉（图3.19）和大脑中动脉。据报道，在早期妊娠，21三体综合征高风险的胎儿中，肝动脉具有较高的峰值速度（图3.19B）[21]。此外，在早期妊娠怀疑胎儿贫血的罕见情况下，如血清学检查证实B19病毒感染，大脑中动脉多普勒可以帮助评估是否存在贫血。

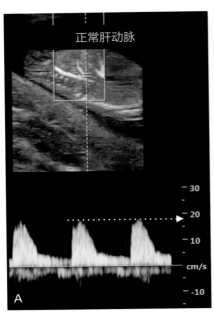
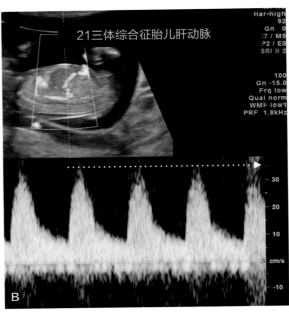

图3.19　孕12周正常胎儿（A）和21三体综合征胎儿（B）的肝动脉血流的多普勒速度波形。注意胎儿A的血流速度峰值较低（18cm/s），而21三体综合征胎儿（T21）的流速峰值较高（35cm/s）

三维超声

三维（3D）超声在表面模式下观察胎儿面部或躯体主要出于纪念目的。除了其纪念特性之外，早期妊娠的3D超声可以准确地用于重建平面并发现常规超声检查中未见的结构。3D容积多平面重建的能力很重要，特别是在经阴道超声检查中，探头操作受限，胎儿位置不理想难以直接观察目标解剖区域。关于3D超声价值的更多信息，读者可以参阅有关此主题的专论和文章[22,23]。

多平面重建

在早期妊娠，由于胚胎和胎儿很少处于理想体位能够让2D超声显示所有解剖结构，因此采用静态3D容积多平面重建获取图像可能会有很大帮助。使用3D容积数据库的断层显示模式，让检查者能够在一个图像中显示胎儿的多个解剖区域。图3.20和3.21是3D容积数据库重建胎儿轮廓和NT的例子。图3.22和3.23显示了胎儿头部的断层模式。胎儿胸部和腹部的断层图像示例分别在各自章节中（第10章和第12章）。胎儿脊柱、四肢、侧面和内部器官（如肺、膈肌和肾脏）可以在3D容积数据库的断层切面中重建。大脑可能是从妊娠7周开始，使用多平面模式检查最佳的器官。大脑发育可以从早期妊娠追踪到中期妊娠初。在多平面模式下，沿着X、Y和Z轴小心旋转容积，有助于显示面部（图3.22）、头部（图3.23）、肺部和肾脏的中线平面。本书第8～15章详细介绍了3D超声在早期妊娠胎儿解剖评估中的应用。

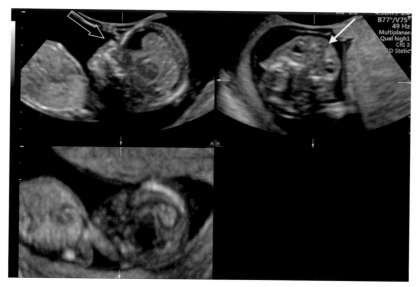

图3.20　2D超声无法显示胎儿面部正中矢状切面（A中空心箭头）的情况下，经阴道3D超声容积模式下通过胎儿面部斜切面获得面部重建（B中实心箭头）。容积数据以多平面正交模式显示，由A、B、C三个平面表现。与图3.21相比较，图3.21是本容积数据库多平面重建获取的图像

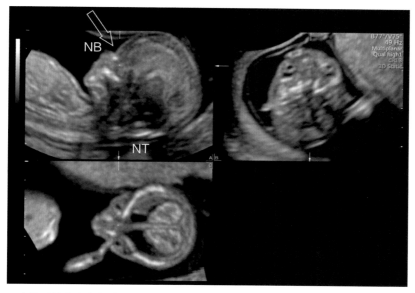

图3.21　图3.20中显示的容积数据库进行后处理的结果。左上切面是后处理重建的正中矢状切面（A中空心箭头），显示了鼻骨（NB）和颈项透明层（NT）

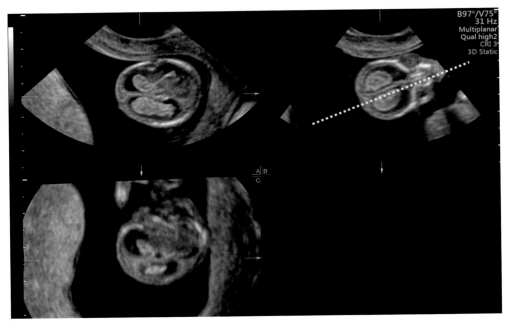

图3.22　孕12周胎儿头部经阴道3D容积超声扫查显示A、B和C平面的多平面正交模式。该容积数据库是从胎儿头部的倾斜方向获得的，如右上角中倾斜的大脑镰（虚线）。该容积数据库进行后处理后显示了大脑内的重要解剖标志，参看图3.23和3.28的表面成像

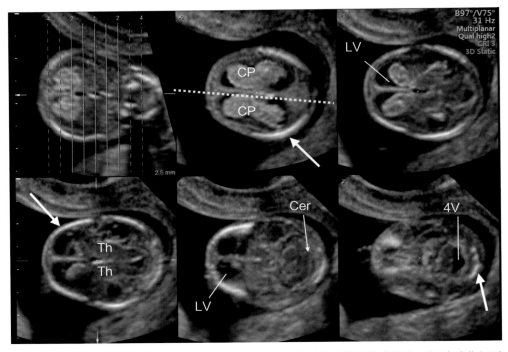

图3.23　图3.22所示3D容积数据库后处理。3D容积后处理包括旋转及断层模式成像。共5个成像切面，每个间距2.5mm。胎儿大脑的解剖细节包括颅骨骨化（箭头）、大脑镰（虚线）、脉络丛（CP）、侧脑室（LV）、丘脑（Th）、发育中的小脑（Cer）及第四脑室（4V）均在此5个切面上显露无遗

三维超声容积成像

表面模式是早期妊娠最常用的3D渲染模式，因为它是观察发育中胚胎和胎儿的最佳模式（图3.24）。使用3D表面模式获取的胚胎和胎儿的图像（图3.24）与胚胎学教科书中显示的图像相似。早在妊娠第11周，就能可靠地显示出头部、躯干、四肢及其他胎儿解剖细节（图3.24～3.27）。有时，3D超声可以更好地显示早期妊娠胎儿正常的内部解剖结构（图3.28）。在早期妊娠，凡是影响到体表和身体内部器官的明显畸形均可被3D表面模式很好地识别（图3.29，3.30）。在早期妊娠胎儿解剖学筛查时，笔者提示在2D超声对胎儿解剖结构进行详细评估之前不能仅仅依靠3D超声做出判断。除了2D超声检查外，对于有严重胎儿畸形史的孕妇，3D超声在排除早期妊娠的严重胎儿畸形中也发挥了重要作用。在多胎妊娠中，3D超声可以很好地观察到胎儿及其周围结构。多胎妊娠绒毛膜性的诊断最好由2D超声确定（有关此主题的更多详细信息，请参阅第7章）。

3D超声中使用的其他容积渲染模式还包括最大模式、反转模式和剪影模式。由于胎儿骨骼中骨化程度低，在早期妊娠很少应用最大模式。反转模式用于观察早期妊娠的大脑内脑室系统。剪影模式（图3.26C）未来可能有更多的临床应用。将3D数据库与彩色多普勒相结合而产生的玻璃体模式可以凸显内部的血管系统，在早期妊娠可用以显现胎儿心脏以及腹部和胸腔内的动脉和静脉（图3.31）。

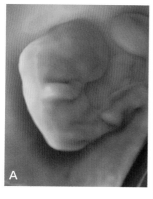
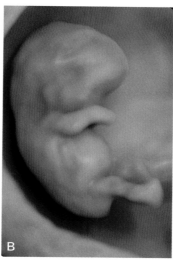
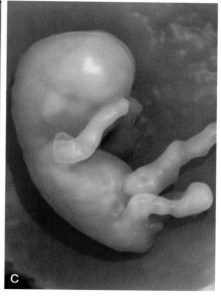

图3.24　A、B、C分别为孕8、9、10周正常胚胎的3D容积数据库的表面成像。注意8周时，相对于身体而言，胚胎的头部较大

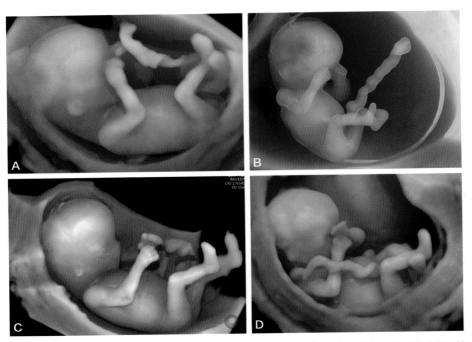

图3.25　四个孕11周（B）至13周（A、C、D）的正常胎儿3D容积数据库表面成像。注意体表解剖部位及肢体显示清晰

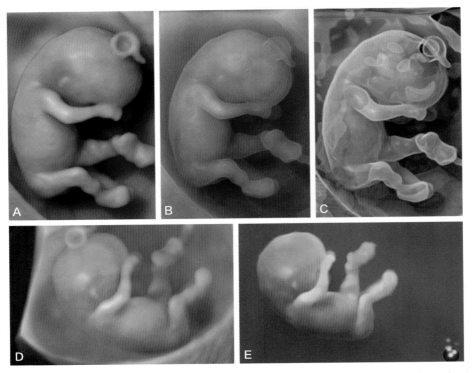

图3.26　孕11周正常胎儿的3D表面成像，表现了多种后处理工具的不同效果。上组图像（A～C）显示随着透明度的增加，胎儿内部的弱回声结构逐渐显露。下组图像（D和E）显示调整D中投射光的效果后，E中的胎儿周边环绕的结构被消除，显示没有背景的胎儿

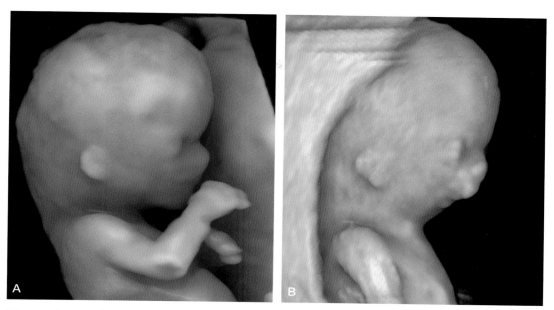

图3.27 孕12周正常胎儿（A）和有着畸形耳郭和小下颌等面部畸形的胎儿（B）的3D表面成像

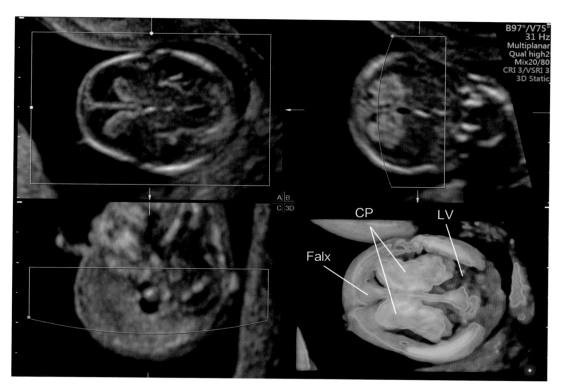

图3.28 孕12周胎儿头部经阴道3D容积以正交模式（A，B，C）和表面（3D）成像。此容积数据库与图3.22及图3.23为同一个。右下平面为重建后的容积图像显示了脉络丛（CP）、大脑镰（Falx），以及侧脑室（LV）。与图3.29比较

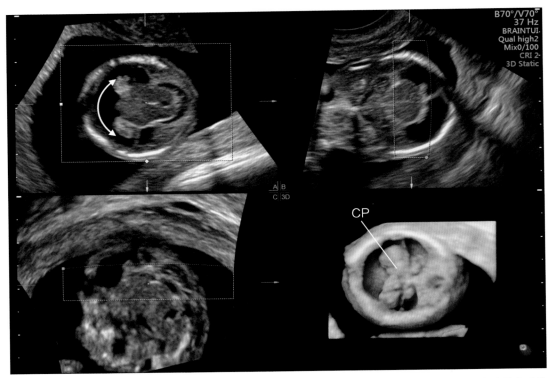

图3.29　经阴道3D容积成像的正交模式（A、B、C）及表面（3D）成像显示了孕12周患有前脑无裂畸形的胎儿头部。右下平面为重建后的容积图像显示了融合的脉络丛（CP）、单一脑室（A中双向箭头），以及大脑镰缺失。注意与图3.28正常的脑解剖相比较

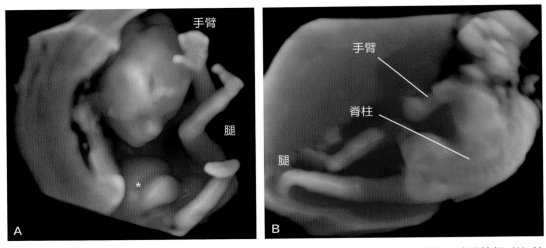

图3.30　采用3D超声表面成像显示孕13周体蒂异常的胎儿前面观（A）及后面观（B）。腹壁缺损（*）被检出，A和B显示了胎儿躯体及脊柱形态异常。3D超声是清晰显示此类胎儿畸形程度的最佳成像模式。与图3.25的正常解剖相比较

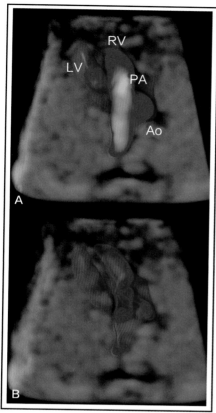

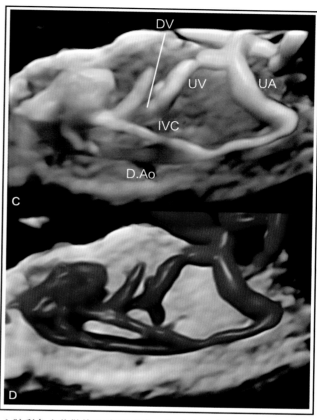

图3.31　左上平面（A）显示了孕12周时胎儿心脏彩色多普勒的3D容积成像。左下平面（B）显示了与A中为同一容积成像的透明玻璃体模式。右上平面（C）显示孕12周胎儿腹部高画质的彩色多普勒玻璃体模式下的3D容积成像。右下平面（D）显示了同一容积成像中单向多普勒血流。右上（C）与右下（D）平面显示了降主动脉（D.Ao）、脐静脉（UV）、脐动脉（UA）、下腔静脉（IVC）以及静脉导管（DV）之间的空间解剖关系。RV—右心室；LV—左心室；Ao—主动脉；PA—肺动脉

孙　鲲　钟晓红　李喜红　译
于　斌　袁　鹰　李胜利　校

参考文献

1. Salomon LJ, Alfirevic Z, Bilardo CM, et al. ISUOG practice guidelines: performance of first-trimester fetal ultrasound scan. Ultrasound Obstet Gynecol. 2013;41:102–113.

2. Kaisenberg von C, Chaoui R, Häusler M, et al. Quality Requirements for the early Fetal Ultrasound Assessment at 11-13+6 Weeks of Gestation (DEGUM Levels II and III). Ultraschall Med. 2016; 37: 297–302.

3. Persico N, Moratalla J, Lombardi CM, et al. Fetal echocardiography at 11-13 weeks by transabdominal high-frequency ultrasound. Ultrasound Obstet Gynecol. 2011;37:296–301.

4. Abuhamad A, Chaoui R. A Practical Guide to Fetal Echocardiography: Normal and Abnormal Hearts. 3rd ed. Philadelphia, PA: Wolters Kluwer Health/Lippincott Williams & Wilkins, 2015.

5. Abuhamad AZ, Chaoui R, Jeanty P, et al. Ultrasound in obstetrics and gynecology: a practical approach, 2015. www.openultrasound.com. Accessed March 11, 2017.

6. Chaoui R, McEwing R. Three cross-sectional planes for fetal color Doppler echocardiography. Ultrasound Obstet Gynecol. 2003;21:81–93.

7. Wiechec M, Knafel A, Nocun A. Prenatal detection of congenital heart defects at the 11- to 13-week scan using a simple color Doppler protocol including the 4-chamber and 3-vessel and trachea views. J Ultrasound Med. 2015;34:585–594.

8. Sinkovskaya E, Klassen A, Abuhamad A. A novel systematic approach to the evaluation of the fetal venous system. Semin Fetal Neonatal Med. 2013;18:269–278.

9. Chaoui R, Heling K, Karl K. Ultrasound of the fetal veins. Part 1: the intrahepatic venous system. Ultraschall Med. 2014; 35: 208–228.

10. Pati M, Cani C, Bertucci E, et al. Early visualization and measurement of the pericallosal artery: an indirect sign of corpus callosum development. J Ultrasound Med. 2012;31:231–237.

11. Díaz-Guerrero L, Giugni-Chalbaud G, Sosa-Olavarría A. Assessment of pericallosal arteries by color Doppler ultrasonography at 11-14 weeks: an early marker of fetal corpus callosum development in normal fetuses and agenesis in cases with chromosomal anomalies. Fetal Diagn Ther. 2013;34:85–89.

12. Conturso R, Contro E, Bellussi F, et al. Demonstration of the pericallosal artery at 11-13 weeks of gestation using 3D ultrasound. Fetal Diagn Ther. 2015;37:305–309.

13. Karl K, Heling KS, Chaoui R. Ultrasound of the fetal veins. Part 3: the fetal intracerebral venous system. Ultraschall Med. 2016; 37(1): 6–26.

14. Nicolaides KH. Turning the pyramid of prenatal care. Fetal Diagn Ther. 2011;29:183–196.

15. Salvesen KÅ, Lees C, Abramowicz J, Brezinka C, Haar Ter G, Maršál K. Safe use of Doppler ultrasound during the 11 to 13^{+6}-week scan: is it possible? Ultrasound Obstet Gynecol. 2011; 37:625–628.

16. Matias A, Gomes C, Flack N, et al. Screening for chromosomal abnormalities at 10-14 weeks: the role of ductus venosus blood flow. Ultrasound Obstet Gynecol. 1998; 12:380–384.

17. Matias A, Huggon I, Areias JC, et al. Cardiac defects in chromosomally normal fetuses with abnormal ductus venosus blood flow at 10-14 weeks. Ultrasound Obstet Gynecol. 1999;14:307–310.

18. Maiz N, Nicolaides KH. Ductus venosus in the first trimester: contribution to screening of chromosomal, cardiac defects and monochorionic twin complications. Fetal Diagn Ther. 2010; 28:65–71.

19. Falcon O, Faiola S, Huggon I, et al. Fetal tricuspid regurgitation at the 11^{+0} to 13^{+6}-week scan: association with chromosomal defects and reproducibility of the method. Ultrasound Obstet Gynecol. 2006;27:609–612.

20. Khalil A, Nicolaides KH. Fetal heart defects: potential and pitfalls of first-trimester detection. Semin Fetal Neonatal Med. 2013; 18:251–260.

21. Zvanca M, Gielchinsky Y, Abdeljawad F, et al. Hepatic artery Doppler in trisomy 21 and euploid fetuses at 11-13 weeks. Prenat Diagn. 2011;31:22–27.

22. Abu-Rustum RS. A Practical Guide to 3D Ultrasound. London: CRC Press, Taylor & Francis Group; 2014.

23. Chaoui R, Heling K-S. 3D-Ultrasound in Prenatal Diagnosis: A Practical Approach. 1st ed. Berlin, New York: DeGruyter; 2016.

第 4 章

早期妊娠胎儿生物学测量与孕龄估算

简介

准确的早期妊娠超声检查对于确定宫内妊娠、妊娠囊数量以及胚胎或胎儿生存能力、估算孕龄和诊断重大胎儿畸形有重要作用。本章，我们将介绍早期妊娠超声检查的方法与指征、估算孕龄的参数及胚胎停育的超声指征。正常胎儿解剖及胎儿畸形将在随后的章节中具体讨论。

早期妊娠超声检查方法

早期妊娠可经腹部或经阴道超声检查。在小于10孕周的产科检查推荐应用经阴道超声检查是普遍的共识，对此，几乎没有人持反对意见。经阴道途径比经腹部途径有更高的分辨率，且探头放置的位置也更接近目标区域（妊娠囊）。超过12孕周，经腹部途径，应用高分辨率探头和最佳的成像模式，能够为系统评估胎儿的解剖结构提供充分的详细信息。对于早期妊娠可疑的胎儿畸形，推荐联合经阴道及经腹部超声检查。

早期妊娠超声检查指征

是否对所有孕妇行早期妊娠常规超声检查，或者根据指征来决定是否检查[1,2]，目前仍有不同意见。早期妊娠超声检查的指征有很多，并且大多数孕妇在妊娠期间至少接受过一次这样的超声检查。大量的证据表明，早期妊娠超声检查对于孕龄估算、非整倍体风险的评估、多胎妊娠的诊断以及重大胎儿畸形的检测有重要作用，因此笔者相信，孕妇在早期妊娠行常规超声检查是迟早的事。表4.1列举了早期妊娠超声检查常见指征。

表4.1　早期妊娠超声检查常见指征

- 停经
- 下腹痛
- 阴道流血
- 经期不明
- 妊娠反应
- 子宫较临床评估增大或缩小
- 妊娠试验阳性
- 非整倍体风险评估及颈项透明层（NT）测量
- 胎儿解剖结构检查
- 排除多胎妊娠

早期妊娠超声标志

正常宫内妊娠在早期妊娠会经历重大而快速的变化过程，由一群未分化的细胞发展到与胎盘和卵黄囊相连的羊膜囊内的胎儿。这一重要进展可在超声上观察到，首先是绒毛膜囊，这是妊娠的第一个超声证据，并发育成具有心管搏动的胚胎和胎儿。识别早期妊娠超声标志和掌握早期妊娠正常发育进程有助于明确诊断正常妊娠和胚胎停育。

妊娠囊

妊娠囊，也被称为绒毛膜囊，是妊娠的第一个超声证据。在末次月经（LMP）第一天起4～4.5周，经阴道超声即可发现妊娠囊（图4.1）。当妊娠囊平均直径在2～4mm的时候，它的边界呈明显的强回声，使得妊娠囊很容易显示清楚（图4.1）。妊娠囊的强回声环是一个很重要的超声征象，能够帮助鉴别妊娠囊和宫腔积液或积血（图4.2）。妊娠囊的形态刚开始为圆形，但随着卵黄囊及胚芽的出现，变成了椭圆形（图4.3）。

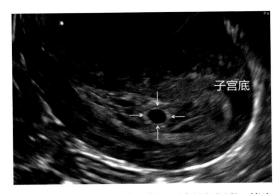

图4.1　孕4.5周子宫正中矢状切面内见妊娠囊，箭头所示为妊娠囊的强回声边界。妊娠囊的强回声环有助于鉴别妊娠与宫腔积液或积血。子宫底标记子宫方位

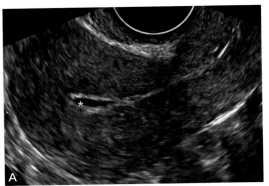

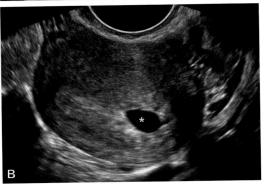

图4.2　子宫矢状切面（A）和横断面（B）显示了蜕膜板之间的积液（*）。这种表现不能与宫内妊娠囊相混淆。详见正文

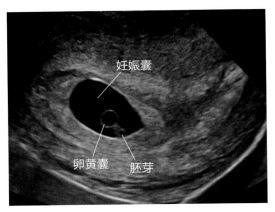

妊娠囊

卵黄囊　　胚芽

图4.3　子宫矢状切面显示孕6周妊娠囊。图示为卵黄囊及小胚芽。妊娠囊形态偏向椭圆形而非圆形

卵黄囊

孕5周（月经龄）时，经阴道超声可见卵黄囊，是妊娠囊内一个边界呈强回声的小环状结构（图4.3，4.4）。卵黄囊在孕

6周时直径约2mm，而后慢慢增长到孕12周时约6mm。超声首先在靠近卵黄囊游离壁上发现胚芽迹象，因为卵黄囊和胚芽经卵黄管连接在一起。孕6～10周卵黄囊直径小于3mm，或者孕9周以前卵黄囊直径大于7mm，都要怀疑异常妊娠可能，并且要求超声随访，以评估妊娠是否正常进展（图4.5A和B）。

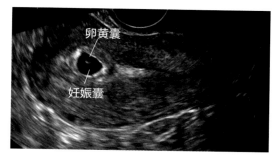

图4.4　子宫矢状切面显示孕5.5周妊娠囊。图示为卵黄囊，位于边界呈强回声的妊娠囊内

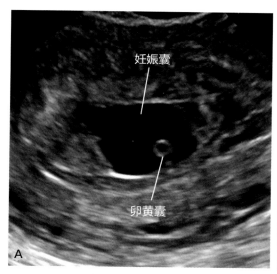

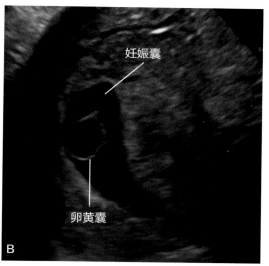

图4.5　两个妊娠囊内大小异常的卵黄囊，A中卵黄囊过小，B中卵黄囊过大，卵黄囊大小异常怀疑异常妊娠可能，推荐继续超声随访

羊膜

羊膜腔是包绕胚芽的一个囊性结构，包膜回声强（图4.6）。羊膜腔在卵黄囊之后、胚芽之前出现。无论妊娠囊的大小形态怎么变化，孕6～10周内，羊膜腔的增长与胚芽的增长息息相关。

胚芽

大概在停经第5周，经阴道超声检查可见胚芽，是卵黄囊顶部的一个点状增厚

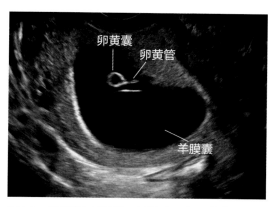

图4.6　孕7周的妊娠囊。羊膜为一个细薄的强回声环。卵黄囊和卵黄管为羊膜囊外的结构

（图4.7）。首先探查到明显的心管搏动在孕6~6.5周。高分辨率的经阴道超声可以识别长2~3mm的胚芽（图4.7），但是心管搏动却要持续到胚芽长5~7mm或更大才能看见。早期妊娠胚胎心率增长迅速，孕6周以前胎心率大概在100~115次/分，孕8周时升到145~170次/分，孕9周以后下降，并维持在137~144次/分水平。胚芽大概以1mm/d的速度快速增长。注意，胚芽长在羊膜腔内，即羊膜囊内，而卵黄囊长在羊膜腔外，即羊膜囊外。卵黄囊周边充满液体的腔是胚外体腔。

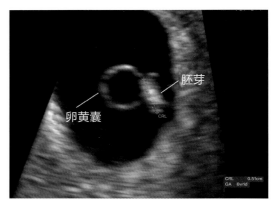

图4.8　孕6周的妊娠囊内见头臀长（CRL）约5.1mm的胚芽。注意直线形的胚芽，似一粒米。卵黄囊与胚芽毗邻。GA—孕龄

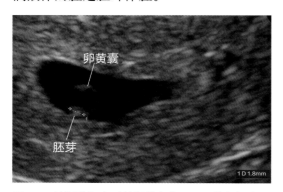

图4.7　经阴道超声可见胚芽长约1.8mm的妊娠囊。图示为胚芽在卵黄囊上的位置

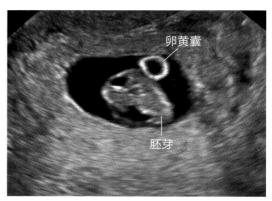

图4.9　孕8周妊娠囊内的胚芽。注意胚芽的身体弯曲，像一只橡胶熊。卵黄囊与胚芽毗邻

　　超声可观察到胚芽孕6~12周的形态变化。孕6周，胚芽呈细小圆柱状，形似一粒米，无法识别头体部（图4.8）。随着孕周增大，胚芽身体弯曲，胚胎头、胸、腹以及四肢轮廓回声显示清晰，像一只橡胶熊（图4.9，4.10）。孕10周后，灰阶超声能清晰显示胚胎头、胸、腹以及四肢轮廓（图4.11）。经阴道超声密切观察胎儿孕12周后详细的组织结构信息，有助于诊断严重的胎儿畸形。这将在第8~14章中，按解剖器官系统的顺序进行详细讨论。

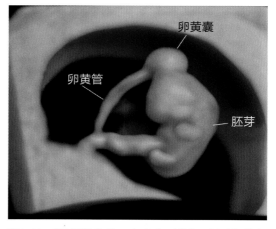

图4.10　孕8周胎儿的3D超声表面成像，显示胚芽身体弯曲，形似一只橡胶熊。卵黄囊与胚芽相毗邻，卵黄管连接卵黄囊与脐带

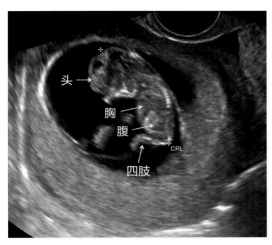

图4.11　孕10周的妊娠囊，内见胚胎。注意胚胎的头、胸、腹及四肢的清晰轮廓。CRL—头臀长

早期妊娠孕龄计算

早期妊娠产科超声检查最重要的内容之一就是计算孕龄，通过几个简单的生物测量值即可完成：①当未见胚芽时测量妊娠囊直径；②测量胚芽长度或者头臀长；③早期妊娠末（12～14周），测量双顶径（BPD）、头围（HC）、腹围（AC）以及股骨长（FL）。获取生物测量值后对照参考值范围，以提供准确的估算日期。通过超声检查得到准确的早期妊娠及中期妊娠的孕龄，能够可靠地推算出妊娠期不明孕妇的妊娠时间并且确定一个准确的预产期。

临床上，以孕周而不是月份来计算胚胎或者胎儿的年龄，并且是自末次月经（LMP）来潮第一天开始计算，相对应地从受孕之日起往前推2周。因此，孕龄是从末次月经第一天算起，可粗略计算为受孕日期加上14天。超声设备配置有完整的计算软件，输入末次月经后可以自动估算预产期。计算孕龄的公式来自多个不同的生物学测量值，这也是超声设备软件的一

部分。

应用超声估测孕龄，记住这些关键点很重要：

- 一旦经过超声检查确立预产期之后，不管是根据超声还是停经日期估算，这些日期在随后的妊娠期内都不能改变。
- 如果患者报告中没有停经日期，那么早期妊娠或者中期妊娠超声检查应该估测孕龄并估算预产期。
- 如果早期妊娠超声生物测量参数和停经时间不同，并多5～7天，那么应该根据超声检查结果估算预产期[3]。
- 早期妊娠超声检查估测孕龄最准确。

早期妊娠生物学测量

早期妊娠生物学测量计算孕龄包括妊娠囊平均内径（MSD）、CRL以及胎头BPD和HC（大于11孕周）。最准确和可重复的生物学测量参数是CRL，它是孕龄估算首选的生物测量方法。

妊娠囊平均内径

由于妊娠囊是超声确定妊娠的第一个证据，并且在末次月经4～4.5周后可在宫腔内观察到，所以妊娠囊的检出及大小测量可用于确定和计算孕龄。MSD是根据妊娠囊最大上下径、横径和左右径的算术平均数（图4.12A和B）计算而来。宫内妊娠囊只能确定为宫内妊娠，而不是明确胚芽是否成活。宫内有妊娠囊而没有胚芽，提示孕5～6周。不建议单纯依赖MSD来估测

孕龄，CRL是更精确和值得首选的计算方法。

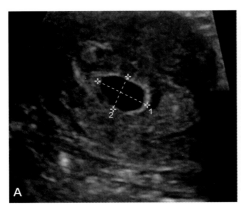
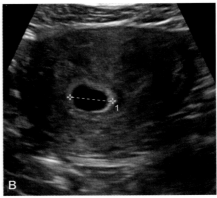

图4.12   孕5周妊娠囊平均内径（MSD）测量（A和B）。MSD 是妊娠囊最大上下径（1）（A）、横径（2）（A）、左右径（1）（B）的算术平均数

头臀长

头臀长是胚芽的毫米长度。虽然名称提示测量值是胚芽头部到臀部的距离，但是尽管注意到胎儿身体屈曲，实际测量的是胚胎或胎儿头顶部到臀部的最长直线距离（图4.7，4.8，4.11，4.13）。孕 $11^{+0}\sim13^{+6}$ 周，胚胎或胎儿自然体位下测量 CRL更精确。测量CRL时操作者应该获取胚胎或胎儿矢状切面的三个测量值的平均值。早期妊娠（<14 周）利用CRL计算孕龄，建议遵循这些指标：

- 对于孕龄小于9周的孕妇，误差超过末次月经5天，可以适当调整预产期（EDD）[3]。
- 对于孕 $9\sim13^{+6/7}$ 周的孕妇，误差超过7天应调整预产期（EDD）[3]。

CRL以接近1.1mm/d的增长率快速增长。CRL计算孕龄的近似公式是计算孕龄天数=CRL(mm)+42；然而，这个方法也许已经过时了，因为大部分的超声仪器已经有组合软件，能够根据CRL测量值或者其他的生物数据估测孕龄。

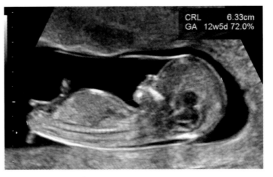

图4.13   孕 12^{+5} 周胎儿的头臀长（CRL）测量，图示CRL相当于胎儿头顶部到臀部的最大直线距离。GA—孕龄

双顶径

早期妊娠BPD、HC、AC和FL测量通常用于孕12～14周，与中、晚期妊娠测量一样遵循相同的解剖标志。BPD在丘脑水平横切面测量（图4.14）。确认丘脑水平横切面的超声标志列举在表4.2。在一些地方，BPD测量游标分别放置在近场和远场颅骨外缘（图4.14A），而在其他地方，近场测量游标放置在颅骨的外侧缘，而远场测量游标放置于颅骨的内侧缘（图4.14B）。读者应该明确自己所在地区关于BPD测量的标准。

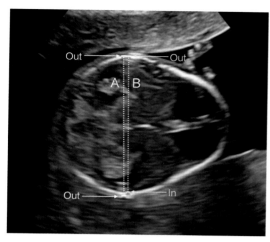

图4.14　孕13周胎儿的双顶径测量，根据已有的方法，测量可以是外缘到外缘（A）或者外缘到内缘（B）的距离。详见表4.2

表4.2　BPD测量平面的超声标志

- 聚焦区域在适当水平
- 图像放大
- 胎头轴平面
- 双侧大脑半球对称
- 脑中线居中
- 双侧丘脑显示
- 透明隔腔显示[a]
- 脑岛显示[a]
- 小脑不显示
- 近端测量游标位于颅骨外缘
- 远端测量游标位于颅骨内缘/外缘（见正文）
- 测量最宽直径
- 垂直脑中线测量

[a] 早期妊娠尚未显示。

头围

HC测量在经丘脑轴平面上，和BPD的测量平面相同（图4.15）。我们建议HC测量紧接BPD测量。这个步骤有利于操作者充分利用BPD放置测量游标的位置，以加快检查过程。注意测量HC时，远场的测量游标应移到颅骨的外侧缘（图4.15）。

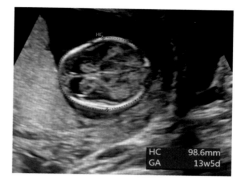

图4.15　孕13[+5]周胎儿的头围（HC）测量。图示为测量游标放置在颅骨外缘。GA—孕龄

腹围

AC在胎儿上腹部横切面测量。正确的AC测量平面的超声标志列举在表4.3和图4.16。

表4.3　AC测量平面的超声标志

- 聚焦区域在适当的水平
- 图像放大
- 腹部轴平面
- 脊柱断面尽可能在3或者9点钟位置
- 显示胃泡
- 显示脐静脉肝内段[a]
- 只显示1根肋骨
- 双侧肾脏不显示
- 尽可能完整显示周围皮肤[a]
- 沿着皮肤外缘测量

[a] 早期妊娠显示欠清晰。

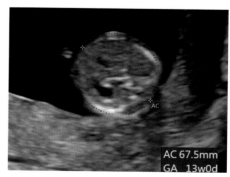

图4.16　孕13周胎儿腹围（AC）测量。详细信息参考表4.3，GA—孕龄

股骨长

为了最好地测量FL，整个股骨骨干必须完全显示在屏幕中，为了避免因声波偏转所致的低估FL，入射声束与股骨体之间的角度必须保持在45°～90°范围内（图4.17）。把测量游标放置在骨干的两端，测量骨干的最长径线。早期妊娠测量FL有难度，因为股骨骨干部分尚未完全骨化。正确测量FL平面的超声标志列举在表4.4。

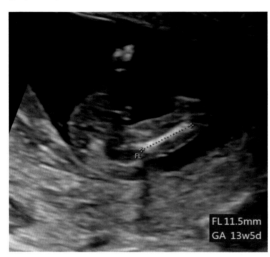

图4.17 孕13周胎儿的股骨长度（FL）测量。详细信息参考表4.4。GA—孕龄

表4.4 FL测量平面的超声标志

- 聚焦区域在适当的水平
- 图像放大
- 显示整个股骨骨干
- 声束垂直股骨长轴
- 测量游标放置在骨干的两端
- 测量可显示骨干的最长径线

妊娠失败的几种情形

妊娠失败可发生在多达10%～15%的孕妇中。因此，怀疑妊娠失败是早期妊娠超声检查的一个常见指征。妊娠失败通常依据超声诊断，特别是尚未出现症状的患者。依据孕妇妊娠时间，可以有几种情形：

- 妊娠试验阳性但是超声未发现宫内妊娠囊，建议与不全流产、宫外孕、或经阴道超声尚不能辨别的宫内早孕相鉴别。
- 经阴道超声可见妊娠囊，但囊内无卵黄囊或者胚芽。
- 经阴道超声可见胚芽，但无心管搏动。
- 探及胚芽心管搏动，但多个测量值均不在正常范围内（心率、卵黄囊、胚芽、羊膜腔的大小等）。
- 绒毛膜下出血，伴或者不伴出血的临床体征。
- 胚胎形态结构异常。

许多情况下，如果患者体健（没有阴道流血、腹痛等）并且可除外宫外孕，那么随访超声检查有助于评价超声检查结果的变化及对可疑诊断的确认。假使早期妊娠发育中的妊娠囊在1周的基础上经历了显著的改变，但是超声随访1周或更长时间后未显示出明显变化，则提示预后不良，并且能够确定可疑妊娠失败的诊断。在缺少其他妊娠失败指标支持的情况下（参照第15章），绒毛膜下出血通常预后良好。在没有妊娠失败具体表现的情况下，笔者认为协同超声随访的保守治疗有助于评价早期妊娠可疑的妊娠失败。表4.5列举了早期妊娠妊娠失败的具体表现，当发现以下表现时可确定妊娠失败，不需要再进行超声随访[4]。

表4.5　早期妊娠妊娠失败的诊断指征

- 头臀长等于或大于7mm，且无心管搏动
- 妊娠囊平均内径等于或大于25mm，且无胚芽
- 妊娠囊内无卵黄囊，2周后复查未见有胎心的胚芽
- 妊娠囊内有卵黄囊，11天后复查未见有胎心的胚芽

结论

　　早期妊娠超声检查是评估妊娠非常重要的一步，因为它能确认宫内妊娠、估测孕龄，以及评价胎儿的解剖结构。经阴道超声能够探查到早期妊娠胚胎发生的重大变化。为了能够对比实际的超声表现是否与孕龄相符，应该熟悉正常早期妊娠连续发育过程。这是鉴别正常妊娠还是异常妊娠必须具备的基本知识。本书接下来的章节将详细评价早期妊娠重大胎儿畸形的筛查和诊断。

杨水华　田晓先　李胜利　译
曾　晴　秦越　姜伟　校

参考文献

1. Reddy UM, Abuhamad AZ, Levine D, Saade GR. Fetal Imaging Executive Summary of a Joint Eunice Kennedy Shriver National Institute of Child Health and Human Development, Society for Maternal-Fetal Medicine, American Institute of Ultrasound in Medicine, American College of Obstetricians and Gynecologists, American College of Radiology, Society for Pediatric Radiology, and Society of Radiologists in Ultrasound Fetal Imaging Workshop. J Ultrasound Med. 2014;33:745–757.

2. ISUOG. ISUOG practice guidelines: performance of first trimester fetal ultrasound scan. Ultrasound Obstet Gynecol. 2013;41:102–113.

3. ACOG-Committee Opinion No 700: Methods for Estimating the Due Date, Obstet Gynecol 2017;129:e150–e154.

4. Doubilet PM, Benson CB, Bourne T, et al. Diagnostic criteria for nonviable pregnancy early in the first trimester. N Engl J Med. 2013;369(15):1443–1451.

第5章

详细的早期妊娠超声检查

简介

在过去的30年里，随着颈项透明层（nuchal translucency，NT）筛查的推广及超声技术的进步，早期妊娠超声检查的作用已经发生改变。6～16周的早期妊娠超声检查主要用于确认胎心搏动、妊娠囊位置、孕周、胎儿数以及评估附件区。此外，超声还用于引导侵入性操作，如绒毛膜绒毛活检和羊膜腔穿刺术。随着早期妊娠NT筛查的广泛应用，胎儿解剖结构的评估成为早期妊娠检查的一部分。许多以往在中、晚期妊娠才能检出的胎儿畸形，现在可以在早期妊娠检出。严重的胎儿畸形如胎儿水肿、无脑畸形、体蒂异常、巨大的前腹壁缺损、巨膀胱等（表5.1）几乎都能在早期妊娠检出[1]。随着知识的积累和专业技术的拓展，早期妊娠超声的检查方法随着时间的推移而改变。目前早期妊娠超声检查的目的包括胎儿解剖结构评估这一重要内容，在专家的手中胎儿解剖的详细评估是可以实现的，并且能够准确地检出一部分严重的胎儿畸形。早期妊娠胎儿解剖结构探查的优势包括能够在一个切面上显示整个胎儿；晚期妊娠骨骼骨化会阻碍显示，但是在早期妊娠并没有这种困扰；

胎儿活动性大，有利于从不同角度进行成像；可以使用高分辨率的经阴道超声，使探头更接近胎儿器官。早期妊娠胎儿解剖结构探查的挑战包括一些病例需要联合使用经腹部及经阴道超声探查；胎儿器官较小；缺乏一些胎儿畸形的超声标志，而这些标志通常能够在中期妊娠观察到。依照我们的经验，采用系统的方法可以增强早期妊娠胎儿解剖结构检查的效能。

表5.1　早期妊娠超声检查较易被发现的胎儿严重畸形
早期的胎儿水肿
无脑畸形
无叶前脑无裂畸形
体蒂异常
心脏异位
较大的脐膨出
较大的腹裂
巨膀胱
葡萄胎

在这一章中，我们介绍早期妊娠11～14周胎儿解剖结构检查的系统扫查方法。我们使用"详细"这一术语来描述这种早期妊娠解剖结构扫查方法的全面性。这种系统的方法效仿中期妊娠的"形态学/

解剖学"超声检查。需要强调的是，实行早期妊娠胎儿详细的解剖结构检查需要充足的产科超声检查操作技术经验、高分辨率的超声仪器，以及了解当前早期妊娠胎儿检查的相关知识。最优化的早期妊娠超声检查已经在第3章中描述，在有临床指征时使用经阴道彩色多普勒超声和3D超声可以增加检查的准确性。在第1章中，我们已经列出了国内和国际的早期妊娠超声检查指南。这一章中推荐的系统检查方法是现有指南的延伸，更倾向于早期妊娠胎儿解剖结构的详细评估。我们已经应用这种详细的早期妊娠检查方法数年，而且发现其在筛查早期妊娠胎儿畸形时是有效的。毋庸置疑的是，随着新知识的产生和超声图像技术的进步，详细的早期妊娠超声检查方法将会逐步改善。

早期妊娠胎儿畸形的检出

在过去25年里，许多研究报道了早期妊娠超声检出胎儿畸形的可行性[2-14]。在不同的研究中早期妊娠胎儿解剖结构畸形的检出率不同，一些具备经验的专科中心其检出率较高[9,12,15-18]。只有少数的研究报道了早期妊娠从大型筛查人群中检出胎儿畸形，这些超声检查由专业技能水平不同的检查者完成[1]。此外，不同研究中研究人群的孕龄范围不同，有些研究报道检出率时将16周以内都纳入"早期妊娠超声"的一部分，而另一些则限制在孕11～14周。特别有趣的是，在Syngelaki等[1]的综合性研究中，报道了孕11～13周44859个胎儿（排除了332个已检出的非整倍体）的畸形检出率。该作者将早期妊娠可检出的胎儿畸形

分为4类：可检出的（always detectable）、有时可检出的（occasionally detectable）、极少能检出的（rarely detectable）、不能检出的（non-detectable）。表5.2总结了这个研究的结果[1]。

在我们的经验中，早期妊娠诊断胎儿畸形有以下4种主要途径。

1. 严重畸形，能够清晰显示：在早期妊娠超声常规检查或进行NT测量时，即使检查者技术有限，也很容易能识别出的畸形[1,13]。表5.1列出了部分在早期妊娠能清晰显示的严重畸形。

2. 增厚的NT：无论是否存在染色体的非整倍体异常，许多胎儿畸形与NT增厚有关。当发现NT增厚时，通常需同时进行有创性遗传检测和胎儿超声检查。应用这种方法能够在早期妊娠诊断复杂性的心脏、神经系统、骨骼系统、消化系统和泌尿生殖系统畸形，在本书不同章节中可见。有时，相关的胎儿畸形在早期妊娠并未显示，而是在中期妊娠，甚至出生后才可检出，那么我们也假定这种畸形与NT增厚相关。第9章中的表9.3归纳了与NT增厚有关的胎儿畸形。

3. 有胎儿畸形高风险的妊娠：由于存在孕有畸形儿的既往史或已知遗传方式的特殊畸形，怀孕时胎儿畸形的风险增高，早期妊娠的详细超声检查可检出这些胎儿畸形。例如：孕有过脊柱裂胎儿，前次妊娠确定存在常染色体隐性遗传，或父母中一方存在常染色体显性遗传。在一些病例中，早期妊娠超声检查时出现以下细微的发现有重要意义，如颅内透明层（IT）异常、多指/趾、肾脏回声增强、骨骼系统畸形及唇腭裂等。这些细微发现在本书不同

章节中详细讨论。

4. 低风险人群中详细的早期妊娠超声检查：早期妊娠胎儿畸形也可以通过孕11周后常规的详细超声检查检出[11,13,19]。随着早期妊娠详细超声检查的技能和专业知识的增加，超声技师和超声医师可将这种方法应用于所有大于孕11周胎儿的早期妊娠畸形筛查。因此，详细的早期妊娠超声检查将辅助于中期妊娠超声检查。尽管如此，值得注意的是详细的早期妊娠超声检查当前仍存在一定的局限性，因此在介绍这个检查之前需要列出这些局限性。

表5.2　孕11～13周诊断的胎儿畸形，不包括已检出的非整倍体($N = 44859$)

胎儿畸形	孕11～13周检出率[a]
神经管、大脑、面部[b]	
无颅畸形/枕骨裂脑露畸形	29/29(100%)
开放性脊柱裂	3/21 (14.3%)
侧脑室增宽	1/11(9.1%)
无叶前脑无裂畸形	2/2(100%)
面裂	1/20(5%)
肺、心脏[c]	
膈疝	4/8(50%)
心脏畸形(全部)	28/106 (26.4%)
腹部、肾脏[d]	
脐膨出	60/60(100%)
腹裂	19/19(100%)
巨膀胱	29/29(100%)
婴儿型多囊肾	2/6 (33.3%)
骨骼系统[e]	
致死性骨发育不良	3/6 (50%)
单侧长骨缩短	2/4 (50%)
手（或）脚缺如	7/9 (77.8%)
多指/趾	12/20(60%)
其他和多发畸形	
体蒂异常	5/5 (100%)
泄殖腔畸形	1/1(100%)
多发畸形	8/8(100%)

[a] 在未诊断的病例中，报告了绝对数。

[b] 孕11～13周未诊断：半椎体(1)、小头畸形(1)、颅缝早闭(1)、胼胝体发育不全(10)、半叶前脑无裂畸形(1)、小脑发育不良(1)、小脑蚓部发育不全(1)、鼻咽部畸胎瘤(1)、下颌后缩(1)。

[c] 孕11～13周未诊断：肺囊性腺瘤样畸性(4)、叶外型肺隔离症(2)、孤立性室间隔缺损(10)、心脏肿瘤(4)。

[d] 孕11～13周未诊断：膀胱外翻(1)、十二指肠闭锁(2)、肠梗阻(1)、单侧肾不发育(6)、双肾不发育(1)、肾不发育及多囊肾(3)、单侧或双侧肾积水(11)、单侧及双侧多囊肾(17)、重复肾(12)。

[e] 孕11～13周未诊断：关节挛缩(1)、单侧和双侧内翻足(38)、缺指/趾畸形(1)。

经允许引自 Syngelaki A, Chelemen T, Dagklis T, et al. Challenges in the diagnosis of fetal non-chromosomal abnormalities at 11–13 weeks. Prenat Diagn. 2011;31:90–102; copyright John Wiley & Sons, Ltd.

早期妊娠详细超声检查的局限性

母体方面

在母体肥胖、前腹壁手术瘢痕和（或）出现较大的伴后方声影的子宫平滑肌瘤时，通过超声获得相对较小的妊娠囊是早期妊娠详细超声检查主要的局限性之一。在这种情况下，使用经阴道超声或是在孕16周时利用经腹部线阵探头或经阴道方法再次进行超声检查，如果可行，则能获取足够的信息来详细评估胎儿解剖结构。有时，短暂的母体宫缩可能将胎儿局限于子宫的某一区域，从而限制超声获得信息。依照我们的经验，15～30分钟后再次检查可提供更好的信息，因为此时大部分宫缩将会得到缓解（图5.1）。

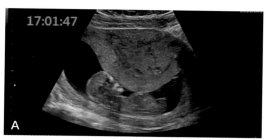

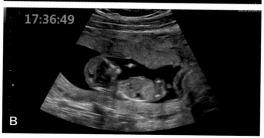

图5.1 A.早期妊娠经腹部超声检查显示子宫中部宫缩，将胎儿局限于宫腔中部。尽管我们尝试了经阴道超声的检查方法，但仍不能完成检查。B. 35分钟后再次检查，宫缩缓解，可显示最优的图像，并且胎儿可在宫腔内自由活动

胎儿畸形的间接征象

早期妊娠详细超声检查的另一个局限性在于缺乏某些胎儿畸形典型的间接征象，这些征象通常在中期妊娠可见。例如，与中期妊娠不同的是，双肾不发育通常在早期妊娠羊水量正常，开放性脊柱裂中期妊娠常见的表现如柠檬征、香蕉小脑征在早期妊娠并不典型。此外，早期妊娠肺部病变缺乏回声增高或囊性改变；早期妊娠一些神经系统病变的检出不依赖于异常透明隔腔的显示，而这个方法通常在中期妊娠使用。另外，通常与胎儿畸形有关的生物学测量改变和生长受限在早期妊娠并未显现，因此不能作为存在某些畸形的线索。重要的是要注意到由于所有这些原因和其他原因，详细的早期妊娠胎儿解剖超声检查并不能取代传统的中期妊娠超声检查，而是补充它，特别是在高危妊娠中。孕妇需要被告知这些局限性。

某些畸形发生的时间

重要的是要注意，详细的早期妊娠胎儿解剖结构超声检查的另一个主要局限性是：一些早期妊娠看到的超声表现可能随后在中期妊娠消失。例如：一部分病例的NT增厚、三尖瓣反流、心室不对称、早期胎儿水肿、腹腔囊性病变等。另一方面，一些在中期妊娠可见的畸形，如肺和肾脏的囊性病变、心脏瓣膜狭窄、脑皮质异常、小脑蚓部发育不全、胼胝体发育不全、胃肠道闭锁等，通常早期妊娠超声表现正常。因此，对于超声技师和超声医师来说，熟悉先天畸形的自然发展过程，并就此告知患者早期妊娠超声检查的局限性是很重要的。

安全性

在胎儿器官发育和快速生长期进行详细早期妊娠超声检查，将胎儿的超声暴露量降到最低是至关重要的，尤其是使用具有很高能量的脉冲多普勒时。如第2章详细所述，应始终遵循ALARA原则，操作者应确保热效应和机械指数水平始终符合安全规范。早期妊娠胎儿暴露于超声能量的风险应始终与超声检查的益处相平衡。关于超声的生物学效应和安全性的全面讨论，请参阅本书第2章。

详细的早期妊娠超声检查

在这一节，我们明确进行详细的胎儿解剖结构的早期妊娠超声检查方法，描述其组成部分。如本章导言部分所述，在孕11~14周内进行详细的早期妊娠超声检查。详细的早期妊娠超声检查包括以下几个部分：一般概述和胎儿的生物学测量，胎儿解剖结构的全面评估，以及母体子宫和附件区的评估。这一详细的早期妊娠超声检查并不是为了取代传统的中期妊娠超声，而是为了补充它，并且在大多数妊娠中提供早期正常的保证。本章接下来的节段描述了详细的早期妊娠超声的三个组成部分。

一般概述和胎儿的生物学测量

最初的早期妊娠超声检查的内容包括：确认宫腔内妊娠囊的位置、是否存在胎心搏动以及胎儿数量。这很容易通过腹部超声来完成，但有时可能需要采用经阴道的检查方法。应该注意胎盘与宫颈内口

的关系（图5.2），记住大多数在早期妊娠诊断的前置胎盘并无临床意义，并将在随后的晚期妊娠超声检查中恢复正常（见第15章）。在有剖宫产手术史的病例中，经阴道超声检查是评估瘢痕的理想方法[20]。在这些妊娠中，应注意宫腔内妊娠囊的位置，若种植在子宫下段应怀疑其侵入性胎盘的风险增加[21,22]（见第15章）。此外，妊娠囊种植在瘢痕处（剖宫产瘢痕处植入）与侵入性胎盘和严重的妊娠并发症有重要的关系[22,23]。双胎或双胎以上多胎妊娠时在早期妊娠确定绒毛膜性和羊膜性是至关重要的。还应报告绒毛膜板下出血的存在和大小（图5.3）。

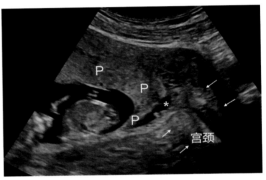

图5.2　应在早期妊娠评估胎盘（P）的位置与宫颈（箭头）的关系。通常是经腹部超声检查。注意上图胎盘（P）是前置的，因为它覆盖了宫颈内口（*）。早期妊娠前置胎盘的临床意义不大，应在中期妊娠随访

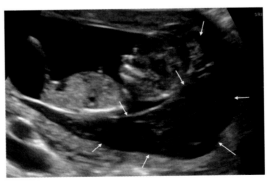

图5.3　孕12周阴道流血患者，超声显示绒毛膜板下血肿（箭头）。详见正文

通过生物学测量方法计算孕周是早期妊娠超声的一个重要内容，包括对头臀长、双顶径、头围、腹围（AC）和股骨长（FL）的测量（图5.4）。生物学测量发现明显差异应警惕可能存在解剖或基因异常。第4章详细讨论了早期妊娠胎儿的生物学测量和孕周的计算。表5.3列出了详细的早期妊娠超声检查的概述和胎儿生物学测量的组成部分。

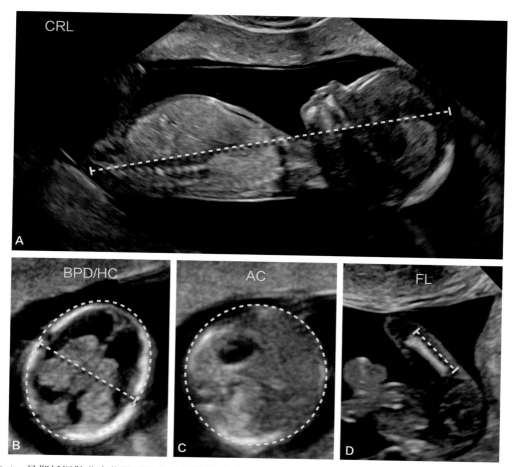

图5.4　早期妊娠胎儿生物学测量包括头臀长（A）、双顶径和头围（B）、腹围（C）和股骨长（D）。CRL—头臀长；BPD—双顶径；HC—头围；AC—腹围；FL—股骨长

表5.3　详细的早期妊娠超声检查的概述和胎儿的生物学测量

妊娠囊的位置

胎心搏动

胎儿数量

胎盘位置与宫颈的关系

绒毛膜板下出血

胎儿生物学测量

全面评估胎儿解剖结构

全面评估胎儿解剖结构是详细的早期妊娠超声检查的重要组成部分。早期妊娠胎儿解剖结构的检查方法包括胎儿的多个矢状切面、横切面和冠状切面。获得相应解剖平面所需的专业技能以及对现有相关文献的深入了解是进行详细的早期妊娠超声检查

的先决条件。本节我们介绍在详细的早期妊娠超声检查中评估胎儿解剖结构的系统方法。

大体解剖评估

胎儿解剖结构检查的第一步是在技术可行的情况下获得胎儿的前正中矢状切面。由于这一切面通常可显示整个胎儿（图5.5），允许进行大体的解剖评估。这个正中矢状切面显示了几个重要的解剖标志，如表5.4所示。在这个正中矢状切面，可主观评估胎儿头部、胸部及身体的大小和比例，并且识别以下解剖结构：胎儿面部轮廓和颅内中线结构、前腹壁、胃泡和膀胱。将探头从中线稍微偏斜到左右两侧获得旁矢状切面，可显示上下肢。许多可在早期妊娠发现的严重胎儿畸形（表5.1）会在正中矢状切面显示出异常，对胎儿解剖区域的深入评估（如以下章节所述），将有助于证实是否存在其他胎儿畸形。当有临床指征时，也最好在这个正中矢状切面上使用彩色和脉冲多普勒对静脉导管进行评估。

表5.4　胎儿的正中矢状切面

解剖部位	观察内容
头部及面部轮廓	前额到下颌的正常生理弧度，正常的鼻、口和颅内结构
头部和身体	头部与身体的比例正常，头部相对稍大，CRL在正常范围内
胸腔	胎心搏动正常，肺和膈肌正常
腹部和盆腔	腹壁脐带插入口位置正常，腹部稍膨隆，胃泡和膀胱正常，无异常囊性结构和异常回声病变

CRL—头臀长。

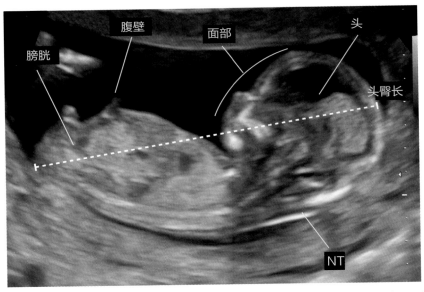

图5.5　胎儿在仰卧位时的正中矢状切面允许对以下几个关键的解剖区域进行评估，如头部、面部、颈项透明层（NT）、腹壁和膀胱。详见表5.4和正文

胎儿头部及颈部

在早期妊娠评估胎儿头部和颈部的解剖结构需要在矢状切面、横切面和冠状切面进行成像。

正中矢状切面

头颈部放大的正中矢状切面可以评估许多解剖结构，包括NT、面部轮廓、鼻骨和颅后窝。头部和颈部正中矢状切面的正常解剖特征见图5.6。

- 颈项透明层（NT）：在头颈部正中矢状切面对NT进行定量评估很重要，因为增厚的NT与很多胎儿解剖结构和遗传异常有关。准确测量

增厚的NT也很重要，因为厚度与妊娠结局有关（见第9章）。

- 面部轮廓：对面部轮廓进行整体评估，包括前额、鼻梁、鼻骨、上颌骨和下颌骨（图5.6）。表5.5是早期妊娠放大的胎儿面部正中矢状切面的解剖评估列表。在这一切面上可以检测到的异常包括无脑畸形、前脑无裂畸形、前方的脑膨出、喙鼻、鼻骨缺如、上颌骨回声连续性中断或突出（与腭裂有关）、上颌寄生胎、下颌后缩等。在第9章中描述和举例说明了可以在正中矢状切面上发现的面部轮廓异常。

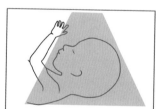
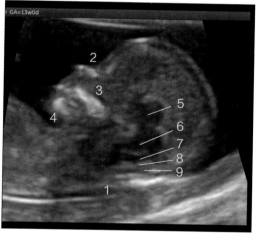

1. 颈项透明层
2. 鼻骨
3. 上颌骨
4. 下颌骨
5. 丘脑
6. 脑干
7. 第四脑室（颅内透明层）
8. 脉络丛
9. 颅后窝池

图5.6　胎儿头部正中矢状切面显示的解剖结构列表，以全面评估面部和颅脑。详见表5.5、表5.6和正文

表5.5　胎儿面部正中矢状切面和冠状切面

解剖部位	观察内容
前额	形状正常：不过度扁平，不过度突出，无突出结构
鼻	可见鼻和骨化的鼻骨
上颌骨	无上颌中断，无颌骨前突
口	上下唇正常
下颌骨	正常，无下颌后缩
眼	冠状切面上，可见鼻位于双眼之间
鼻后三角	冠状切面上，无裂隙并可见正常的下颌间隙

● 颅后窝：在正中矢状切面上可以全面地检查颅后窝结构（图5.6），包括以下解剖标志：低回声的脑干及高回声的脑干后缘、无回声的第四脑室（即颅内透明层，IT）、后方高回声的第四脑室脉络膜、位于第四脑室后方和高回声枕骨前方的无回声的颅后窝池。表5.6是早期妊娠颅后窝正中矢状切面解剖评估列表。在这个切面上可发现的畸形包括开放性脊柱裂（伴脑干增厚和脑脊液减少）、第四脑室扩张（可见于非整倍体异常）、Blakes'pouch囊肿、Dandy-Walker畸形、后部脑膨出等。在第8章中说明了颅后窝的正中矢状切面上可发现的畸形。

横切面

从正中矢状切面探头旋转90°得到胎儿头部的横切面，且声束最好从侧面入射。类似于中期妊娠的方法，在早期妊娠利用胎儿头部的四个横切面来全面评估中枢神经系统的解剖结构。这些切面包括侧脑室水平横切面、丘脑水平横切面、小脑和颅后窝斜横切面，以及双眼眶水平横切面。胎儿头部这四个横切面的正常解剖特征如图5.7～5.9所示。表5.7是早期妊娠胎儿头部横切面解剖评估的列表。

表5.6　放大的胎儿颅脑正中矢状切面

解剖部位	观察内容
丘脑	作为中线结构显示
脑干	高回声后缘，形状正常，不增厚，不扭结，不薄
颅内透明层（IT，第四脑室）	呈典型的无回声间隙和高回声边缘，可见第四脑室脉络膜和颅后窝池
枕骨	显示且完整

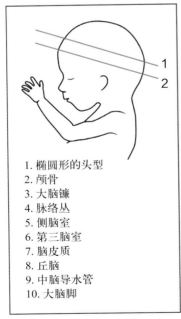

1. 椭圆形的头型
2. 颅骨
3. 大脑镰
4. 脉络丛
5. 侧脑室
6. 第三脑室
7. 脑皮质
8. 丘脑
9. 中脑导水管
10. 大脑脚

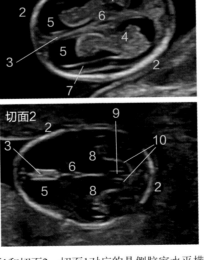

图5.7　对头部进行解剖评估的四个横切面中的切面1和切面2：切面1对应的是侧脑室水平横切面，切面2对应的是丘脑水平横切面。详见表5.7和正文。切面1和切面2为由经腹部线阵探头从孕13周的胎儿获得。切面3和切面4分别见图5.8和图5.9

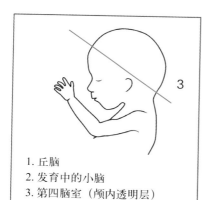
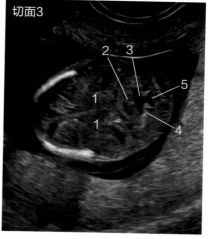

1. 丘脑
2. 发育中的小脑
3. 第四脑室（颅内透明层）
4. 第四脑室脉络丛
5. 未来的颅后窝池

切面3

图5.8　对头部进行解剖评估的四个横切面中的切面3：切面3是颅后窝水平的斜横切面，显示发育中的小脑和作为颅内透明层（IT）的第四脑室。颅后窝在图5.6所示的正中矢状切面中很容易评估。切面3最好由经阴道探头评估。详见表5.7和正文

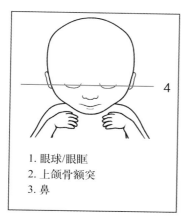
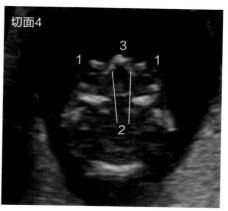

1. 眼球/眼眶
2. 上颌骨额突
3. 鼻

切面4

图5.9　对头部进行解剖评估的四个横切面中的切面4：切面4是双眼眶水平横切面，可显示两个眼眶和眼球，以及两个眼眶之间的鼻。详见正文

表5.7　早期妊娠胎儿头部横切面（1~4）

解剖部位	观察内容
头部（切面1~3）	椭圆形的外形，正常轮廓和骨化
双顶径/头围（切面2）	测值在正常范围
大脑镰（切面1~3）	可显示并将两个大脑半球分开
侧脑室的脉络膜丛（切面1）	两个分开的高回声脉络丛，通常不对称，并占据一半以上的侧脑室
丘脑（切面2和3）	可显示两个分开的丘脑，中间是第三脑室
大脑脚（切面2）	可显示在两者之间的中脑导水管，导水管未紧贴枕骨
第四脑室（切面3）	呈沙漏状，并显示第四脑室脉络膜
眼（切面4）	在横切面前部可显示双眼眶和眼球以及之间的鼻回声

在细节显示方面，经阴道超声检查较好。

在前三个横切面中可评估正常的椭圆形头部形状、头部轮廓的连续性、颅骨的骨化程度，以及大脑镰将大脑半球分为对称的两部分（图5.7和图5.8）。在侧脑室水平横切面（图5.7，切面1）显示双侧高回声的脉络膜丛充填侧脑室的大部分，周围为较薄的脑皮质。脉络丛通常不对称，紧贴侧脑室外侧缘和内侧缘，覆盖了50%～75%的侧脑室区域（图5.7，切面1）。丘脑水平横切面（图5.7，切面2）显示双侧分开的丘脑及其后方的大脑脚、中脑导水管。颅后窝水平斜横切面（图5.8）可用于观察发育中的小脑，最好利用经阴道超声显示。在这个切面上，沙漏状的第四脑室及其脉络丛可沿着发育中的颅后窝池得到最佳的显示（图5.8）。双眼眶水平横切面（图5.9）显示双眼及双眼之间的鼻。胎儿头部的这些横切面可以检出的畸形包括无脑畸形、前脑无裂畸形、侧脑室增宽、脑膨出、开放脊柱裂，以及一些严重的眼部和面部畸形，如第8章和第9章所述。

冠状切面

在面部的斜冠状切面上，可以识别眼球、眼眶和鼻后三角，鼻后三角由鼻骨、上颌骨额突和上颌骨牙槽突组成（图5.10）（表5.5），还可显示下颌间隙（图5.10）。面部的冠状切面有助于发现严重的眼畸形，较大的面裂，以及下颌后缩/小下颌畸形。第9章将对正常和异常的面部解剖进行更全面的讨论。

胎儿胸腔及心脏

胎儿胸腔的详细早期妊娠超声检查包括两个横切面和1个冠状切面。当胎儿在子宫内处于仰卧位时，两个横切面能提供的信息最多，冠状切面主要是用来评估膈肌。

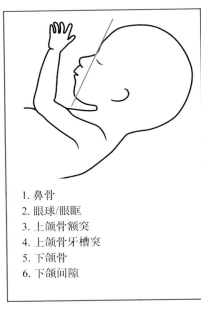
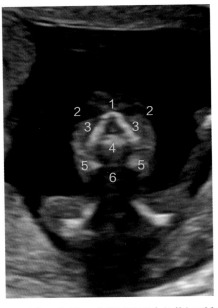

1. 鼻骨
2. 眼球/眼眶
3. 上颌骨额突
4. 上颌骨牙槽突
5. 下颌骨
6. 下颌间隙

图5.10　面部解剖的全面评估包括从两个切面对面部进行成像：如图5.6中所示的正中矢状切面和本图中所示的冠状切面。这个冠状切面显示双眼和鼻后三角。详见正文

横切面

共有两个横切面来评估胎儿胸腔和心脏，即四腔心切面（4CV）和三血管气管切面（3VT）。4CV和3VT切面正常的解剖特征如图5.11、图5.12和表5.8所示。

在4CV上评估肋骨、肺、心脏位置，心轴指向左（图5.11，切面 1）。彩色多普勒有助于确认双侧心室在舒张期分别充盈以及无明显的房室瓣反流（图5.11）。

当有临床指征时，脉冲多普勒可以评估是否存在三尖瓣反流。当怀疑有心轴异常时，4CV彩色多普勒也有助于准确测量心轴（图5.11）。心轴异常或心脏位置异常与心脏畸形或膈疝有关[24]。本切面可检测到的异常包括左/右心发育不良、单心室、心室不对称、较大的室间隔缺损、心律失常、心包积液、膈疝等。

表5.8　早期妊娠胎儿胸腔横切面（1和2）

解剖部位	观察内容
肺（切面1）	显示双肺，无胸腔积液
肋骨（切面1）	显示正常长度、形状的肋骨，无不规则
心轴（切面1）	心轴左偏，45°±(15°～20°)
四腔心切面（切面1）	几乎对称的心室，2组房室瓣，无心包积液，彩色多普勒显示2股分开的前向血流几乎充填双侧心室，无瓣膜反流
三血管气管切面（切面2）	彩色多普勒显示主动脉及肺动脉前向血流呈"V"形，并位于气管的左侧

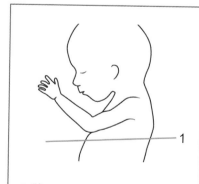

1. 肺
2. 肋骨
3. 胸主动脉
4. 右心室
5. 左心室
6. 心轴
7. 舒张期心室血流充盈

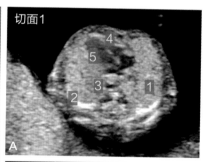

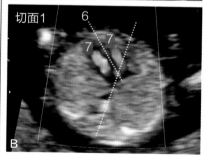

图5.11　在两个切面上对胎儿胸部进行了评估：四腔心水平横切面和三血管气管水平横切面。图中显示的是切面1，即四腔心水平横切面，用于评估心脏、肺和胸腔的解剖结构。如图所示，切面1最好的评估方法为二维（A）和彩色多普勒（B）。心轴也可以在这个切面进行测量，增加彩色多普勒可使得测量更加容易（B）。详见表5.8和正文

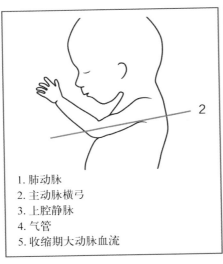
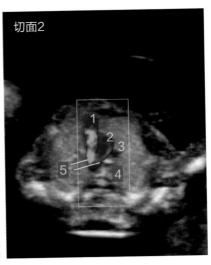

1. 肺动脉
2. 主动脉横弓
3. 上腔静脉
4. 气管
5. 收缩期大动脉血流

图5.12　在两个切面上对胎儿胸部进行了评估：四腔心水平横切面（如图5.11所示为切面1）和三血管气管水平横切面（切面2）。切面2最好在彩色多普勒模式下显示肺动脉、主动脉、上腔静脉和气管。早期妊娠可在这个切面检出复杂心脏畸形。详见表5.8、正文和第11章

　　由于在早期妊娠技术上很难获得左、右流出道切面，我们建议使用3VT切面彩色多普勒显像检查大血管（图5.12，切面2）。在3VT切面上可评估大血管的大小、解剖关系、血流方向，以及导管和主动脉弓的连续性（图5.12，切面2）。可观察到"V"形的大血管位于气管的左侧（图5.12，切面2）。如果需要，调低彩色多普勒速度标尺，这个切面还可以用于显示正常或迷走的右锁骨下动脉。在3VT切面上可以检出的畸形包括大多数的圆锥动脉干异常、严重的右/左心室流出道梗阻、右位主动脉弓或双主动脉弓等。第11章将对正常和异常的心脏解剖进行更全面的讨论。

冠状切面

　　如果在横切面怀疑有膈疝或必须排除膈疝时，脊柱和肋骨稍前方的冠状切面可较好地显示肺和膈肌（图5.13）。在这个切面上，胃泡、膈肌和肺的关系较容易评估。第10章将对正常和异常的胸部解剖进行更全面的讨论。

胎儿腹部及盆腔

　　早期妊娠评估胎儿腹部和盆腔包括三个横切面和1个冠状切面。当子宫内的胎儿处于仰卧位时，三个横切面获得的信息是最多的。

横切面

　　三个横切面几乎平行，包括上腹部横切面、中腹部横切面和盆腔横切面。腹部和盆腔三个横切面的正常解剖特征如图5.14和表5.9所示。上腹部横切面相当于腹围切面，胃泡位于腹腔左侧，肝脏充满右侧腹腔（图5.14，切面1）。早期妊娠肝脏的回声比肺的回声稍低。通过高分辨率超声，可以显示脐静脉、静脉导管以及下腔静脉（IVC）的正常走行。降主动脉位于脊柱左侧，下腔静脉位于降主动脉右前方。

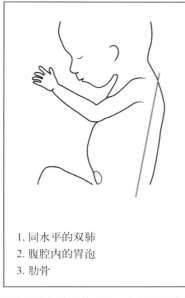
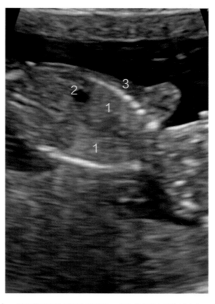

1. 同水平的双肺
2. 腹腔内的胃泡
3. 肋骨

图5.13 胎儿胸腔和腹部的冠状切面，在怀疑膈疝时，应对膈肌进行评估。这个切面显示同一水平的双肺和腹腔的胃泡和肝脏。详见正文和第11章

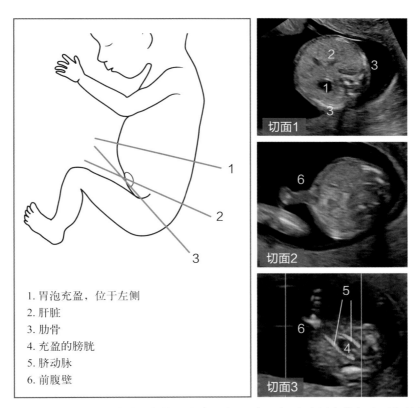

1. 胃泡充盈，位于左侧
2. 肝脏
3. 肋骨
4. 充盈的膀胱
5. 脐动脉
6. 前腹壁

图5.14 用于胎儿腹部解剖结构评估的三个横切面（切面 1~3）。切面1在胃泡的水平，显示胃和肝脏的正常位置。切面 2是在腹部脐带插入口的水平，显示完整的前腹壁。切面 3是在膀胱的水平，在彩色多普勒模式下证实膀胱和其两侧脐动脉的存在。详见表5.9和正文

表5.9   早期妊娠胎儿腹部和盆腔横切面（1~3）

解剖部位	观察内容
上腹部（切面1）	降主动脉和下腔静脉，脐静脉和静脉导管，胃泡位于左侧，肝脏位于右侧
中腹部（切面2）	正常脐带插入口，完整的前腹壁，无腹腔积液
下腹部和盆腔（切面3）	充盈的膀胱（上下径＜7mm），彩色多普勒显示膀胱两侧脐动脉

经阴道超声和彩色多普勒能更好地显示更多细节

第二个横切面即中腹部横切面，在腹壁脐带插入口水平获得，以证实前腹壁的完整性（图5.14，切面2）。在这个切面中，腹腔内充满回声略高于肝脏的肠管（图5.14，切面2）。需要注意的是，腹腔和盆腔内有任何异常的高回声或无回声结构时，则可能存在胎儿畸形。由于肾脏回声增强和肾盂无回声，偶尔可在后腹部显示肾脏。然而，在早期妊娠腹部横切面上通常很难显示肾脏。胎儿肾脏最好在冠状切面显示，稍后在本节讨论。

第三个横切面是盆腔横切面，显示一个正常充盈的膀胱（图5.14，切面3）。充盈膀胱的上下径（在矢状切面上测量）应该小于7mm。使用彩色多普勒显示膀胱两侧的脐动脉（图5.14，切面3）有三个目的：①确认此无回声结构是膀胱，尤其在膀胱仅轻度充盈时；②用彩色多普勒证实前腹壁是完整的；③排除单脐动脉，因其可能与其他胎儿畸形有关。

冠状切面

中腹部和盆腔的斜冠状切面用于显示双侧肾脏。该切面的获得方法：从中腹部横切面旋转探头90°并稍微偏斜探头使双侧肾脏在同一切面中显示（图5.15）。为了证实双肾的存在可以增加彩色多普勒以显示肾动脉，但不是必需的，尤其是当肾脏很容易在2D超声图像上显示的时候。

胎儿腹部和盆腔的横切面和冠状切面可检出的畸形包括腹壁缺损、位置异常、伴或不伴巨膀胱的泌尿生殖系统畸形、腹腔内囊性结构、肠管扩张、单脐动脉等。

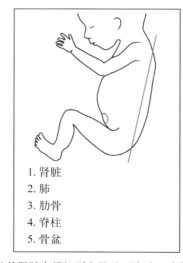

1. 肾脏
2. 肺
3. 肋骨
4. 脊柱
5. 骨盆

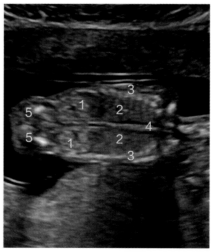

图5.15   当胎儿的肾脏在横切面上显示不清时，后腹部水平的冠状切面可以更好地显示稍高回声的肾脏

第12章和第13章对正常和异常胎儿腹腔和盆腔结构进行了更全面的讨论。

胎儿骨骼系统

早期妊娠胎儿骨骼系统检查包括上肢、下肢和脊柱。早期妊娠胎儿较小和早期妊娠四肢位置相对固定，而中、晚期妊娠胎儿在宫腔内较拥挤会阻碍肢体的显示，因此我们认为在早期妊娠超声评价胎儿肢体比中、晚期妊娠容易。可从不同角度进行胎儿脊柱评估，识别明显的异常。

胎儿肢体斜横切面

对早期妊娠胎儿肢体进行评估的方法主要包括两个斜横切面：上肢和胸腔水平的斜横切面（图5.16）、下肢和盆腔水平的斜横切面（图5.17）。

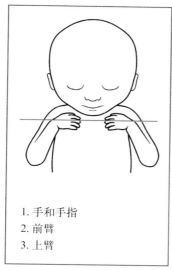
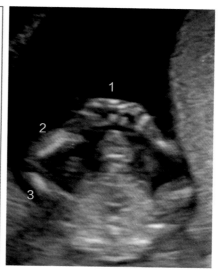

1. 手和手指
2. 前臂
3. 上臂

图5.16　如图所示，早期妊娠上肢可以在脸、胸或上腹部水平横切面上显示。这个切面显示了双侧手臂和手。早期妊娠双手通常呈互相触碰的姿势。详见表5.10和正文

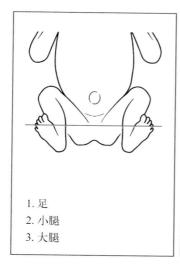
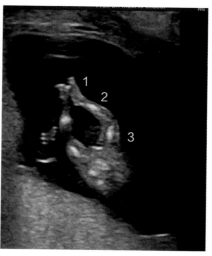

1. 足
2. 小腿
3. 大腿

图5.17　如图所示，早期妊娠下肢可以在盆腔水平的横切面上显示。这个切面显示了双侧的腿和足。早期妊娠双下肢通常呈相互触碰的姿势。详见表5.10和正文

胎儿双侧肢体的旁矢状切面

在用斜横切面显示上下肢后，为了对四肢进行更详细的评估，我们建议将探头从正中矢状切面偏斜得到左右两边的旁矢状切面，分别显示左右侧上下肢（图5.18和5.19）。使用这种方法，通过放大图像和使用高分辨率探头，可以对四肢的所有节段进行评估，包括上臂和前臂、腿、手和足。当技术上可行时，我们试着显示手掌和足底切面，以观察手指和足趾（图5.20和5.21）。在我们的经验中，早期妊娠详细超声检查可发现一些严重的肢体畸形，比如横向肢体缺如和其他严重畸形。在早期妊娠可能会漏诊一些轻微畸形，如多指/趾畸形或内翻足等。表5.10是早期妊娠胎儿四肢斜横切面和旁矢状切面的解剖结构评估列表。在第14章骨骼系统中会就正常和异常肢体结构进行更全面的讨论。

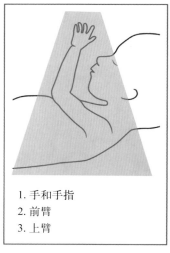
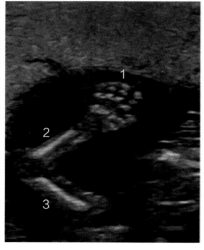

1. 手和手指
2. 前臂
3. 上臂

图5.18　旁矢状斜切面显示上肢的三个节段：上臂（3）、前臂（2）、手与手指（1）。在早期妊娠手和手指通常较晚期妊娠更容易显示

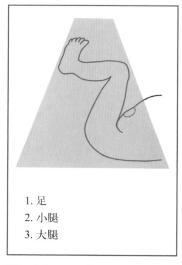
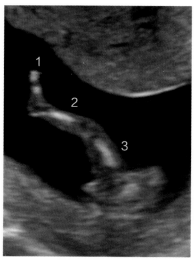

1. 足
2. 小腿
3. 大腿

图5.19　旁矢状斜切面显示下肢的三个节段：大腿（3）、小腿（2）、足与足趾（1）。在早期妊娠足和足趾通常较晚期妊娠更容易显示

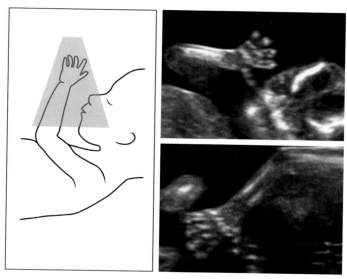

图5.20　如图所示，显示上肢的旁矢状斜切面（图5.18）后，稍微旋转探头，放大图像显示手和手指。这个方法可以对前臂、手和手指进行解剖结构评估

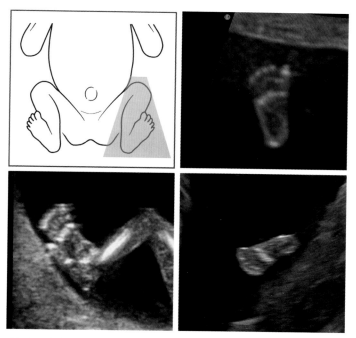

图5.21　如图所示，显示下肢旁矢状斜切面（图5.19）后，稍微旋转探头，放大图像显示足和足趾。这个方法可以对小腿、足和足趾进行解剖结构评估

表5.10　早期妊娠胎儿肢体斜横切面和旁矢状切面

解剖部位	观察内容
上肢	显示双上肢的3节段结构：肱骨、尺桡骨、手
下肢	显示双下肢的3节段结构：股骨、胫腓骨、足

胎儿脊柱的正中矢状切面、冠状切面和横切面

正中矢状切面和冠状切面是早期妊娠超声检查脊柱的最佳切面，胎儿俯卧位时更佳。可能的情况下，我们还试图获取脊柱颈段、胸段和腰骶段的横切面（图14.14），但以我们的经验，在早期妊娠这些横切面能够提供的信息较少。正中矢状切面可显示脊柱全长（图5.22），冠状切面则有助于显示脊柱畸形（图5.23）。表5.11是早期妊娠胎儿脊柱矢状切面和冠状切面的解剖结构评估列表。脊柱中断如骶椎发育不全，表现为正中矢状切面上与头部的大小相比胎儿的身体明显缩短。严重的脊柱畸形，如体蒂异常较容易在早期妊娠诊断。相对轻微的畸形，如半椎体、脊柱裂或早期骶尾部畸胎瘤，若孤立性存在则很难被发现。如果后脑结构出现异常，则应怀疑存在开放脊柱裂，利用高分辨率的经阴道超声对脊柱进行有目的的探查来进行确诊。孤立性的闭合脊柱裂通常在早期妊娠难以发现。详见第8章中枢神经系统和第14章的脊柱畸形。

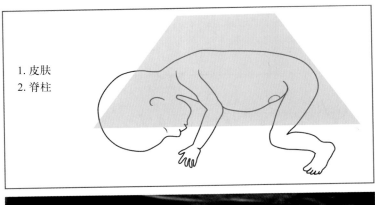

1. 皮肤
2. 脊柱

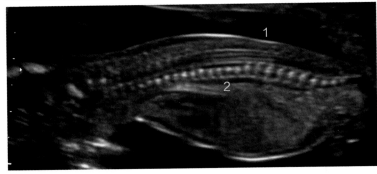

图5.22　胎儿俯卧位时显示胎儿脊柱的正中矢状切面。注意椎体开始骨化以及完整的皮肤覆盖背部。详见表5.11和正文

表5.11　早期妊娠胎儿脊柱正中矢状切面和冠状切面

解剖部位	观察内容
脊柱、椎体	在一个切面上显示完整的脊柱，不中断，无畸形，12周后椎体骨化
肋骨、肩胛骨	显示肋骨呈对称性，显示肩胛骨
脊柱表面的皮肤	脊柱表面皮肤完整，无不规则形状

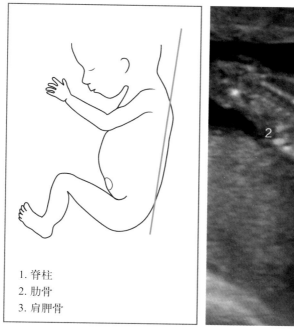
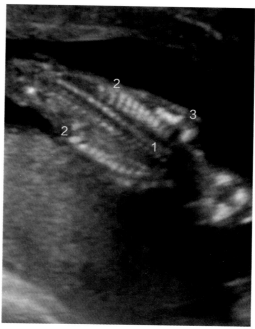

1. 脊柱
2. 肋骨
3. 肩胛骨

图5.23　胎儿背部的冠状切面，显示脊柱、肩胛骨和胸腔。当怀疑有脊柱畸形时，这个切面有助于诊断。详见表5.11和正文

三维（3D）超声检查

我们鼓励使用3D超声表面成像在一幅图像中显示四肢（图5.24A）。如果胎儿处于仰卧位时，3D超声可以显示其背部，以证实完整的背部皮肤和脊柱（图5.24B）[25]。

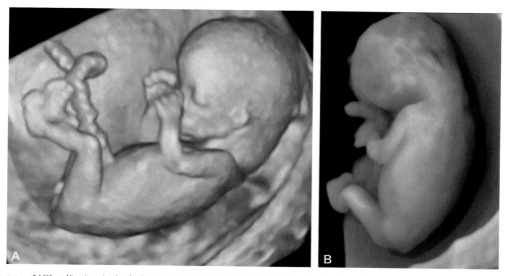

图5.24　利用三维（3D）超声表面成像显示早期妊娠两个胎儿（A和B）。在图A的胎儿中，3D超声图像是胎儿的侧面观，显示了双侧上肢和下肢。在图B的胎儿中，3D超声图像是胎儿的背面观，可显示完整的背部。我们鼓励在早期妊娠使用3D超声，因其可显示上下肢（A）和背部（B）

评估母体子宫和附件

检查母体子宫和附件是详细的早期妊娠超声检查的重要组成部分（表5.12）。应报告平滑肌瘤的存在、大小和位置（图5.25和5.26）。子宫下段的平滑肌瘤应在

表5.12　子宫和附件的评估

解剖部位	观察内容
子宫	形态正常，无米勒管畸形和平滑肌瘤
附件	无异常的附件包块
子宫动脉	有指征时探查双侧子宫动脉频谱

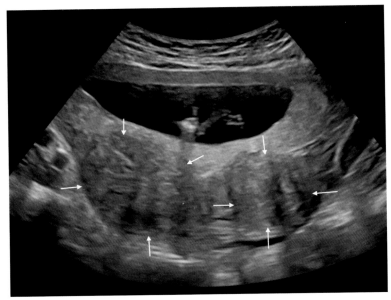

图5.25　孕12周，两个子宫后壁肌壁间的平滑肌瘤（箭头）。这种位置的平滑肌瘤可能对妊娠的影响不大。与图5.26对比

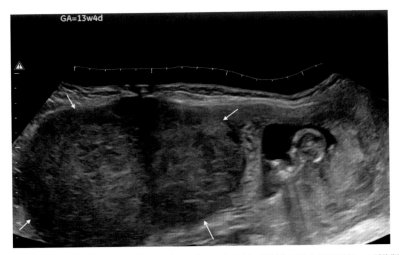

图5.26　孕13周，较大的呈双叶状的平滑肌瘤（箭头）。过大的平滑肌瘤挤压妊娠囊。平滑肌瘤太大，无法在一个切面中显示，只能使用全景图像

近足月时进行超声随访检查，以评估有无产道梗阻。还应注意是否存在大量腹腔积液。应评估附件区是否存在异常的卵巢肿物。通常还可以看到黄体以及辅助生殖技术所致的增大的多囊卵巢。由于早期妊娠末卵巢被增大的子宫向盆腔上部推移，通常可采用经腹部超声检查的方式来评估附件。如果可行的话，应利用经阴道超声检查对任何可疑的附件肿块进行更详细的评估。彩色多普勒有助于评价附件包块的血管分布。妊娠期常见的附件肿块包括出血性囊肿、子宫内膜异位病灶、皮样囊肿和带蒂的平滑肌瘤（图5.27）。需要注意的是，子宫内膜异位病灶在妊娠期可因出现蜕膜化而表现为类似恶性的肿块（图5.28）。中、晚期妊娠的超声随访检查有助于蜕膜化的子宫内膜异位肿块与恶性肿瘤的鉴别。在子宫畸形的患者中，如双角或纵隔子宫，妊娠和胎盘的位置在早期妊娠的超声检查中更易显示。

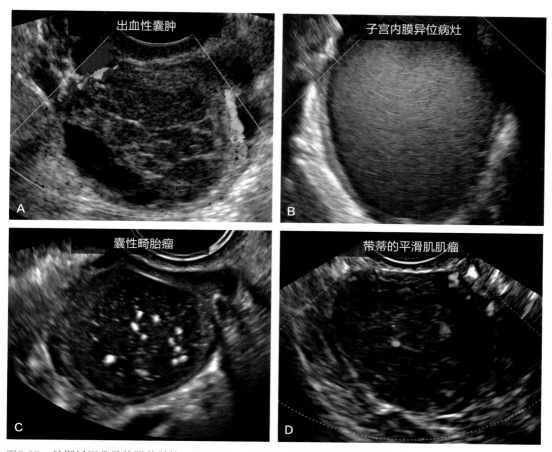

图5.27 早期妊娠常见的附件肿块。出血性囊肿（A）表现为典型的网格状回声和液平面；子宫内膜异位病灶（B）表现为单房囊性包块，呈磨玻璃样；囊性畸胎瘤（C）内可见脂肪呈点状回声；带蒂的平滑肌肌瘤（D）呈实性肿块，彩色多普勒显示有少量血流信号。彩色多普勒显示出血性囊肿和子宫内膜病灶无血流信号

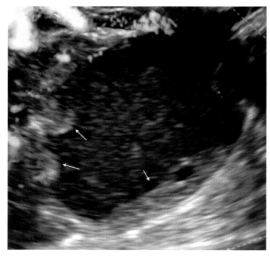

图5.28 早期妊娠蜕膜化的子宫内膜异位病灶。注意有囊壁增厚（箭头）。蜕膜化的子宫内膜异位病灶可能被误认为是具有乳头状突起的恶性肿瘤

评估妊娠风险

为了预测妊娠并发症如子痫前期、胎儿生长受限和早产的风险，现在某些情况下可使用早期妊娠超声检查结果来评估。

一般来说，结合母体病史、生化指标和早期妊娠超声检查参数可进行个性化的妊娠风险评估，从而识别高危妊娠以及优化妊娠期保健。这种早期妊娠风险评估被纳入"转变妊娠保健金字塔"[26,27]之中，即从早期妊娠开始对妊娠风险进行分级，并根据风险协调相应的产前保健。

子宫动脉的多普勒是早期妊娠妊娠风险评估的主要组成部分。子宫旁矢状切面彩色多普勒很容易识别子宫动脉。通常子宫动脉跨过下腹部血管（图5.29和5.30）。在早期妊娠应用子宫动脉脉冲多普勒被认为是安全的，因为多普勒取样容积在妊娠囊外[28,29]。图5.29和5.30显示了获取子宫动脉多普勒取样的步骤。关于使用子宫动脉脉冲多普勒和其他早期妊娠指标来评估妊娠风险的详细内容超出了本书的范围。尤其是这方面的知识正在迅速发展，有兴趣的读者请参阅相关文献。

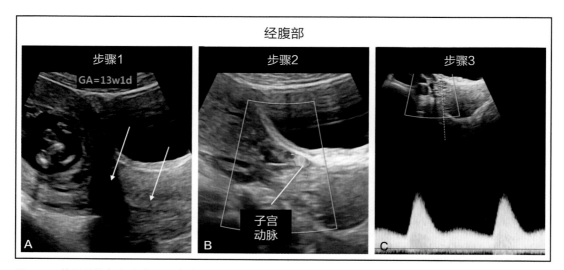

图5.29 使用经腹部超声获取子宫动脉多普勒频谱的步骤。步骤1：在2D超声矢状切面观察宫颈（箭头）。步骤2：添加彩色多普勒，向左或向右侧偏斜探头，直到显示左或右侧子宫动脉。子宫动脉跨过下腹部血管。步骤3：子宫动脉的脉冲多普勒取样

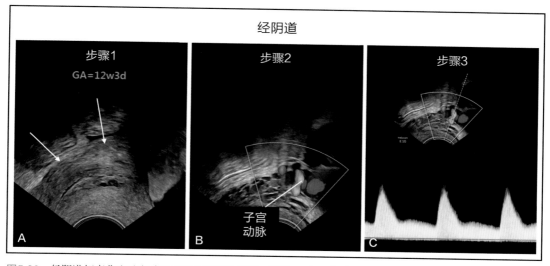

经阴道

步骤1
GA=12w3d
A

步骤2
子宫
动脉
B

步骤3
C

图5.30 经阴道超声获取子宫动脉多普勒频谱的步骤。步骤1：在2D超声矢状切面上观察宫颈（箭头）。步骤2：添加彩色多普勒，向左或向右侧偏斜探头，直到显示左或右侧子宫动脉。子宫动脉穿过下腹部血管。步骤3：子宫动脉的脉冲多普勒取样。图像与图5.29相比是倒转的，因为这是一些设置中传统妇科超声的显示方式

廖伊梅　秦　越　李胜利　译
文华轩　罗丹丹　罗国阳　校

参考文献

1. Syngelaki A, Chelemen T, Dagklis T, et al. Challenges in the diagnosis of fetal non-chromosomal abnormalities at 11-13 weeks. Prenat Diagn. 2011;31:90–102.

2. Achiron R, Achiron A. Transvaginal ultrasonic assessment of the early fetal brain. Ultrasound Obstet Gynecol. 1991;1:336–344.

3. Achiron R, Tadmor O. Screening for fetal anomalies during the first trimester of pregnancy: transvaginal versus transabdominal sonography. Ultrasound Obstet Gynecol. 1991;1:186–191.

4. Blaas HG, Eik-Nes SH, Kiserud T, et al. Early development of the forebrain and midbrain: a longitudinal ultrasound study from 7 to 12 weeks of gestation. Ultrasound Obstet Gynecol. 1994;4:183–192.

5. Bronshtein M, Blumenfeld Z. Transvaginal sonography-detection of findings suggestive of fetal chromosomal anomalies in the first and early second trimesters. Prenat Diagn. 1992;12:587–593.

6. Bronshtein M, Siegler E, Eshcoli Z, et al. Transvaginal ultrasound measurements of the fetal heart at 11 to 17 weeks of gestation. Am J Perinatol. 1992;9:38–42.

7. Gembruch U, Knopfle G, Chatterjee M, et al. First-trimester diagnosis of fetal congenital heart disease by transvaginal two-dimensional and Doppler echocardiography. Obstet Gynecol. 1990;75:496–498.

8. Rottem S, Bronshtein M. Transvaginal sonographic diagnosis of congenital anomalies between 9 weeks and 16 weeks, menstrual age. J Clin Ultrasound 1990;18:307–314.

9. Becker R, Wegner RD. Detailed screening for fetal anomalies and cardiac defects at the 11–13-week scan. Ultrasound Obstet Gynecol. 2006;27:613–618.

10. Abu-Rustum RS, Daou L, Abu-Rustum SE. Role of first-trimester sonography in the diagnosis

of aneuploidy and structural fetal anomalies. J Ultrasound Med. 2010;29:1445–1452.

11. Iliescu D, Tudorache S, Comaˇnescu A, et al. Improved detection rate of structural abnormalities in the first trimester using an extended examination protocol. Ultrasound Obstet Gynecol. 2013;42:300–309.

12. Wiechec M, Knafel A, Nocun A. Prenatal detection of congenital heart defects at the 11- to 13-week scan using a simple color Doppler protocol including the 4-chamber and 3-vessel and trachea views. J Ultrasound Med. 2015;34:585–594.

13. Van Mieghem T, Hindryckx A, Van Calsteren K. Early fetal anatomy screening: who, what, when and why? Curr Opin Obstet Gynecol. 2015;27:143–150.

14. Karim JN, Roberts NW, Salomon LJ, et al. Systematic review of first trimester ultrasound screening in detecting fetal structural anomalies and factors affecting screening performance. Ultrasound Obstet Gynecol. 2016. doi:10.1002/uog.17246.

15. Blaas HG, Eik-Nes SH. Sonoembryology and early prenatal diagnosis of neural anomalies. Prenat Diagn. 2009;29:312–325.

16. Grande M, Arigita M, Borobio V, et al. First-trimester detection of structural abnormalities and the role of aneuploidy markers. Ultrasound Obstet Gynecol. 2012;39:157–163.

17. Chen F, Gerhardt J, Entezami M, et al. Detection of spina bifida by first trimester screening-results of the prospective multicenter Berlin IT-Study. Ultraschall Med. 2017;38:151–157.

18. Colosi E, Musone R, Filardi G, et al. First trimester fetal anatomy study and identification of major anomalies using 10 standardized scans. J Prenat Med. 2015;9:24–28.

19. Kaisenberg von CS, Kuhling-von Kaisenberg H, Fritzer E, et al. Fetal transabdominal anatomy scanning using standard views at 11 to 14 weeks' gestation. Am J Obstet Gynecol. 2005;192:535–542.

20. Stirnemann JJ, Chalouhi GE, Forner S, et al. First-trimester uterine scar assessment by transvaginal ultrasound. Am J Obstet Gynecol. 2011;205:551.e1–551.e6.

21. Comstock CH, Lee W, Vettraino IM, et al. The early sonographic appearance of placenta accreta. J Ultrasound Med. 2003;22:19–23–quiz24–26.

22. Stirnemann JJ, Mousty E, Chalouhi G, et al. Screening for placenta accreta at 11–14 weeks of gestation. Am J Obstet Gynecol. 2011;205:547.e1–547.e6.

23. Timor-Tritsch IE, Monteagudo A, Cali G, et al. Cesarean scar pregnancy and early placenta accreta share common histology. Ultrasound Obstet Gynecol. 2014;43:383–395.

24. Sinkovskaya ES, Chaoui R, Karl K, et al. Fetal cardiac axis and congenital heart defects in early gestation. Obstet Gynecol. 2015;125:453–460.

25. Chaoui R, Heling K-S. 3D-Ultrasound in Prenatal Diagnosis: A Practical Approach. 1st ed. Berlin, New York: DeGruyter; 2016.

26. Nicolaides KH. A model for a new pyramid of prenatal care based on the 11 to 13 weeks' assessment. Prenat Diagn. 2011;31:3–6.

27. Nicolaides KH. Turning the pyramid of prenatal care. Fetal Diagn Ther. 2011;29:183–196.

28. Salvesen KÅ, Lees C, Abramowicz J, et al. Safe use of Doppler ultrasound during the 11 to 13[+6]-week scan: is it possible? Ultrasound Obstet Gynecol. 2011;37:625–628.

29. Salomon LJ, Alfirevic Z, Bilardo CM, et al. ISUOG practice guidelines: performance of first-trimester fetal ultrasound scan. Ultrasound Obstet Gynecol. 2013;41:102–113.

第6章

早期妊娠染色体非整倍体筛查

简介

胎儿染色体数目异常中非整倍体的发生率随着孕妇年龄的增加而增加，如21三体综合征（T21，唐氏综合征）、18三体综合征（T18，爱德华综合征）、13三体综合征（T13，帕陶综合征）。胎儿染色体非整倍体的发生与严重的妊娠期并发症相关，比如多发畸形、生长受限和围产期死亡。在过去的30年，人们非常重视产前筛查染色体非整倍体异常，现在认为这是产前检查的必不可少部分。一些重要进展深刻影响了染色体异常的产前筛查，如非整倍体超声标志的识别、中期妊娠生化筛查、早期妊娠颈项透明层（NT）筛查，以及最近孕妇血液中的胎儿游离DNA筛查。目前非整倍体筛查的进展使大多数染色体异常的胎儿得以产前检出。最近发表了一篇迄今为止样本量最大的关于早期妊娠NT增厚和严重畸形在检测染色体非整倍体中的作用的研究，总样本量包含108982个胎儿，其中有654例是21三体综合征、18三体综合征或者13三体综合征。出现至少以下一种异常：NT增厚（>3.5mm）、前脑无裂畸形、脐膨出、巨膀胱，有可能检出57%的非整倍体。有趣的是，这4种异常之一或更多可出现在53%的T21胎儿、72%的T18胎儿和86%的T13胎儿[1]。在此章，我们详细介绍除了其他遗传病和综合征之外的早期妊娠非整倍体的超声特征。

非整倍体早期妊娠超声和母体生化标志

21三体综合征

第一次报道早期妊娠胎儿颈后液体增加与非整倍体的相关性是在20年前[2-4]，这一发现标志着早期妊娠NT和生物学标记对染色体非整倍体筛查的开始。NT增厚与21三体综合征有关，21三体综合征的胎儿平均NT厚度为3.4mm[5]。一项包含654例21三体综合征胎儿的研究发现一半以上病例NT ≥3.5mm。正常胎儿的NT厚度随着头臀长（CRL）的增加而增加，NT筛查已经被成功应用于校正孕妇年龄非整倍体妊娠的基础风险。这是非整倍体筛查最重要的因素之一，因为它能显著减少对高龄孕妇进行不必要的侵入性检查。

　　孕有21三体综合征胎儿的孕妇血清游离β-人绒毛膜促性腺激素（β-hCG）大约是整倍体的2倍，妊娠相关蛋白A（PAPP-A）则降低一半（表6.1）。尽管单独NT测量就能鉴别75%～80%的21三体综合征胎儿，联合NT与早期妊娠孕妇生化标志能将21三体综合征胎儿的检出率提高到85%～95%，同时假阳性率保持在5%[5,6]。的确，最近的一个筛查21三体综合征、18三体综合征和13三体综合征的前瞻性验证研究中，联合了孕妇年龄、胎儿NT厚度、胎心率、游离血β-hCG和PAPP-A，在孕11^{+0}～13^{+6}周的108982例单胎妊娠中，21三体综合征、18三体综合征和13三体综合征的检出率分别为90%、97%和92%，假阳性率为4%[6]。X单体的检出率超过90%，三倍体超过85%，其他染色体异常超过30%[6]。除了NT，其他的21三体综合征的早期妊娠敏感超声标志包括：鼻骨缺如或发育不良（图6.1），心脏畸形（房室间隔缺损）伴有或不伴全身性水肿（图6.2和6.3）、三尖瓣反流（图6.4A）、右锁骨下动脉迷走（图6.4B）、心内强回声点（图6.4C）、静脉导管内阻力增加（图6.5）。21三体综合征胎儿早期妊娠的特征见表6.2。其他的早期妊娠发现以图片的形式展示在本书各章节。

18三体综合征和13三体综合征

　　NT增厚并不是21三体综合征特有的，也可以发生在其他的非整倍体中。18三体综合征和13三体综合征胎儿NT中位数分别

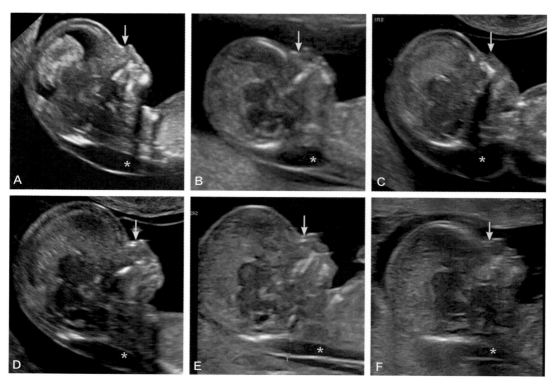

图6.1　孕11～13周21三体综合征胎儿的颜面部正中矢状切面。注意颈项透明层厚度的不同（*）和鼻骨缺如（A、C、F）或骨化不良（B、D、E）（箭头）

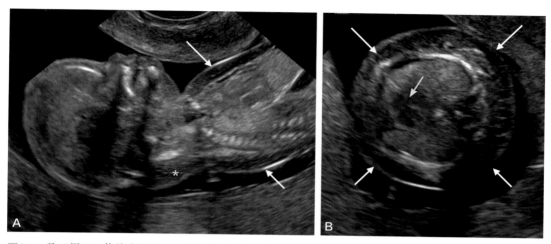

图6.2　孕13周21三体综合征胎儿头部和胸部矢状切面（A）及胸部横切面（B）。注意早期水肿、全身皮下水肿（白色箭头）、颈项透明层增厚（图A中*）。注意房室间隔缺损（图B中黄色箭头）

表6.1　21三体综合征、18三体综合征和13三体综合征的生化及超声特征

NT 混合模型	整倍体	21三体综合征	18三体综合征	13三体综合征
独立于CRL的NT分布，%	5	95	70	85
独立于CRL的NT中位数，mm	2.0	3.4	5.5	4.4
血清游离β-hCG中位数，MoM	1.0	2.0	0.2	0.5
血清 PAPP-A中位数，MoM	1.0	0.5	0.2	0.3
鼻骨缺如，%	2.5	60	53	45
三尖瓣反流，%	1.0	55	33	30
静脉导管A波反向，%	3.0	66	58	55

NT—颈项透明层；CRL—头臀长；β-hCG—β-人绒毛膜促性腺激素；MoM—中位数倍数；PAPP-A—妊娠相关蛋白A。

引自 Nicolaides KH. Screening for fetal aneuploidies at 11 to 13 weeks. Prenat Diagn. 2011; 31:7–15; copyright John Wiley & Sons, with permission.

为5.5mm和4.0mm[5,6]。三倍体的PAPP-A值也减少了，18三体综合征和13三体综合征的中位数分别为0.2MoM和0.3MoM。与21三体综合征不同的是，在18三体综合征和13三体综合征中，游离β-hCG值分别降低了0.2个MoM和0.5个MoM值（表6.1）。对于医师和专业的早期妊娠超声技师来说，18三体综合征或13三体综合征通常是由典型的超声特征提示，而不是生化检查。在一项包括了5613个正常胎儿和37个18三体

综合征胎儿的研究中，早期妊娠超声检查被认为是一个很好的筛查18三体综合征的方法。18三体综合征胎儿的NT平均厚度是5.4mm，而整倍体胎儿则为1.7mm[7]。70.3%的18三体综合征胎儿和0.5%的整倍体胎儿中可观察到先天性心脏病，心外畸形的发生率在18三体综合征胎儿中为35.1%，在整倍体胎儿中为0.8%[7]。只有1例18三体综合征被证实没有合并非整倍体的超声指标[7]。

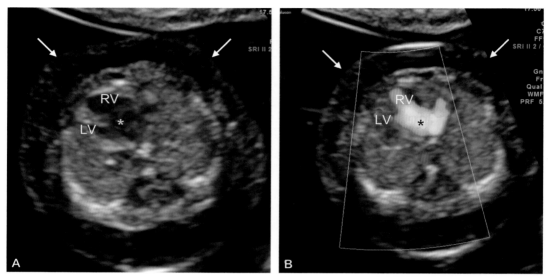

图6.3 孕12周21三体综合征胎儿四腔心横切面灰阶成像（A）和彩色多普勒成像（B）。注意房室间隔缺损（*），其代表了21三体综合征典型的心脏异常。全身水肿（箭头）在随访至16周时消失了。早期妊娠21三体综合征其他超声声像特征显示在图6.4。LV—左心室；RV—右心室

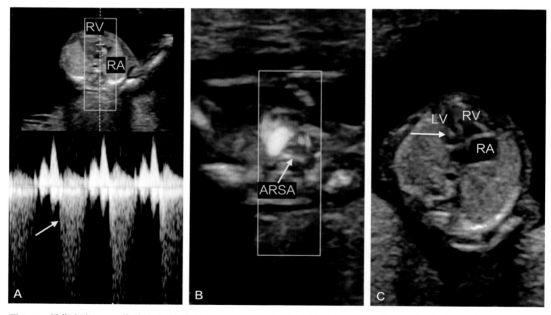

图6.4 早期妊娠21三体综合征的其他超声声像特征。图A为三尖瓣反流的彩色与脉冲多普勒图（黄色箭头），图B为右锁骨下动脉迷走（ARSA），图C为左心室内强回声点（白色箭头）。RV—右心室；LV—左心室；RA—右心房

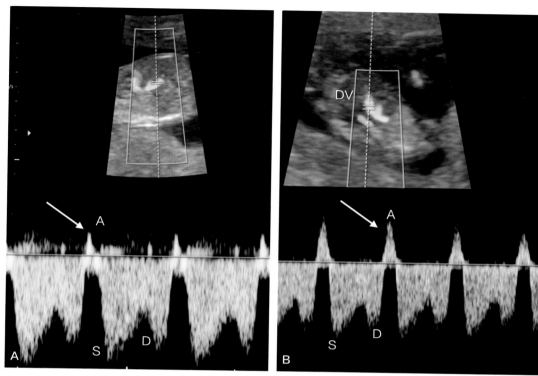

图6.5 两个孕13周21三体综合征胎儿静脉导管血流多普勒频谱（A和B）。心动周期的心房收缩期血流反向（箭头）。胎儿A没有相关的心脏异常，胎儿B有心脏畸形，这也解释了为何胎儿B有更严重的A波反向（箭头）。正常的静脉导管波形在整个心动周期是呈前向低阻的。S—收缩期血液；D—舒张期血液

表6.2 21三体综合征胎儿早期妊娠征象

颈项透明层（NT）增厚

人绒毛膜促性腺激素（β-hCG）升高

妊娠相关蛋白A（PAPP-A）降低

鼻骨缺如或发育不良

静脉导管舒张期反向血流或阻力增加

三尖瓣反流

额－上颌角(FMF)增大，小下颌反映面中部发育不良

右锁骨下动脉迷走

心内强回声点

肠管强回声

肾盂扩张

肝动脉峰值流速增加

静脉导管血流直接进入下腔静脉

结构畸形如房室间隔缺损、法洛四联症等

图6.6～6.17显示了18三体综合征早期妊娠常见的超声特征，包括NT增厚（图6.6～6.9）、鼻骨缺如/发育不良（图6.6和6.8）、第四脑室扩张/颅后窝异常（图6.6～6.8）、巨膀胱（图6.7）、脊柱裂（图6.7和6.8）、心脏畸形（图6.10～6.12）、小的脐膨出（图6.6、6.7和6.13）、四肢异常（图6.14和6.15）、唇腭裂（图6.6和6.15）、头臀长（CRL）短（图6.6、6.7和6.15）和单脐动脉/脐带异常（图6.16和6.17）[1,8]。

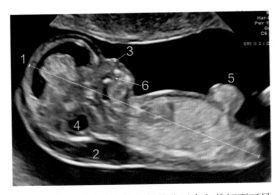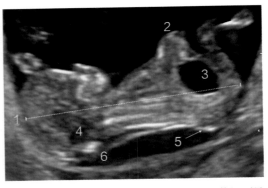

图6.6 孕12周18三体综合征胎儿正中矢状切面可显示多个典型异常：头臀长短（1）、NT增厚（2）、鼻骨缺如（3）、第四脑室扩张（4）、小的脐膨出内容物为肠管（5）、上颌骨中断提示唇腭裂（6）。18三体综合征胎儿其他异常见图6.7～6.11

图6.7 孕13周18三体综合征胎儿，正中矢状切面显示典型相关异常：头臀长短（1）、脐膨出（2）、巨膀胱（3）、颅后窝异常（4）、由于开放性脊柱裂（5）导致的脑干增宽和第四脑室内脑脊液消失、NT没有明显的增厚（6）

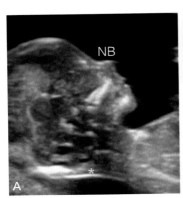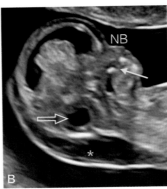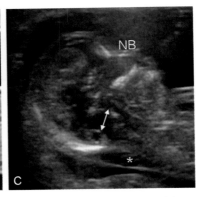

图6.8 三个18三体综合征胎儿的正中矢状切面（A～C），分别为孕13周、12周、14周。图A可见NT（*）正常，图C有轻度NT增厚，图B则NT明显增厚，三个胎儿均有鼻骨（NB）缺如或发育不良。在18三体综合征中颅后窝是一个有趣的标记，可以是正常的，如胎儿A，但往往是扩张的，如胎儿B（空心箭头），偶尔是缩小的，如胎儿C（双向箭头），因伴有开放性脊柱裂。胎儿A被诊断为18三体综合征是由于存在桡骨发育不良（见图6.14）和心脏异常。胎儿B的上颌骨出现裂隙（箭头）暗示面裂的存在

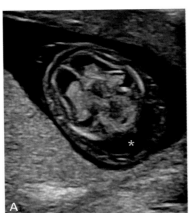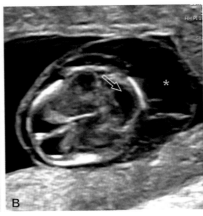

图6.9 两个孕12周18三体综合征胎儿的颅脑横切面。两个胎儿均可见早期水肿及NT增厚/颈部水囊瘤（*）（A和B）。胎儿B还有扩张的第四脑室（空心箭头）

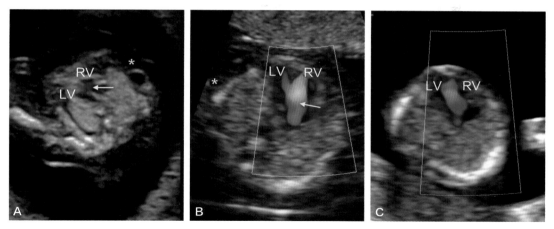

图6.10　三个18三体综合征和心脏畸形胎儿的胸部横切面（A～C），分别为孕11周、13周、13周。胎儿A和B显示为房室间隔缺损（AVSD），图A为灰阶图像（箭头），图B为彩色多普勒图像（箭头）。胎儿C最初怀疑为单心室，但1周后复查超声证实也是AVSD。常常合并积水和皮肤水肿（＊）如胎儿A和B。LV—左心室；RV—右心室

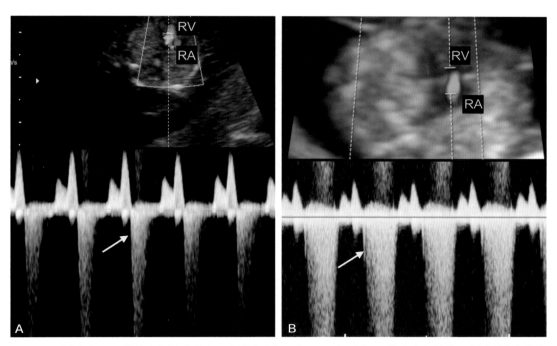

图6.11　早期妊娠18三体综合征胎儿常有心脏瓣膜功能不全。A. 孕13周18三体综合征胎儿三尖瓣彩色血流和脉冲多普勒显示轻度三尖瓣反流（箭头）。B. 孕13周21三体综合征胎儿三尖瓣彩色血流和脉冲多普勒显示重度三尖瓣反流（箭头）。RA—右心房；RV—右心室

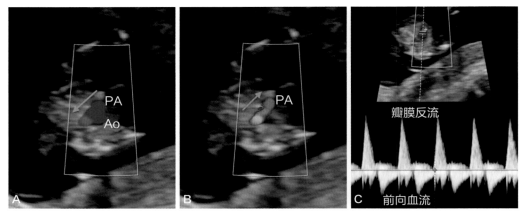

图6.12　孕12周胎儿三血管气管切面的彩色和脉冲多普勒超声，肺动脉瓣发育不良或多瓣伴狭窄和关闭不全，这是18三体综合征和13三体综合征的典型表现。A. 收缩期肺动脉（PA）前向血流（蓝色箭头）。B. 舒张期PA反流（红色箭头）。C. 频谱多普勒显示PA的双向血流。这一表现也可出现在胎儿主动脉瓣，常伴有胎儿水肿和胎儿死亡。Ao—主动脉

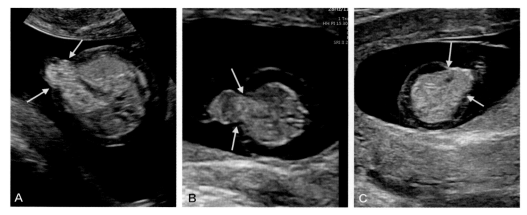

图6.13　三个18三体综合征胎儿脐带插入口的腹部横切面（A～C），分别为孕13周、12周和12周。每个胎儿均可见脐膨出（箭头），是18三体综合征的一个典型表现。胎儿A和B，脐膨出很小内容物为肠管，常见于18三体综合征。胎儿C肝脏在脐膨出包块内。所有胎儿均有水肿

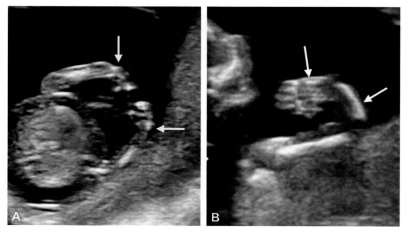

图6.14　18三体综合征的两个胎儿（A和B）手异常，分别为孕12周和13周。可见胎儿A双侧手内翻（黄色箭头）和胎儿B桡骨缺如（白色箭头）

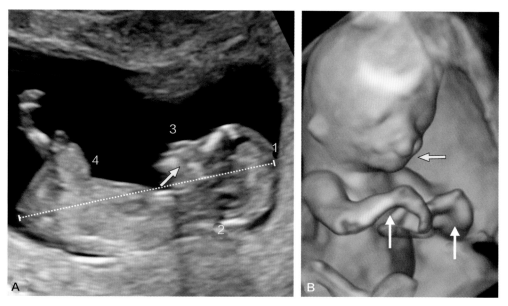

图6.15　孕12周18三体综合征胎儿的正中矢状切面（A）和3D表面成像（B）。注意存在以下特征：头臀长短（1）、NT正常（2）、面裂颌骨前突和上颌骨裂（黄色箭头）（3）、脐膨出（4）。B. 面裂（黄色箭头）和双侧桡骨缺如（白色箭头），在图A未显示

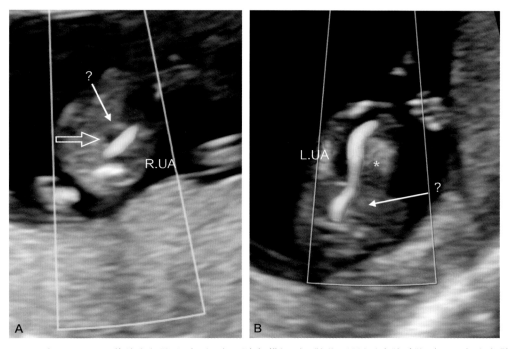

图6.16　两个孕12周18三体综合征胎儿（A和B）下腹部横切面。胎儿A只显示右脐动脉（R.UA）紧邻膀胱（空心箭头），左脐动脉缺如（实线箭头"？"）。胎儿B只显示左脐动脉（L.UA），此外可显示脐膨出（*）。图B实心箭头"？"表示右脐动脉缺如

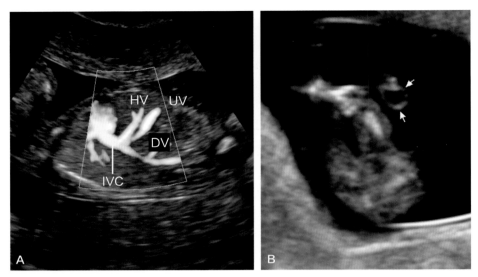

图6.17　图A为孕12周18三体综合征胎儿腹部和胸部旁矢状切面彩色多普勒图像。请注意静脉导管（DV）直接汇入下腔静脉（IVC）。图B为另一个孕12周18三体综合征胎儿的羊膜腔内脐带的横切面，存在脐带囊肿（箭头）。这些脐带和脐带血管异常是18三体综合征和13三体综合征的微小征象（见图6.24）。两个胎儿都发现了其他畸形。HV—肝门静脉；UV—脐静脉

　　13三体综合征早期妊娠超声特征包括：颅面畸形（图6.18～6.20）、唇/腭裂（图6.18和6.20）、NT增厚（图6.20）、四肢异常并多指/趾畸形（图6.21）、心脏畸形（图6.22）、肾脏畸形（图6.23）和脐带/腹部静脉畸形（图6.23和6.24）[1,8]。表6.3列出了18三体综合征和13三体综合征胎儿早期妊娠特征。其他早期妊娠表现以图片的形式显示在本书各章节中。

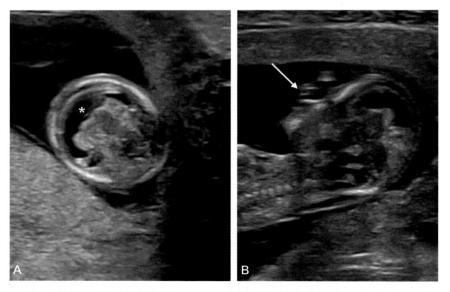

图6.18　孕12周13三体综合征胎儿头部的横切面（A）和颜面部正中矢状切面（B）。注意图A显示了与前脑无裂畸形相关的典型颅面部畸形（*），图B显示了严重的面裂（箭头）

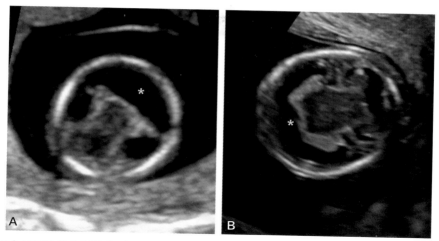

图6.19　两个13三体综合征胎儿（A和B）头部横切面，分别为孕12周和13周，均为无叶型前脑无裂畸形（*）。A为经腹部超声，B为经阴道超声

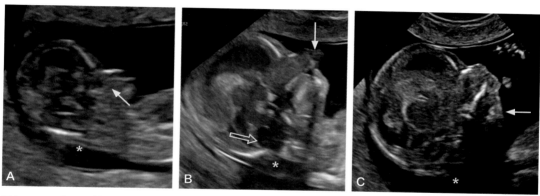

图6.20　三个13三体综合征胎儿（A~C）严重面部异常，分别为孕13周、13周和14周。胎儿A显示与前脑无裂畸形相关的面正中裂，上颌骨不显示（箭头），颈项透明层（NT）（*）不厚。胎儿B经阴道超声检查显示增厚的NT（*），双侧唇腭裂伴颌骨前突（实心箭头）和扩张的第四脑室（空心箭头）。胎儿C的NT没有增厚（*），第四脑室正常，小下颌（箭头）。所有三个胎儿均伴有其他严重畸形

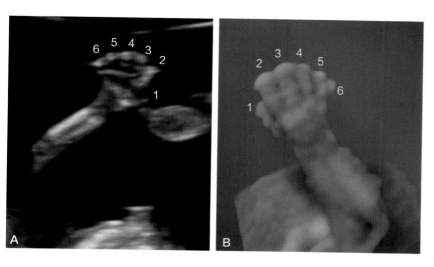

图6.21　两个13三体综合征胎儿多指/趾畸形，胎儿A为孕14周的灰阶成像，胎儿B为孕12周3 D表面成像

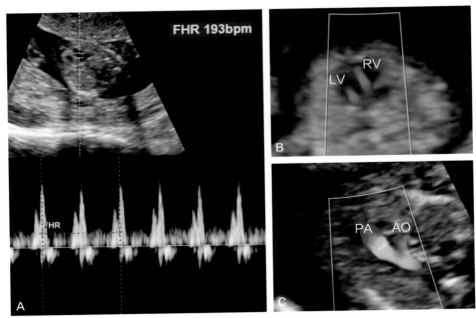

图6.22　A. 孕12周13三体综合征胎儿的三尖瓣频谱多普勒显示胎儿心动过速，胎儿心率（FHR）为193次/分。B. 孕14周13三体综合征胎儿的四腔心切面彩色多普勒成像。注意胎儿B左、右心室充盈不对称并伴左心室（LV）狭窄。C. 胎儿B三血管气管切面，与肺动脉（PA）相比，主动脉弓（AO）明显狭窄。13三体综合征胎儿心脏异常表现常见包括心动过速（> 175次/分）、心室内强光点、右锁骨下动脉迷走和心脏结构异常（主要是左心室流出道梗阻）。RV—右心室

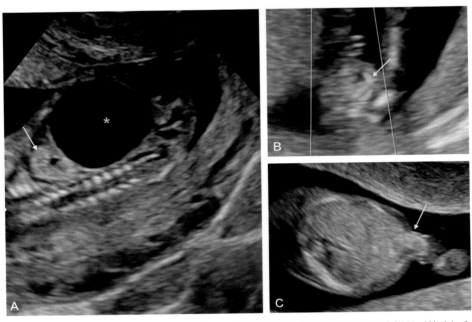

图6.23　A. 孕12周13三体综合征胎儿腹部旁矢状切面和肾脏畸形。注意存在肾脏回声增强（箭头）和巨膀胱（*）。B. 孕14周13三体综合征胎儿。图B存在单脐动脉，与18三体综合征的发现类似。C. 孕12周13三体综合征胎儿，可显示小的脐膨出，其他发现与早期妊娠18三体综合征胎儿类似

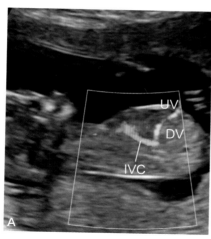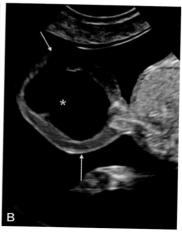

图6.24　A. 孕13周13三体综合征胎儿腹部和胸部旁矢状切面的彩色多普勒成像。注意静脉导管（DV）与下腔静脉（IVC）直接相连。B. 另一个孕14周13三体综合征胎儿的羊膜腔内脐带的横切面。图B可见一个大的脐带囊肿（* / 箭头）。这些脐带和脐带血管异常是13三体综合征和18三体综合征的微小表现，如图6.17所示。两个胎儿中均发现其他畸形。UV—脐静脉

表6.3　18三体综合征和13三体综合征胎儿早期妊娠特征

	18三体综合征	13三体综合征
NT（中位数）	5.5mm	4.0mm
游离β-hCG（中位数）	0.2MoM	0.5MoM
PAPP-A（中位数）	0.2MoM	0.3MoM
胎儿生长	生长受限	生长受限
脑	前脑无裂畸形少见，偶有脉络丛囊肿	常见前脑无裂畸形，偶有脉络丛囊肿
颅后窝	颅后窝囊状扩张，脑干增厚和第四脑室缩小是开放性脊柱裂的标志	颅后窝囊状扩张
颜面	鼻骨缺如，面部扁平，小下颌，偶有中央裂	严重的面中线异常：眼距过短，喙鼻，无鼻，面正中裂，小下颌，鼻骨缺如
颈部和皮肤	NT增厚和严重水肿	NT增厚和严重水肿
心脏	三尖瓣反流，右锁骨下动脉迷走，心内强回声点，心脏结构异常尤其是间隔缺损（AVSD、VSD），圆锥动脉干异常，如法洛四联症、右心室双出口、多瓣膜半月瓣发育不良	心动过速，三尖瓣反流，心内强回声点，右锁骨下动脉迷走，心脏结构异常，尤其是左心室流出道梗阻（HLHS、CoA等）和多瓣膜半月瓣发育不良
腹部	脐膨出(通常只包含肠)，膈疝，静脉导管与下腔静脉异常连接	少见脐膨出或其他肠道异常，静脉导管与下腔静脉异常连接
泌尿生殖系统异常	马蹄肾	巨膀胱，肾脏强回声
骨骼异常	桡骨发育不良，手内翻畸形，握拳征，脊柱裂	多指/趾畸形
脐带	单脐动脉，脐带囊肿	单脐动脉，脐带囊肿

X单体

X单体（特纳综合征）的胎儿NT往往是增厚的。增厚的NT中位数是7.8mm[5]，并且经常被描述为颈部水囊瘤（图6.25和6.26）。X单体的发生率与母亲的年龄无关。典型X单体的淋巴系统紊乱不仅局限于颈部区域，还包括整个身体，如胸腔积液、腹水和皮肤水肿（图6.27）。

一般X单体胎儿通常都有鼻骨[8]。孕妇的游离β-hCG正常（1.1MoM），PAPP-A低（0.49MoM）[9]。典型的X单体胎儿早期妊娠超声表现见表6.4，其中包括胎儿心动过速、左心室流出道梗阻（图6.28）、肾脏畸形如马蹄肾和足部水肿。这些异常在早期妊娠往往很难诊断出来。在一个包括31例X单体和5613例整倍体的早期妊娠对照研究中，X单体胎儿NT测值（8.8mm）和

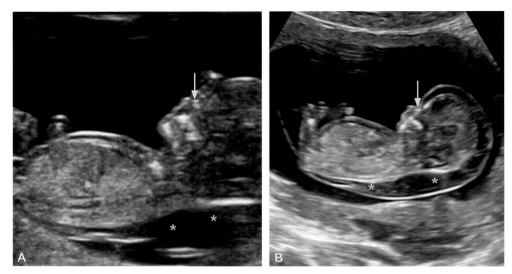

图6.25　两个X单体（特纳综合征）胎儿（A和B）正中矢状切面，分别为孕11周和13周。图A可见明显增厚的颈项透明层（*），图B可见胎儿水肿和颈部水囊瘤。孕妇年龄通常不大，鼻骨通常骨化（箭头）

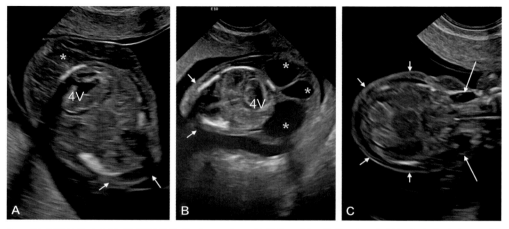

图6.26　三个特纳综合征和颈部异常胎儿（A～C），均为孕13周。胎儿A和B有颈部水囊瘤（*），而胎儿C则囊肿（长箭头）位于颈部两侧。所有胎儿均有头皮水肿（短箭头），颅内结构均正常。4V—第四脑室

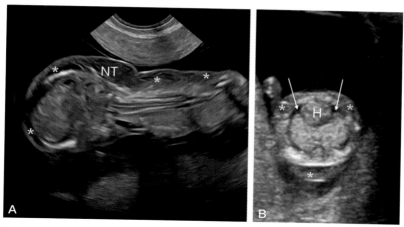

图6.27 A.孕13周X单体胎儿正中矢状切面。注意胎儿A显著增厚的颈项透明层（NT）/颈部水囊瘤与全身水肿（＊）。B.另一个孕11周X单体胎儿胸部横切面。注意胎儿B出现双侧胸腔积液（箭头）。H—心脏

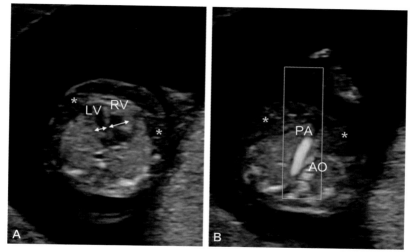

图6.28 孕13周X单体胎儿四腔心横切面灰阶成像（A）和三血管气管切面彩色多普勒成像水平胸部（B）。注意图A显示心室不对称，左心室（LV）窄。图B，与肺动脉（PA）相比主动脉弓（AO）狭窄，提示存在主动脉缩窄。图A和B也可见胎儿皮肤水肿（＊）。左心室流出道异常包括主动脉缩窄或左心发育不良综合征，是X单体胎儿的一个典型表现。RV—右心室

表6.4 X 单体早期妊娠特点

NT明显增厚、颈部水囊瘤，早期积水

β-hCG升高

PAPP-A降低

鼻骨正常

心脏异常：心动过速，左心室流出道梗阻，左心发育不良综合征，主动脉缩窄，右锁骨下动脉迷走，三尖瓣反流

肾异常：马蹄肾，肾盂扩张

静脉导管异常：直接连接到下腔静脉，A波反向或阻力增高

性别为女性

胎心率（171次/分）明显高于整倍体对照组（NT=1.7mm，胎心率160次/分）[10]。在X单体胎儿中，先天性心脏畸形和水肿发生率分别为54.8%和43.8%[10]。没有一例X单体胎儿缺乏非整倍体超声标志[10]。早期妊娠X单体的其他表现以图片的形式展示在本书的不同章节中。

三倍体

三倍体是每个细胞中都多了一套染色体，导致每个细胞中都有69条染色体而不是46条。多余的染色体可以来自父亲或母亲。来自"父亲"的类型叫作父源性三倍体，来自"母亲"的类型叫作母源性三倍体。这两种三倍体有不同的特征，可以在超声上进行区分。

父源性和母源性三倍体均可表现为NT增厚，但通常在正常范围内。典型的父源性三倍体包括水泡状胎盘（图6.29），胎儿大小正常，而母源性三倍体有严重的生长受限，胎盘小但没有水泡状胎盘。胎盘的差异反映在生物学表现上，父源性三倍体母血清游离β-hCG升高，PAPP-A轻度降低，而母源性三倍体母血清游离β-hCG和PAPP-A均显著降低[11,12]。母源性三倍体胎儿早期妊娠另一个重要特征是CRL明显减小和头围腹围明显不对称，比正常孕周胎儿相差至少"2周"[13]（图6.30～6.32）。这种头围和腹围之间的差异几乎可以作为母源性三倍体的一个诊断征象。

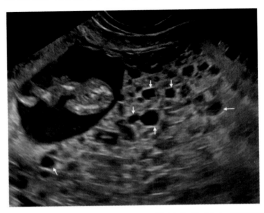

图6.29　孕11周父源性三倍体胎儿的胎盘超声声像。注意胎盘的水泡状改变（箭头），详见正文

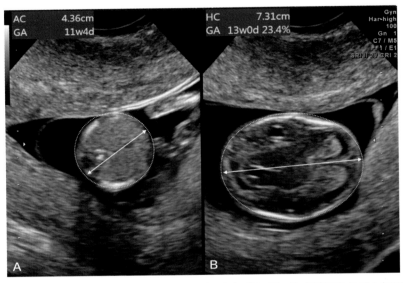

图6.30　两个孕12周母源性三倍体胎儿腹部（A）和头部（B）横切面。注意腹围和头围之间明显的差异，至少相差2周。详见正文

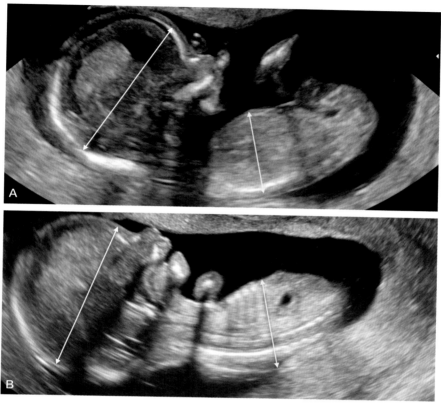

图6.31　两个孕13周母源性三倍体胎儿（A和B）腹部正中矢状切面。注意在这两个胎儿腹部（黄色箭头）和头部（白色箭头）径线之间的显著差异。这种头部和腹部的差异几乎是母源性三倍体一个特殊的标志。此外，头臀长明显缩短，反映存在早期生长受限。见图6.32 3D表面成像

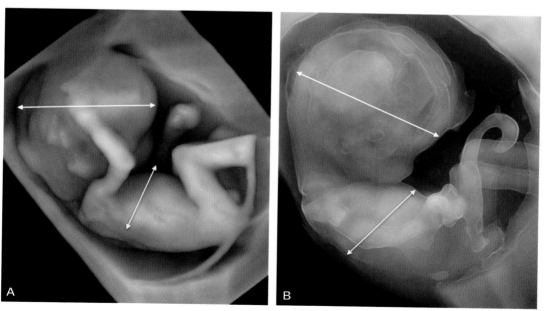

图6.32　图6.31的两个胎儿（A和B）3D超声表面成像。注意腹部（黄色箭头）和头部（白色箭头）之间的显著差异。详见正文

在筛查早期妊娠21三体综合征时也有很高的三倍体的检出率。一项研究引入198427名单胎妊娠的孕妇进行早期妊娠筛查，孕11^{+2}～14^{+0}周，总的三倍体检出率是25/30（83.3%），其中23例早期妊娠筛查异常，2例结构异常[12]。可用于评估的数据表明，95%的胎儿CRL小于孕周，8/30的胎儿双顶径大于孕周[12]。典型的三倍体特征见表6.5，其他早期妊娠表现以图片的形式展示在本书的不同章节中。

非侵入性产前检查

非侵入性产前检查（NIPT）是一个比较新的基因筛查项目，可在早期妊娠（或中期妊娠）筛查21三体综合征、13三体综合征、18三体综合征，X单体和性染色体异常。检查基于孕妇血液循环系统存在来自于胎盘细胞凋亡的胎儿游离DNA（cfDNA）。胎盘细胞凋亡释放到母体血液循环的小DNA片段可以在孕4～7周的时间内检测到[14]。据估计，母体循环中2%～20%的cfDNA是来源于胎儿的。cfDNA的半衰期很短，通常分娩后数小时内就检测不到了[15]。NIPT技术方面的细节超出了本书的范围，但临床上可用的各种测试基于cfDNA的分离和测序方法。

NIPT在21三体综合征的筛查方面有很好的表现。公开发表的研究表明，21三体综合征的检出率为99%，假阳性率为0.16%[16,17]，18三体综合征检出率为97%，假阳性率为0.15%[16]。NIPT的应用正在迅速扩大，现在正被作为怀孕的主要筛查试验。NIPT对21三体综合征、18三体综合征、13三体综合征有很好的检出率，对其他非整倍体仍存在漏诊[18-20]。

表6.5　三倍体早期妊娠的特点

	母源性三倍体	父源性三倍体
NT	正常	增厚
游离β-hCG(中位数)	0.18MoM	8MoM
PAPP-A(中位数)	0.06MoM	0.75MoM
生长发育	头臀长短，严重生长受限，头围腹围相差超过2周	发育正常或头臀长短
头	头部比例大，第四脑室扩张，颅后窝池缩小提示脊柱裂，前脑无裂畸形	
心脏	心脏异常，右锁骨下动脉迷走，心内强回声点，三尖瓣反流	
腹部	肠管回声增强，单脐动脉，胆囊缺如，肾脏回声增强	
四肢，骨骼	握拳征，并指，内翻足，脊柱裂	

应该强调NIPT是一项筛查而不是诊断性试验，因此当NIPT纳入胎儿畸形遗传学评估时应该谨慎。由于胎儿异常与染色体不平衡有较高相关性，因此，有胎儿异常而NIPT结果正常时，应给患者做出解释，并建议进一步的侵入性检查。毫无疑问，NIPT技术将在未来几年内扩大到筛查染色体的缺失和重复，并且已经可以用于检测少数单基因遗传病。

早期妊娠诊断遗传疾病和综合征

NT和其他标志物筛查染色体非整倍畸形已扩展了超声在早期妊娠的应用。这一扩展使早期妊娠检测单发或多发胎儿畸形成为可能，并在某些情况下提示可能存在遗传综合征。在第5章我们提出了4种早期妊娠检测胎儿异常可能途径，这4个途径包括：①超声存在明显的结构异常；②检出NT增厚进一步检出胎儿异常；③有阳性家族史检出复发病例；④详细的超声检查检出异常。对于缺乏遗传综合征家族史的异常胎儿，早期妊娠诊断新发遗传综合征相当具有挑战性。当超声专家在中、晚期妊娠发现一系列的超声异常，通常能够提示是否存在某种特定综合征。这在早期妊娠是一个更有挑战性的工作，在早期妊娠充分显示所有遗传综合征的超声特点并不多见。不过，以下4种方法可以诊断早期妊娠综合征。

1. 在进行侵入性检查后诊断核型异常，如三倍体、X单体和大的不平衡易位、缺失和重复。

2. 微缺失和微重复的存在，可以用荧光原位杂交（FISH）或比较基因组杂交（CGH或微阵列）来发现。

3. 单基因疾病通过选择性分子遗传学检查一种特定的分子基因或使用下一代测序技术进行诊断。

4. 表现为"联合征"或"序列征"的遗传综合征目前没有或还没有确切的分子遗传背景。

核型异常，缺失，重复

如果超声已检出异常，笔者认为再提供NIPT检查是不明智的，因为它只是一个筛查试验，将漏诊一些重要的染色体异常[18]。这种情况下应行侵入性诊断检测，如绒毛膜绒毛活检（CVS）。除了检测染色体数目异常，传统核型分析能检测出大的平衡或不平衡易位（图6.33）、罕见的嵌合体、标记染色体和等臂染色体（图6.34和10.19）。大的染色体缺失也可以被传统核型分析识别，比如大多数4p-缺失综合征（Wolf-Hirschhorn综合征）（图6.35）或18p-缺失综合征（De Grouchy综合征）（图6.36）。小的染色体缺失，称为基因微缺失，如22q11（DiGeorge综合征），通常因为片段太小很难被这种方法识别（图11.6）。当怀疑基因微缺失时可以使用FISH检出（例如，圆锥动脉干畸形胎儿用FISH检测22q11微缺失）或通过使用比较基因组杂交（CGH）或微阵列来检查整条染色体。最近CGH技术已经很流行尽管其成本高且有局限性。一些中心将CGH作为CVS或羊膜腔穿刺术后的一线基因检测，而另一些机构只用于疑似DNA不平衡时或作为正常核型分析后的二线测试。最近的研究表明，CGH可以检出畸形胎儿除非整倍体异常以外的6%染色体异常[21,22]。

父源性染色体不平衡异位 t(2; 9)

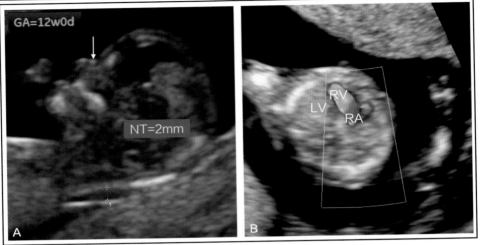

图6.33 30岁孕12周NT检查，图A显示胎儿侧面轮廓（A），图B为经阴道超声四腔心切面彩色多普勒图。A. NT为2mm，在正常范围内，鼻骨缺如（箭头）。B. 左心室（LV）发育不良，彩色多普勒只显示右心房（RA）流入右心室（RV）的血流，可疑左心发育不良综合征。绒毛膜绒毛活检显示部分9q单体和部分2p三体综合征不平衡易位。父母染色体核型分析显示父亲存在一个未知的平衡易位

9p 四体

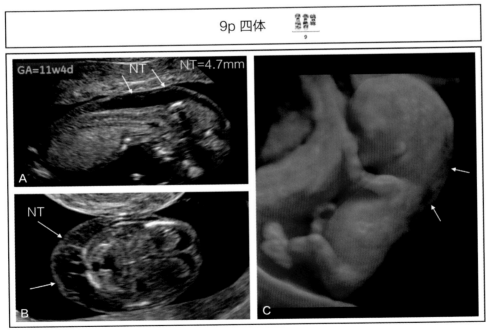

图6.34 A. 孕11周胎儿NT增厚（4.7mm）。B. 头部横切面。C. 3D超声表面成像。注意图B和图C中增厚的NT显示为胎儿背部透明层增厚（箭头）。在这一阶段没有发现其他异常。绒毛膜绒毛活检延长细胞培养显示为9p四体

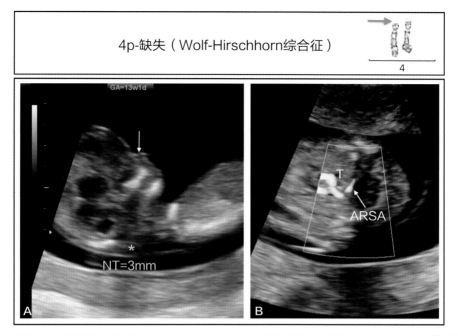

图6.35 40岁孕妇早期妊娠筛查。图A显示NT为3mm（*）并伴鼻骨缺如（箭头），图B显示右锁骨下动脉迷走（ARSA）绕过气管（T）后方。我们高度怀疑21三体综合征。绒毛膜绒毛活检延长细胞培养显示4p-缺失（红色箭头）。4号染色体短臂远端部分缺失。请记住无创性产前诊断在这种情况下会漏诊

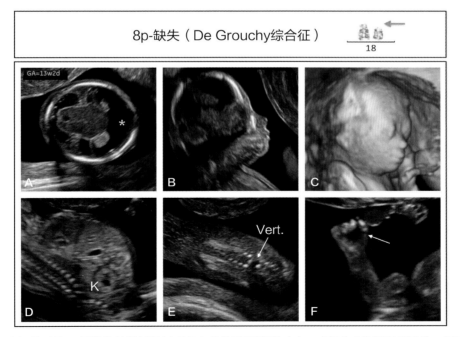

图6.36 图A显示孕13周胎儿早期妊娠超声存在前脑无裂畸形（*），图B和C为颜面部异常，图D为双肾（K）发育不良，图E为脊柱（Vert.）异常，图F为握拳征（箭头所指）。绒毛膜绒毛活检显示18号染色体短臂缺失（红色箭头）。由于*TGIF*基因存在于18号染色体的短臂上，18p-缺失通常与前脑无裂畸形有关，同时还有脊柱和其他异常。请记住无创产前诊断在这种情况下会漏诊

单基因疾病和其他综合征

许多早期妊娠发现的胎儿异常也可能是单基因疾病（例如，骨骼异常、与纤毛类疾病有关的中枢神经系统异常、多囊肾等）引起的，可能CGH检查是阴性的。在这些病例中，为了检测所涉及的特定基因，对特征性超声表现的认识是必要的。最近，增加了选择性诊断遗传疾病基因包的使用，在未来下一代外显子或基因组测序将更广泛使用。到那时，超声专家应该熟悉早期妊娠常与单基因遗传病有关的胎儿异常特征。

胎儿畸形与单基因疾病可能存在某种相关性的诊断能力与检查者的专业知识和胎儿畸形的类型有关。例如，在早期妊娠发现枕部脑膨出和多指/趾畸形，提示Meckel-Gruber综合征是相对容易的（图8.21、13.30和13.21）。当明显NT增厚并持续到中期妊娠而染色体核型正常时提示Noonan综合征

可能（图9.45）。当早期妊娠胎儿异常微小且超声表现不完全时，单基因疾病的早期妊娠诊断非常困难。在这种情况下，必须进行中期妊娠初超声随访检查。笔者在孕12～13周观察到2例股骨短和多指/趾畸形且CVS显示核型正常。15周随访超声显示肋骨短，我们据此提示短肋多指/趾综合征（hort-rib-polydactylys）或Ellis-Van Creveld综合征的可能，分子基因测试证实了这2例的诊断（图14.18和14.22）。通常，遗传疾病的早期诊断是依靠对胎儿母亲或父亲携带者的常规筛查与诊断，而不是等到超声标志出现之后。这种情况的例子包括囊性纤维化、结节性硬化症、脆性X、地中海贫血、镰状细胞、贮积病等。此外也有一些联合征如VATER联合征，或常染色体隐性遗传病如Fryns综合征迄今没有发现特定基因标志（图10.20）。表6.6列出了笔者早期妊娠诊断的几种遗传综合

表6.6　遗传综合征在本书对应的图片	
Beckwith-Wiedemann综合征	图12.18
肢体发育异常（campomelic dysplasia）	图14.23
CHARGE综合征	图9.32
骨畸形性发育不良	图14.20
Ellis-Van Creveld综合征	图14.22
股骨−腓骨−尺骨（FFU）复合征	图14.25和14.32
Fryns综合征	图10.20
Grebe综合征	图14.33
前脑无裂畸形，常染色体显性遗传非综合征型	图8.30
Joubert综合征14型	图8.22
Meckel-Gruber综合征	图8.21，13.30和13.31
Noonan综合征	图9.45
Ⅱ型成骨不全	图14.18和14.19
短肋多指/趾综合征	图14.18
致死性骨发育不良	图14.21
VACTERL-VATER联合征	图12.36
Walker-Warburg综合征	图8.35

征和疾病以及展示在本书各章节中的相关超声征象。

　　详细讨论所有遗传综合征的超声特征和基因检测超出了本书的范围。有兴趣的读者可以参考书籍[23]和互联网［如在线人类孟德尔遗传数据库（www.OMIM.org）和Orphanet（www.orphanet.net）］。

秦凤真　姜　伟　译
杨　芳　李喜红　罗国阳　校

参考文献

1. Syngelaki A, Guerra L, Ceccacci I, et al. Impact of holoprosencephaly, exomphalos, megacystis and high NT in first trimester screening for chromosomal abnormalities. Ultrasound Obstet Gynecol. 2016. doi:10.1002/uog.17286.

2. Szabó J, Gellén J. Nuchal fluid accumulation in trisomy-21 detected by vaginosonography in first trimester. Lancet. 1990;336:1133.

3. Schulte-Vallentin M, Schindler H. Non-echogenic nuchal oedema as a marker in trisomy 21 screening. Lancet. 1992;339:1053.

4. Nicolaides KH, Azar G, Byrne D, et al. Fetal nuchal translucency: ultrasound screening for chromosomal defects in first trimester of pregnancy. BMJ (Clin Res ed). 1992;304:867–869.

5. Nicolaides KH. Screening for fetal aneuploidies at 11 to 13 weeks. Prenat Diagn. 2011;31:7–15.

6. Santorum M, Wright D, Syngelaki A, et al. Accuracy of first trimester combined test in screening for trisomies 21, 18 and 13. Ultrasound Obstet Gynecol. 2016. doi:10.1002/uog.17283.

7. Wiechec M, Knafel A, Nocun A, et al. How effective is ultrasound-based screening for trisomy 18 without the addition of biochemistry at the time of late first trimester? J Perinat Med. 2016;44:149–159.

8. Wagner P, Sonek J, Hoopmann M, et al. First-trimester screening for trisomies 18 and 13, triploidy and Turner syndrome by detailed early anomaly scan. Ultrasound Obstet Gynecol. 2016;48:446–451.

9. Spencer K, Tul N, Nicolaides KH. Maternal serum free beta-hCG and PAPP-A in fetal sex chromosome defects in the first trimester. Prenat Diagn. 2000;20:390–394.

10. Wiechec M, Knafel A, Nocun A, et al. What are the most common first-trimester ultrasound findings in cases of Turner syndrome? J Matern Fetal Neonatal Med. 2016. doi:10.1080/14767 058.2016.1220525.

11. Spencer K, Liao AW, Skentou H, et al. Screening for triploidy by fetal nuchal translucency and maternal serum free beta-hCG and PAPP-A at 10-14 weeks of gestation. Prenat Diagn. 2000;20:495–499.

12. Engelbrechtsen L, Brøndum-Nielsen K, Ekelund C, et al. Detection of triploidy at 11–14 weeks' gestation: a cohort study of 198000 pregnant women. Ultrasound Obstet Gynecol. 2013;42:530–535.

13. Zalel Y, Shapiro I, Weissmann-Brenner A, et al. Prenatal sonographic features of triploidy at 12–16 weeks. Prenat Diagn. 2016;36:650–655.

14. Illanes S, Denbow M, Kailasam C, et al. Early detection of cell-free fetal DNA in maternal plasma. Early Hum Dev. 2007;83:563–566.

15. Lo YM, Zhang J, Leung TN, et al. Rapid clearance of fetal DNA from maternal plasma. Am J Hum Genet. 1999;64:218–224.

16. Lo JO, Cori DF, Norton ME, et al. Noninvasive prenatal testing. Obstet Gynecol Surv.

2014;69:89–99.

17. Norton ME, Jacobsson B, Swamy GK, et al. Cell-free DNA analysis for noninvasive examination of trisomy. N Engl J Med. 2015;372:1589–1597.

18. Syngelaki A, Pergament E, Homfray T, et al. Replacing the combined test by cell-free DNA testing in screening for trisomies 21, 18 and 13: impact on the diagnosis of other chromosomal abnormalities. Fetal Diagn Ther. 2014;35:174–184.

19. Norton ME, Baer RJ, Wapner RJ, et al. Cell-free DNA vs sequential screening for the detection of fetal chromosomal abnormalities. Am J Obstet Gynecol. 2016;214:727.e1–.e6.

20. Wellesley D, Dolk H, Boyd PA, et al. Rare chromosome abnormalities, prevalence and prenatal diagnosis rates from population-based congenital anomaly registers in Europe. Eur J Hum Genet. 2012;20:521–526.

21. Wapner RJ, Martin CL, Levy B, et al. Chromosomal microarray versus karyotyping for prenatal diagnosis. N Engl J Med. 2012;367:2175–2184.

22. Srebniak MI, Diderich KE, Joosten M, et al. Prenatal SNP array testing in 1000 fetuses with ultrasound anomalies: causative, unexpected and susceptibility CNVs. Eur J Hum Genet. 2016;24:645–651.

23. Jones KL, Jones MC, del Campo M. Smith's Recognizable Patterns of Human Malformation. 7 ed. Philadelphia, PA: Saunders; 2013.

第7章

早期妊娠多胎妊娠

简介

随着孕妇生育年龄的增大，辅助生殖技术得到广泛应用，在过去20年里，多胎妊娠的概率稳步上升[1]。双胎和多胎妊娠孕妇和胎儿/儿童发生并发症的风险增加，包括：流产、妊娠糖尿病、高血压、早产、胎儿遗传和先天性畸形、胎儿宫内生长受限、围产儿死亡及脑瘫[2,3]。

从最初的诊断到分娩的指导，超声是多胎妊娠临床护理的重要部分。在这一章中，我们将回顾超声在早期妊娠诊断和管理多胎妊娠中的应用，重点讲述双胎妊娠。对胎儿先天性畸形的详细叙述安排在本书后面的章节。表7.1列出早期妊娠超声检查多胎妊娠的价值。

表7.1　早期妊娠超声检查多胎妊娠的价值

诊断多胎妊娠

确定孕龄

确定绒毛膜性

评价胎儿解剖结构

评估多胎妊娠并发症

引导绒毛膜绒毛活检和其他介入操作

双胎孕龄的确定

多胎妊娠与单胎妊娠生物学测量参数在早期妊娠无显著性差异，因此由单胎妊娠测量出的各参数正常值，如头臀长（CRL）、双顶径（BPD）、头围（HC）、腹围（AC）及股骨长度适用于多胎妊娠[4]。双胎和单胎妊娠在早期妊娠通过超声确定孕龄的标准相似，已在本书第4章详细讨论。在孕$11^{+0} \sim 13^{+6}$周测量CRL是确定双胎孕龄的最佳方法[5]。在体外受精的双胎妊娠中，应根据取卵受精时间或胚龄确定孕龄[5]。在早期妊娠，双胎妊娠的生长速率和单胎妊娠没有差别。有时，双胎妊娠间出现生长不平衡，可以选择不同的生物学测量参数来检测，如CRL、BPD、HC。当出现这种情况时，建议以双胎妊娠中较大胎儿的生物学测量值（CRL）作为孕龄[5]。14周以后的双胎妊娠，当生物学测值出现差异时，则使用较大胎儿的头围测值来确定孕龄[6]。

双胎妊娠的病因学与胎盘

根据受精卵的个数，双胎妊娠分两类——单卵双胎和双卵双胎。

双卵双胎

双卵双胎，也称为异卵双胎，是两个卵子分别与两个精子结合形成两个胚胎，生长在同一个子宫内，各自拥有不同的基因。双卵双胎是双绒毛膜囊双羊膜囊双胎，每个胎儿有各自的胎盘、绒毛膜囊和羊膜囊。影响双卵双胎发生率的因素包括产妇的年龄、种族、多产、地域和使用辅助生殖技术[7]。全世界范围内双卵双胎发生率有显著差异，据报道，尼日利亚部分地区发生率高，东南亚和拉丁美洲发生率低[7,8]。

单卵双胎

单卵双胎，也称为同卵双胎，是1个卵子与1个精子结合形成1个受精卵，然后胚胎分裂发育成两个胚胎。因此，这类双胞胎拥有相同的基因。与双卵双胎不同，单卵双胎发生率在世界各地相对稳定，除外辅助生殖技术，约为1/250[9]。与双卵双胎妊娠相比较，单卵双胎妊娠并发症、围产儿发病率和死亡率更高。由于受精卵分裂时间不同，单卵双胎可有各种胎盘类型。表7.2显示了单卵双胎的胎盘类型与胚胎分裂时间的关系。虽然在概念上单卵双胎是完全相同的，但受精后基因的变异导致双胎间的遗传异质性[10,11]。此外，单卵双胎胎儿畸形不一致的情况并不少见，这也给临床管理带来了重大挑战。

双胎的卵性与绒毛膜性

卵性是指双胞胎的基因是否相同，而绒毛膜性是指双胎胎盘类型。如表7.2所示，单卵双胎基于受精卵的分裂时间不同，可以有不同的胎盘类型，而双卵双胎则总是有两个独立的胎盘，在超声检查中有时可出现胎盘融合现象。在进行超声检查时，父母常关心双胎是单卵双胎还是双卵双胎。但值得注意的是，只有当超声诊断为单绒毛膜双胎妊娠时（稍后在本章中讨论）才能确定为单卵双胎。在超声诊断的双绒毛膜双胎妊娠中，单卵双胎约占10%。从妊娠期保健的角度出发，更重要的是绒毛膜性而不是卵性。

绒毛膜性 / 羊膜性的确定

在早期妊娠通过超声检查确定双胎胎盘的类型具有很高的准确性。早在妊娠第5周，在宫腔内看到两个独立的、明显的绒毛膜囊，可以准确诊断为双绒毛膜/双羊膜囊双胎妊娠（图7.1）。事实上，直到妊娠第8周左右，超声检查可见明显的两

表7.2　单卵双胎胎盘类型与胚胎分裂时间的关系

胚胎分裂（天）	胎盘类型	发生率
0～3	双绒毛膜/双羊膜囊	～25%
4～8	单绒毛膜/双羊膜囊	～75%
9～12	单绒毛膜/单羊膜囊	～1%
13～15	连体双胎	罕见

个妊娠囊，其内分别见胚胎/胎心搏动则证实为双绒毛膜/双羊膜囊双胎妊娠（图7.2）。在早期妊娠末，宫腔内见两个相邻的妊娠囊或胎儿，并存在特征性的分隔膜，是目前用于确定绒毛膜性最准确的方法。如果可能，应在孕11^{+0}～13^{+6}周时确定绒毛膜性[6]。如果分隔膜与胎盘连接处出现胎盘且在胎盘插入处分隔膜间充满胎盘组织，胎盘实质向羊膜腔方向突起，形成一个厚厚的楔形结构（"λ"征或"双胎峰"），可以诊断为双绒毛膜/双羊膜双胎（图7.2～7.4）。

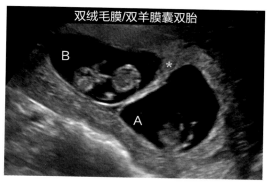

图7.3 孕11周双绒毛膜/双羊膜囊双胎（A和B）。显示厚的分隔及胎盘插入分隔膜间形成双胎峰（*）

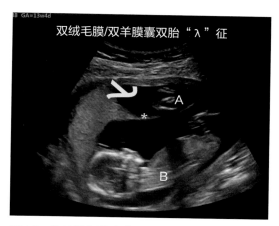

图7.4 孕13周双绒毛膜/双羊膜囊双胎（A和B）。显示厚的分隔（*）及胎盘插入分隔膜间形成双胎峰或"λ"征

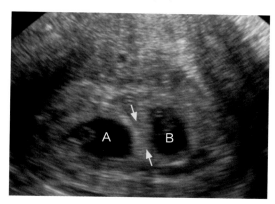

图7.1 孕5周子宫矢状切面显示两个不同的绒毛膜囊A和B。双胎间厚的绒毛膜分隔（箭头）显示为双绒毛膜双胎妊娠

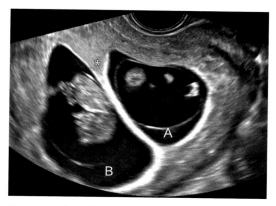

图7.2 孕9周双绒毛膜/双羊膜囊双胎（A和B）。显示厚的分隔及胎盘插入分隔膜间形成"双胎峰"（*）

在单绒毛膜双胎妊娠中，分隔膜与子宫壁相连，在胎盘插入处分隔膜间无任何胎盘组织，形成一种薄的"T"形结构（图7.5，7.6）。在孕11～14周之间分隔膜与胎盘相连的形态（"T"形）诊断单绒毛膜囊具有很高的灵敏度和特异性。通常，通过彩色多普勒超声检查如果发现双胎胎盘表面的血管存在沟通，可证实为单绒毛膜双胎妊娠（图7.6）。但在双胎妊娠的管理中，这种血管的存在没有临床意义。虽然一般来说卵黄囊数量和羊膜数量相关（图7.7），然而这一规律也有很多例外，如单羊膜囊双胎可以是单个卵黄囊、部分分开的卵黄囊或两个卵黄囊。孕8周以后，可以评估胎盘数量，当明显出现两个胎盘时，则代表双绒毛膜双胎妊娠。然而，胎盘数量的可靠性是令人怀疑的，因为大约3%的单绒毛膜双胎，超声可以表现为两个胎盘[12]。也可用双胎间分隔膜的厚度来确定绒毛膜性，但在中期妊娠仅用这种方法诊断绒毛膜性是不可靠的。在早期妊娠偶尔可使用3D超声评价分隔膜厚度（图7.8）。在孕13周时发现胎儿性别不一致则意味着为双绒毛膜双胎。

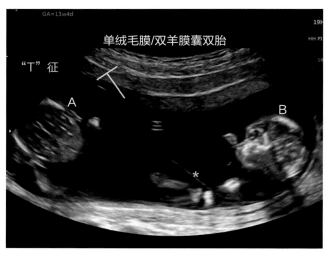

图7.5　孕13周单绒毛膜/双羊膜囊双胎（A和B）。分隔膜（*）很薄，与胎盘连接处呈"T"形结构（T）

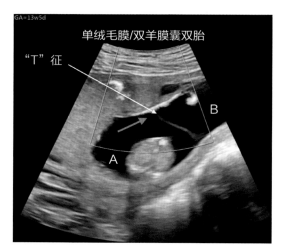

图7.6　孕13周单绒毛膜/双羊膜囊双胎（A和B）。一个薄的分隔与胎盘连接处呈"T"形，分开胎A和胎B。彩色多普勒显示在这种情况下有1个动脉从胎A到胎B（红箭头）。几乎所有的单绒毛膜胎盘都存在这种连接，且偶尔会在彩色多普勒超声中显示

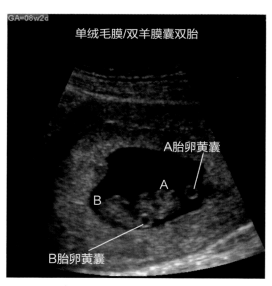

图7.7　孕8周单绒毛膜/双羊膜囊双胎（A和B）。有两个卵黄囊。图像中不能显示薄的分隔。存在两个卵黄囊可以考虑为单绒毛膜/双羊膜囊双胎，但是不能确定。在接下来的检查中利用高分辨率探头可显示分隔，证实这个诊断

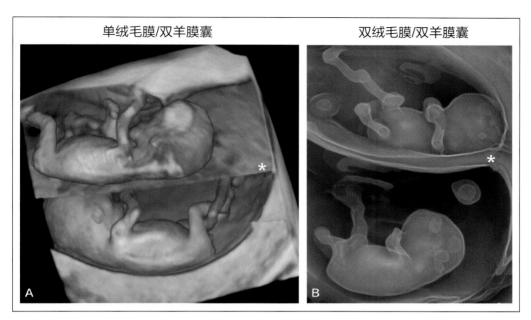

图7.8 三维（3D）超声表面成像显示孕11周单绒毛膜/双羊膜囊双胎薄的分隔（*）（A），孕10周双绒毛膜/双羊膜囊双胎间厚的分隔（*）（B）。3D可以支持而不是取代2D灰阶超声诊断双胎绒毛膜性

当超声检查，尤其是经阴道或腹部高频探头检查，没有分隔膜，则可诊断为单羊膜囊双胎（图7.9）。通过彩色和脉冲多普勒检查发现脐带缠绕（图7.10），可确诊为单羊膜囊双胎，这种现象在该种妊娠中几乎普遍存在（在本章稍后讨论）。早期妊娠超声检查发现双胎部分组织相连可以诊断为连体双胎，彩色多普勒显示双胎血管相连（在本章稍后讨论），则可以确诊为连体双胎。

与分娩后比较，早期妊娠通过超声检查确定双胎绒毛膜性准确率接近100%。如果可行，应于14周前确定双胎绒毛膜性，因为随着妊娠的进展，超声诊断绒毛膜性的准确率降低。因此，妊娠较早时期尤其是早期妊娠超声检查，作为双胎妊娠管理的一部分非常重要，并且应尽可能确定和报告绒毛膜性。随着妊娠的进展，确定绒毛膜性和羊膜性的准确率将降低。在中期妊娠和晚期妊娠，通过显示"双胎峰"和"λ"征确定绒毛膜性、羊膜性是最准确和可靠的方法，准确性在90%左右[13,14]。

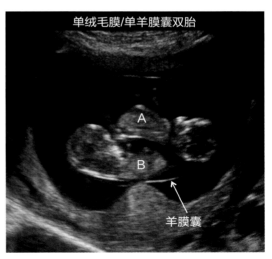

图7.9 孕10周单绒毛膜/单羊膜囊双胎（A和B）。只存在单个羊膜囊而没有分隔

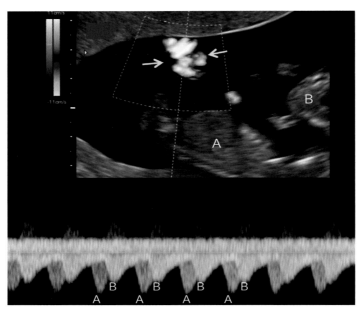

图7.10　孕13周单绒毛膜/单羊膜囊双胎（A和B）彩色和脉冲多普勒显示脐带缠绕。彩色多普勒显示大量的脐带。加大脉冲多普勒取样容积获取脉冲多普勒频谱，在同一频谱图上显示2种不同的多普勒波形（A和B）确认缠绕

双胎超声标注

在超声检查中，双胎妊娠的准确标注很重要，应该在报告中清楚地反映出来。传统上，基于两个胎儿胎先露与宫颈的关系，标记为胎A和胎B。因为胎先露在妊娠期可能发生改变，容易产生混淆，同时在剖宫产时胎B先出生并不罕见，这对父母来说容易感到困惑。因此，建议通过描述妊娠囊位于母体右侧或左侧及在子宫内的上下方位来标注双胎[5]。例如，胎A可被描述为：位于母体左侧，胎盘后壁，妊娠囊位于宫腔下段。这种标注法可在早期妊娠第13周之前进行。

双胎妊娠监测

早期妊娠超声检查最重要的优点之一

是诊断双胎绒毛膜性。当早期妊娠诊断为双绒毛膜双胎，后续超声检查建议在孕18～20周进行，如果无伴发情况则以后每4周行1次超声检查[5]。当早期妊娠诊断为单绒毛膜双胎，为了检测单绒毛膜双胎的并发症，如双胎输血综合征（TTTS）和双胎贫血红细胞增多症（TAPS，在本章稍后讨论），则后续超声检查建议在16周进行和每2周1次超声检查[5]。中期妊娠及随后的每次超声检查应包括胎儿生物学测量、羊水量和脐动脉多普勒测量，单绒毛膜双胎妊娠要分别扫描到两个胎儿的脐动脉多普勒频谱，当胎儿贫血时应测量胎儿大脑中动脉多普勒频谱[5]。当存在双胎并发症时，应当更严密随访。

在一项研究中，结合早孕及中孕（16周）超声检查能发现单绒毛膜双胎妊娠中70%的高风险胎儿，其成活率只有69%[15]。

在早期妊娠头臀长（CRL）存在差异或羊水量不一致，随后在妊娠16周腹围出现差异，羊水量不一致，或脐带插入的位置靠近则提示预后不良。

双胎染色体异常的筛查和诊断

早期妊娠筛查双胎染色体异常可以通过孕妇年龄、颈项透明层（NT）及生化标志如游离β-人绒毛膜促性腺激素（β-hCG）和妊娠相关血浆蛋白A（PAPP-A）进行筛查，或仅仅通过孕妇年龄和NT或母血游离DNA（cfDNA）筛查。在单绒毛膜双胎中，唐氏综合征的风险是计算两者的平均风险，而双绒毛膜双胎，风险则是计算胎A和胎B的风险。目前还不清楚双胎唐氏综合征的检出率是否低于单胎，因为已有的研究显示出矛盾的结果[6,16]。当出现双胎之一死亡且胎体可见时，筛查染色体异常最好仅仅使用孕妇年龄加NT进行筛查，因为死胎会使生化标志发生改变。母血游离DNA（cfDNA）是一种高敏感性和低假阳性率的唐氏综合征筛查方法。更多的数据显示，cfDNA在双胎妊娠唐氏综合征筛查试验中有着巨大的作用，检出率为94.4%，假阳性率接近0[17]。

用于诊断目的的侵入性检测有绒毛膜绒毛活检和羊膜腔穿刺术，双胎不论采用何种方式和方法与单胎相比似乎都有较高的流产率[18]。因此，给予双胎孕妇合理的指导很重要，并且应与双胎孕妇讨论双胎妊娠基因筛查与诊断试验的遗传复杂性以及诊断试验结果异常的临床意义。在遗传咨询中，有关选择性堕胎的问题也应该与孕妇进行讨论。

双胎先天性异常

与单胎相比较，双胎妊娠患胎儿畸形的风险更大，尤其是单绒毛膜双胎和单羊膜囊双胎妊娠[15,19,20]。通过前瞻性研究收集的1064例双胎妊娠数据进行回顾性分析中发现，在早期妊娠检出结构异常的病例占所有病例的27.3%[21]。与双胎妊娠相比，早期妊娠单胎妊娠发现胎儿畸形约为双胎妊娠的一半[22]。与单胎妊娠类似，早期妊娠双胎妊娠最好检出的结构异常为颅骨（图7.11）、脑中线和腹壁缺损[21,22]。单绒毛膜双胎胎儿间出现CRL和NT不一致时，其发生胎儿畸形的风险增加，具有中等预测准确度[21]。

值得注意的是，双胎之一CRL低于正常预测值不仅与胎儿畸形的风险增加有关，也增加了胎儿染色体异常、流产、早产及出生体重异常的风险[4,5,23]。早期妊娠双胎CRL不一致的临界阈值尚未明确定义。一般来说，在关于这个问题的研究中，双胎CRL相差至少10%或7天可定义为双胎不一致[5,23-25]。因此，早期妊娠多胎妊娠生物学测量不一致时，进行妊娠期咨询、基因检测以及详细的早期妊娠超声检查是非常必要的。

有胎儿畸形时出现双胎不一致对临床极具挑战性。在这种情况下，建议在有胎儿医学专业知识的中心进行管理。当双绒毛膜双胎之一有致命的异常，则其在宫内死亡的风险很高，一般建议保守观察（图7.11）[5]，而单绒毛膜双胎妊娠，为了保护其中正常胎儿，可以通过阻断脐带、激光或射频消融术使畸形胎儿死亡[5]。

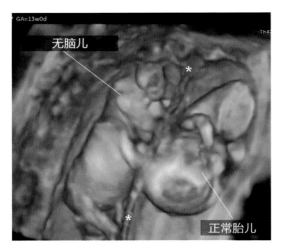

图7.11   孕13周的双绒毛膜双胎妊娠有一厚的分隔（*）。3D超声表面成像显示双胎不一致。双胎之一无脑儿，而另一胎正常

双胎并发症

双胎之一消失或死亡

双胎之一消失指的是：初次超声诊断为双胎妊娠，在随后的超声检查中发现其中一个妊娠囊消失或双胎之一死胎消失（图7.12）。双胎之一消失并非罕见现象。在早期妊娠超声诊断的双胎妊娠中，约1/3最终变成单胎[26]。这在多胎妊娠中更常见，发生在三胞胎中约为50%[27]。一般来说，双胎之一消失的患者无症状，妊娠结局也似乎没有受到影响。如前所述，遗传筛查的生化标记通常受到影响，特别是当双胎消失发生在早期妊娠末。当消失的双胎之一在宫内仍然留有遗迹，应单独使用测量NT或结合孕妇年龄和其他超声标志来评估非整倍体风险[28]。

双胎之一死亡使临床管理复杂化，特别是单绒毛膜双胎。在此背景下，应使用彩色多普勒检查排除双胎反向动脉灌注序列征（在本章稍后讨论）。对于存活的双胎之一接下来的中期妊娠超声检查排查畸形也很重要，尤其是中枢神经系统。值得庆幸的是，单绒毛膜双胎之一在妊娠越早

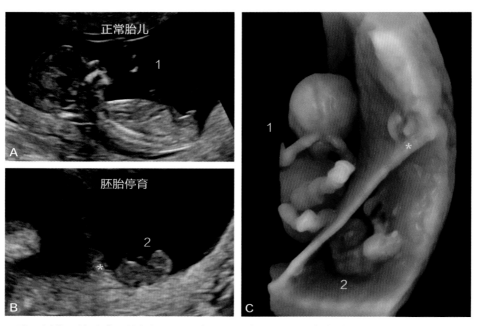

图7.12   孕13周的双绒毛膜双胎妊娠之一正常胎儿正中矢状切面（1）（A），一个小的停育胚胎（2）（B）。3D超声表面成像（C）能同时显示胎1和胎2，被厚的分隔分开（*）

期死亡，存活胎儿神经系统并发症的风险越低。一般来说，双绒毛膜双胎之一胚胎/胎儿在早期妊娠死亡，存活胎儿预后很好。

双胎输血综合征

双胎输血综合征（TTTS）使10%～20%的单绒毛膜双胎变得复杂[29]，是妊娠中晚期主要的胎儿异常。TTTS发生在有血管吻合的单绒毛膜双胎胎盘间，净血流量以一个胎儿为代价流向另一个胎儿。受血儿呈典型的血容量增多、体积大及由于排尿过多引起的羊水过多。而供血儿则贫血、体积小及由于羊水过少运动受限，"贴附"于子宫壁上。TTTS进展迅速，如果不经处理可导致早产。单绒毛膜/双羊膜囊双胎TTTS的危险因素包括：脐带帆状附着和（或）胎盘不伴有动动脉吻合的动静脉（AV）吻合[30]。鉴于产前超声不能准确诊断胎盘内血管吻合，建议单绒毛膜/双羊膜囊双胎从妊娠16周开始密切进行超声随访（每2周1次）[5]。

中、晚期妊娠超声检查在TTTS的诊断和管理中必不可少。通过超声表现建立的TTTS诊断标准包括：单绒毛膜双胎；一胎羊水过多，最大垂直深度大于8cm，一胎羊水过少，最大垂直深度小于2cm。在没有先天性异常的情况下，可用羊水深度和生长差异评估。欧洲采用羊水过多的诊断标准为：20周前羊水最大垂直深度大于等于8cm，20周后大于10cm[5]。进一步发展出现供血儿膀胱小或显示不清，受血儿膀胱增大。

少数情况下，早期妊娠单绒毛膜/双羊膜囊双胎间CRL和NT不一致时，可怀疑为TTTS[31,32]。其他早期妊娠高风险因素包括：双胎间多普勒检查结果不一致，尤其是静脉导管（DV）[33]。然而，早期妊娠 NT、CRL和DV的预测价值相对较差，有明显的假阳性[5]。利用超声检查密切监测单绒毛膜妊娠仍是TTTS的早期诊断的最佳方法。

双胎反向动脉灌注序列征

双胎反向动脉灌注序列征（TRAP），也称为无心畸胎序列征，是一种非常罕见的单绒毛膜双胎畸形，双胎之一无心（图7.13～7.15）。在早期妊娠运用彩色多普勒及3D超声有助于确认TRAP并评估双胎之无心畸胎的大小及其与正常胎儿的关系（图7.13～7.15）。TRAP被认为是TTTS的严重形式，正常胎儿通过胎盘表面动脉-动脉吻合向无心畸胎进行灌注。在正常情况下，脐动脉血液从胎儿流向胎盘；而在TRAP中，血液通过吻合血管从胎盘反向灌注给无心畸胎（图7.15），简称为TRAP。无心畸胎常有多发解剖结构和生长异常。由于正常胎儿既要灌注到他（她）的身体又要灌注到无心畸胎，心脏负荷显著增加，加大了心脏衰竭和水肿的风险。TRAP中正常胎儿围产儿死亡率在30%～50%[34,35]。早期妊娠过后，对TRAP综合征中正常胎儿进行多次超声心动图检查有助于评估心血管功能和临床处理。无心畸胎与正常胎儿体重比，可用于评估胎儿死亡风险[34]。治疗选择包括密切随访观察或无心畸胎脐带阻断。无心畸胎脐带双极电凝术是脐带阻断最可行的选择，最好在妊娠24周前完成。在条件允许的情况下，最好在妊娠16周前干预[36]。

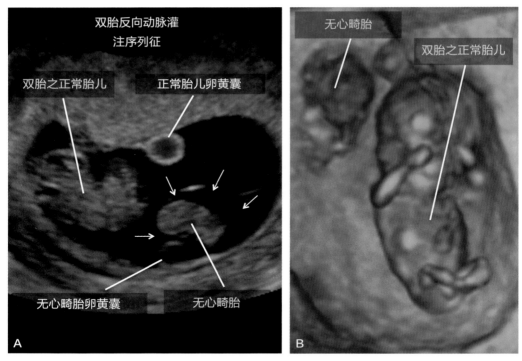

图7.13　A. 灰阶超声显示孕9周单绒毛膜双胎反向动脉灌注序列征。无心畸胎呈不规则组织，有羊膜覆盖（小箭头）和卵黄囊。正常胎儿有自己的卵黄囊。B. 2周后3D超声表面成像显示不规则的无心畸胎与正常胎儿相邻

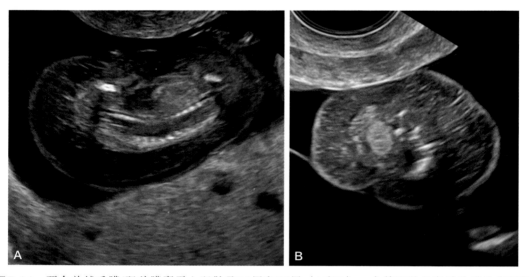

图7.14　两个单绒毛膜/双羊膜囊无心双胎孕14周和13周（A和B），合并双胎反向动脉灌注序列征（TRAP）。无心畸胎可能有不同的表现，但常存在身体水肿。通常，畸胎只可出现一部分脊柱（A）和一些骨骼（A和B），偶尔可能出现下半身的某些部位和下肢。大体上，团块表现为不定形，无典型解剖特征。参见图7.15

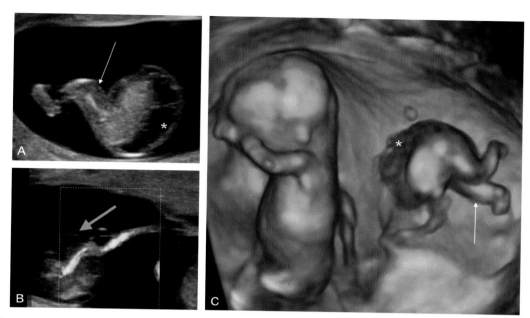

图7.15　孕12周单绒毛膜双胎妊娠双胎反向动脉灌注序列征2D超声（A）和彩色多普勒（B）以及三维表面成像（C）。A. 胎儿水肿（*）和伴有股骨的下肢（箭头）。B. 彩色多普勒显示脐动脉内反向血流（蓝色）直接从胎盘流到无心畸胎内（蓝色箭头），为典型的TRAP。3D超声显示双胎之无心畸胎双腿（箭头）和下肢水肿（*）

双胎贫血红细胞增多症

双胎贫血红细胞增多症（TAPS）是TTTS的另一种形式，其显著特点是单绒毛膜双胎胎儿间血红蛋白存在差异，而两羊膜囊内羊水量正常。可能的病理生理学特征为胎盘内小AV吻合导致一个胎儿向另一个胎儿慢性输血。激光治疗TTTS不完全也可能导致TAPS[37]。通常在中、晚期妊娠诊断。当双胎间大脑中动脉血流收缩期速度不一致时（其中一胎贫血）也可以诊断。TAPS妊娠结局通常比传统形式TTTS和TRAP更好[37]。

单羊膜囊双胎脐带缠绕

单绒毛膜/单羊膜囊双胎（单羊膜囊双胎）大约占所有单绒毛膜双胎的1%。

单绒毛膜双胎胎盘，双胎间没有分隔膜，即可做出诊断。通过多次超声评估，确认这个诊断非常重要。经阴道超声检查分辨率高，更接近妊娠囊，能在早期妊娠进行诊断。单羊膜囊双胎脐带胎盘插入点往往很接近，因此脐带缠绕风险高。在早期妊娠，经灰阶超声检查怀疑有脐带缠绕，需经彩色和脉冲多普勒证实。根据我们的经验，脐带缠绕在单羊膜囊双胎中几乎是普遍现象并常常可以在早期妊娠诊断。

早期妊娠，当两个胎儿之间出现一团脐带时，要考虑脐带缠绕。彩色多普勒确认这一团状物的确是缠绕在一起的脐带（图7.10），脉冲多普勒频谱图上记录到不同胎心率（胎儿A和胎儿B）的多普勒频谱即可证实这一诊断（图7.10）。为了获得这些频谱，在可疑脐带缠绕区应使用大的多普勒检查取样容积。笔者研究了单绒毛膜双胎出现脐动脉多普勒频谱切迹与中、晚期妊娠脐带缠绕的关系[38]。在没有胎儿窘迫的情况下，单卵双胎脐带缠绕伴或不伴有脐动脉频谱切迹对改善围产期发病率和死亡率没有明显意义[39,40]。

连体双胎

连体双胎是单绒毛膜双胎中非常罕见的并发症，是由于受精卵在受精后13~15天分裂不完全造成的。发病率各不相同，有报道在1/250000~1/50000之间[41]。根据其相连的解剖位置来描述连体双胎。复杂类型用一种组合形式来描述。5种常见的连体双胎和它们发生率见表7.3。在早期妊娠诊断连体双胎很容易，通过灰阶和彩色多普勒超声可以显示双胎间相连的组织（图7.16~7.19）和血管（图7.16B，7.17C，7.18A）。早期妊娠也可以通过3D超声表面成像模式证实连体双胎间共享组织的解剖位置（图7.17~7.19）。连体双胎预后一般较差，预后取决于融合程度和器官连接的范围。主要器官共享使出生后的管理更加复杂和预后更差。广泛的多学科咨询应该成为连体双胎产前管理的一部分。

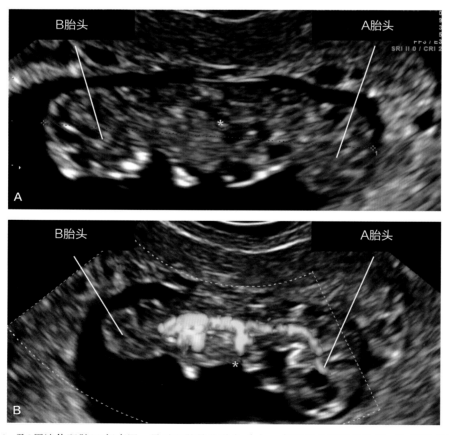

图7.16　A. 孕9周连体双胎2D超声图，显示双胎骨盆融合（*）。标记处为双胎的头部。B. 彩色多普勒超声显示连体双胎间相连的血管（*）。彩色多普勒可用于确诊连体双胎，并与单羊膜囊内相互贴近的双胎相区别。标记处为双胎的头部

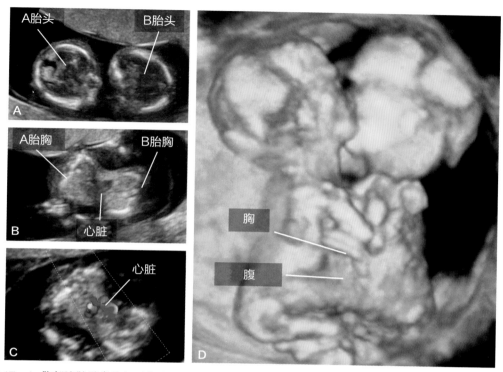

图7.17　A. 胸部连胎通常头相互靠近。B. 显示在胸部平面双胎共享一个异常的心脏。C. 所示异常心脏彩色多普勒。D. 另一个孕12周胸脐连胎3D表面成像显示胸部和腹部相连

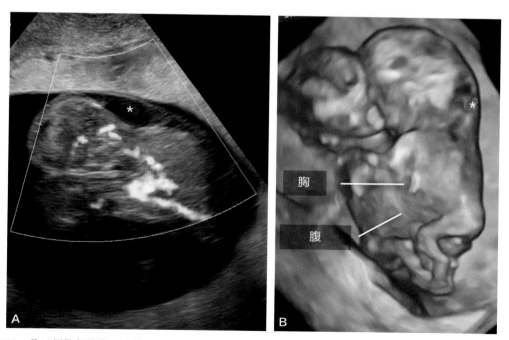

图7.18　孕10周胸部连胎心脏纵切面彩色多普勒（A）与3D超声表面成像图（B）。两个胎儿颈项透明层均增厚（*）

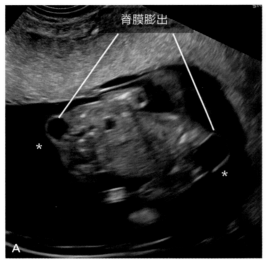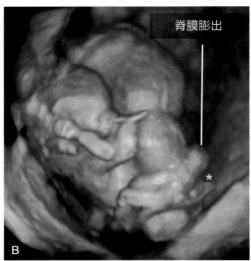

图7.19　孕13周胸脐连胎。显示存在闭合性脊柱裂、囊性脊膜膨出（＊），图A示腹部横切面，图B示三维表面成像图（＊）

表7.3　连体双胎的类型与发生率	
类型	发生率
颅部连胎（头）	1%～2%
胸部连胎（胸）	75%
脐部连胎（腹）	罕见
臀部连胎（臀）	20%
坐骨连胎（骨盆）	5%

结论

　　早期妊娠超声检查在多胎妊娠管理中起着重要作用。如在本章中所讨论的一样，早期妊娠超声检查对孕龄及绒毛膜性的确定具有很高的准确性。随着探头技术的改进，目前早期妊娠超声检查能够诊断相当数量的严重胎儿畸形。特别是多胎妊娠，与单胎妊娠相比胎儿畸形率更高，尤其是单绒毛膜双胎妊娠。本书接下来的章节对早期妊娠胎儿畸形的诊断提出了系统的方法。

何冠南　陈秀兰　李胜利　译
杨家祥　秦　越　罗国阳　校

参考文献

1. Martin JA, Hamilton BE, Ventura SJ, et al. Births: final data for 2011. Natl Vital Stat Rep. 2013;62(1):1–70.

2. Mathews TJ, MacDorman MF. Infant mortality statistics from the 2009 period linked birth/infant death data set. Natl Vital Stat Rep. 2013;61(8):1–28. http://www.cdc.gov/nchs/data/nvsr/nvsr61/nvsr61_08.pdf. Accessed March 17, 2017.

3. Topp M, Huusom LD, Langhoff-Roos J, et al. Multiple birth and cerebral palsy in Europe: a multicenter study. Acta Obstet Gynecol Scand. 2004;83(6):548–553.

4. Morin L, Lim K. Ultrasound in twin pregnancies. J Obstet Gynaecol Can. 2011; 33(6):643–656.

5. Khalil A, Rodgers M, Baschat A, et al. ISUOG Practice Guidelines: role of ultrasound in twin pregnancy. Ultrasound Obstet Gynecol. 2016;47:247–263.

6. National Collaborating Center for Women's and Children's Health (UK). Multiple Pregnancy. The Management of Twin and

Triplet Pregnancies in the Antenatal Period. Commissioned by the National Institute for Clinical Excellence. London: RCOG Press; 2011.

7. Nylander PP. The factors that influence twinning rates. Acta Genet Med Gemellol. 1981;30:189.

8. Smits J, Monden C. Twinning across the developing world, PLoS One. 2011;6(9):e25239.

9. MacGillivray I. Epidemiology of twin pregnancy. Semin Perinatol. 1986;10:4.

10. Silva S, Martins Y, Matias A, et al. Why are monozygotic twins different? J Perinatal Med. 2011;39(2):195–202.

11. Cheng PJ, Shaw SW, Shih JC, et al. Monozygotic twins discordant for Monosomy 21 detected by first trimester nuchal translucency screening. Obstet Gynecol. 2006;107(2, pt 2):538–541.

12. Lopriore E, Sueters M, Middeldorp JM, et al. Twin pregnancies with two separate placental masses can still be monochorionic and have vascular anastomoses. Am J Obstet Gynecol. 2006;194: 804–808.

13. Monteagudo A, Timor-Tritsch IE, Sharma S. Early and simple determination of chorionic and amniotic type in multifetal gestations in the first fourteen weeks by high-frequency transvaginal ultrasonography. Am J Obstet Gynecol. 1994;170(3):824–829.

14. Winn HN, Gabrielli S, Reece EA, et al. Ultrasonographic criteria for the prenatal diagnosis of placental chorionicity in twin gestations. Am J Obstet Gynecol. 1989;161(6, pt 1):1540–1542.

15. Lewi L, Jani J, Blickstein I, et al. The outcome of monochorionic diamniotic twin gestations in the era of invasive fetal therapy: a prospective cohort study. Am J Obstet Gynecol. 2008; 199:493.e1–493.e7.

16. Prats P, Rodriguez I, Comas C, et al. Systematic review of screening for trisomy 21 in twin pregnancies in first trimester combining nuchal translucency and biochemical markers: a meta-analysis. Prenat Diagn. 2014;34:1077–1083.

17. Gil MM, Quezada MS, Revello R, et al. Analysis of cell-free DNA in maternal blood in screening for fetal aneuploidies: updated meta-analysis. Ultrasound Obstet Gynecol. 2015;45:249–266.

18. Agarwal K, Alfirevic Z. Pregnancy loss after chorionic villus sampling and genetic amniocentesis in twin pregnancies: a systematic review. Ultrasound Obstet Gynecol. 2012;40:128–134.

19. Vink, J, Wapner, R, D'Alton M. Prenatal diagnosis in twin gestations. Semin Perinatol. 2012;36:169–174.

20. Baxi LV, Walsh CA. Monoamniotic twins in contemporary practice: a single-center study of perinatal outcomes. J Matern Fetal Neonatal Med. 2010;23:506–510.

21. D'Antonio F, Familiari A, Thilaganathan B, et al. Sensitivity of first-trimester ultrasound in the detection of congenital anomalies in twin pregnancies: population study and systematic review. Acta Obstet Gynecol Scand. 2016; 95:1359–1367.

22. Rossi AC, Prefumo F. Accuracy of ultrasonography at 11–14 weeks of gestation for detection of fetal structural anomalies: a systematic review. Obstet Gynecol. 2013;122:1160–1167.

23. Isada NB, Sorokin Y, Drugan A, et al. First trimester interfetal size variation in well-dated multifetal pregnancies. Fetal Diagn Ther. 1992;7(2):82–86.

24. Kalish RB, Gupta M, Perni SC, et al. Clinical significance of first trimester crown-rump length

disparity in dichorionic twin gestations. Am J Obstet Gynecol. 2004;191(4):1437–1440.

25. D'Antonio F, Khalil A, Pagani G, et al. Crown-rump length discordance and adverse perinatal outcome in twin pregnancies: systematic review and meta-analysis. Ultrasound Obstet Gynecol. 2014;44(2):138–146.

26. Dickey RP, Taylor SN, Lu PY, et al. Spontaneous reduction of multiple pregnancy: incidence and effect on outcome. Am J Obstet Gynecol. 2002;186(1):77–83.

27. Goldman GA, Dicker D, Feldberg D, et al. The vanishing fetus. A report of 17 cases of triplets and quadruplets. J Perinatal Med. 1989;17(2):157–162.

28. Sankaran S, Rozette C, Dean J, et al. Screening in the presence of a vanished twin: nuchal translucency or combined screening test? Prenat Diagn. 2011;31:600–601.

29. Quintero RA. Twin-twin transfusion syndrome. Clin Perinatol. 2003;30(3):591–600.

30. Hack KE, Nikkels PG, Koopman-Esseboom C, et al. Placental characteristics of monochorionic diamniotic twin pregnancies in relation to perinatal outcome. Placenta. 2008; 29(11): 976–981.

31. El Kateb A, Nasr B, Nassar M, et al. First trimester ultrasound examination and the outcome of monochorionic twin pregnancies. Prenatal Diagn. 2007;27(10):922–925

32. Fratelli N, Prefumo F, Fichera A, et al. Nuchal translucency thickness and crown rump length discordance for the prediction of outcome in monochorionic diamniotic pregnancies. Early Hum Dev. 2011;87(1):27–30.

33. Maiz N, Nicolaides KH. Ductus venosus in the first trimester: contribution to screening of chromosomal, cardiac defects and monochorionic twin complications. Fetal Diagn Ther. 2010; 28(2):65–71.

34. Moore TR, Gale S, Bernishke K. Perinatal outcome of forty nine pregnancies complicated by acardiac twinning. Am J Obstet Gynecol. 1990;163:907–912.

35. Healy MG. Acardia: predictive risk factors for the co-twin's survival. Teratology. 1994; 50:205–213.

36. Pagani G, D'Antonio F, Khalil A, et al. Intrafetal laser treatment for twin reversed arterial perfusion sequence: cohort study and meta-analysis. Ultrasound Obstet Gynecol. 2013;42:6–14.

37. Slaghekke F, Kist WJ, Oepkes D, et al. Twin anemia-polycythemia sequence: diagnostic criteria, classification, perinatal management and outcome. Fetal Diagn Ther. 2010;27(4):181–190.

38. Abuhamad A, Mari G, Copel JC, et al. Umbilical artery flow velocity waveforms in monoamniotic twins with cord enlargement: can it be used in pregnancy management. Obstet Gynecol. 1995;86:674–677.

39. Rossi AC, Prefumo F. Impact of cord entanglement on perinatal outcome of monoamniotic twins: a systematic review of the literature. Ultrasound Obstet Gynecol. 2013;41(2):131–135.

40. Aurioles-Garibay A, Hernandez-Andrade E, Romero R, et al. Presence of an umbilical artery notch in monochorionic/monoamniotic twins. Fetal Diagn Ther. 2014;36:305–311.

41. Edmonds LD, Layde PM. Conjoined twins in the United States, 1970–1977. Teratology. 1982;25(3):301–308.

第二部分

早期妊娠超声检查：胎儿畸形

第 8 章

胎儿中枢神经系统

简介

早期妊娠对胎儿中枢神经系统（CNS）的评估是早期妊娠超声检查的一个重要部分，因为在早期妊娠可以较容易地诊断一些严重的神经系统畸形，例如无脑畸形、露脑畸形、前脑无裂畸形等。然而，在早期妊娠检出微小畸形，如较小的脊髓脊膜膨出、神经管缺陷或颅后窝异常，需要对中枢神经系统进行详细的超声评价。本章中，我们提出了早期妊娠正常中枢神经系统详细、系统的检查方法，并全面介绍了在早期妊娠可诊断的常见中枢神经系统畸形。

胚胎学

胎脑早在第5周即开始发育，神经管头部形成三个脑泡：前脑泡（前脑）、中脑泡（中脑）和后脑泡（后脑）。胚胎发育第6周，前脑泡分化为端脑及间脑，中脑泡保持不变，后脑泡分化为后脑和末脑。孕7～8周（月经龄）超声图像可显示这些脑泡（图8.1和8.2）。孕第8周末～第9周初，超声图像可显示强回声的大脑镰

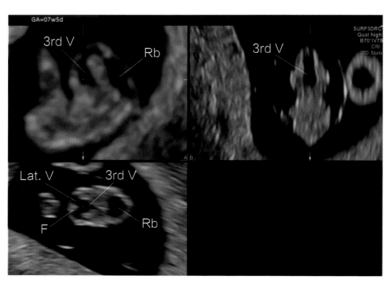

图8.1　3D超声多平面成像显示孕7⁺⁵周胚胎大脑的发育。此时后脑泡（Rb）是颅脑最大的脑泡，位于大脑后方。侧脑室（Lat. V）和第三脑室（3rd V）可见。F—大脑镰

将大脑分成对称的两部分，脉络丛几乎充满侧脑室（图8.3）。小脑半球由后脑泡发育而来，到孕10周完全形成，因此，高质量超声图像可以对胎儿颅后窝进行评估（图8.4）。在孕9周前，颅骨通常未骨化（图8.5）。颅骨骨化开始于孕9周末～第10周初，到孕12周完成。图8.5显示了孕9～13周胎儿颅骨骨化的过程。

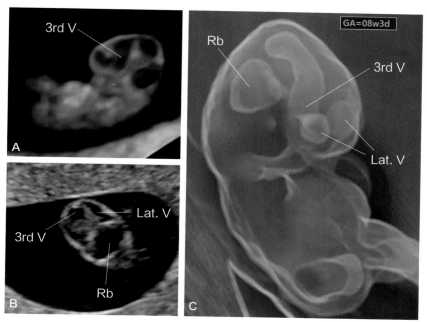

图8.2 孕8周胎儿的3D超声容积成像，显示大脑的早期发育。A. 表面模式下胎儿的矢状切面。B. 多平面成像获得的胎儿颅脑冠状切面。C. 在Silhouette®模式下呈现的胎儿渲染图像。注意侧脑室（Lat. V）、第三脑室（3rd V）和后脑泡（Rb）的解剖关系

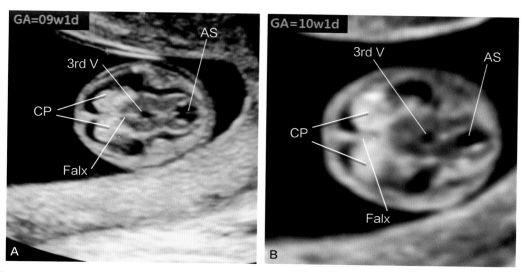

图8.3 孕9周（A）和孕10周（B）胎儿颅脑横切面。从图A和B可以看出，从孕9周开始可以显示侧脑室内的脉络丛（CP）、大脑镰（Falx）。这些横切面也可显示第三脑室（3rd V）和中脑导水管（AS）

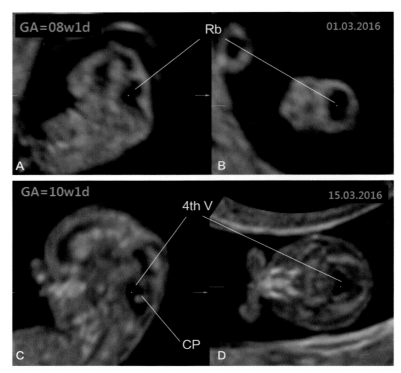

图8.4　颅后窝，显示后脑泡（Rb）发育为第四脑室（4th V）。孕8周胎儿颅脑的矢状切面（A）和横切面
（B），注意大脑后部的后脑泡的形态。孕10周胎儿颅脑的矢状切面（C）和横切面（D），注意在此孕周胎
儿第四脑室的发育。图C可显示第四脑室内的脉络丛

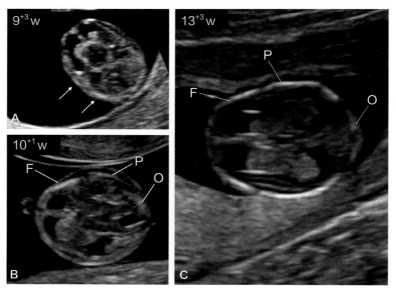

图8.5　在孕9周（A）、孕10周（B）和孕13周（C）胎儿颅脑横切面上显示颅骨骨化的进程。孕9周时
（A），有小的骨化岛（箭头）存在。孕10周（B）可见部分骨化的额骨（F）、顶骨（P）和枕骨（O）。在
孕13周（C），额骨（F）、顶骨（P）和枕骨（O）清晰可见。枕骨（O）在基底节水平更后的切面上可更好
地显示

正常超声解剖

超声评估胎儿颅内解剖通常采用颅脑横切面和正中矢状切面（图8.6～8.12）。通常，早期妊娠获得的胎儿头部横切面（图8.6～8.11）和正中矢状切面（图8.12）是分别为了测量双顶径（BPD）和颈项透明层厚度（NT）。此外，该正中矢状切面还用于评估胎儿面部轮廓和鼻骨。胎儿颅脑横切面及正中矢状切面也是国际妇产科超声学会（ISUOG）制定的早期妊娠超声检查实践指南中的一部分[1]。当怀疑有某些畸形时，胎儿颅脑冠状切面也偶尔有助于显示中线结构。笔者推荐在孕12周后超声检查常规评价颅脑横切面和正中矢状切面。请参阅第5章早期妊娠胎儿超声检查的系统方法，该章节完整地呈现了早期妊娠评估胎儿中枢神经系统的标准切面。

横切面

类似于中期妊娠超声检查的方法，早期妊娠胎儿颅脑系统的详细检查包括三个横切面（见图5.7和5.8）。在这些切面上，胎儿头部的形状是椭圆形的，孕10周后可辨认颅骨（图8.5）。在早期妊娠，颅骨骨化主要见于颅骨的额部、顶部及枕部（图8.5和8.6）。使用高频线阵探头或经阴道探头可改善早期妊娠胎儿中枢神经系统的图像质量（图8.7）。颅内解剖结构被大脑镰分成相等大小的左右两部分（图8.6～8.8）。双侧脉络丛呈高回声，充填侧脑室，周围可见脑脊液（图8.7～8.9）。在早期妊娠，脉

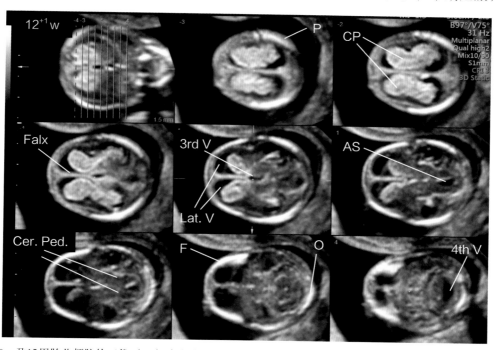

图8.6 孕12周胎儿颅脑的三维（3D）容积成像。3D容积是从横切面获得的，在断层视图中显示。从上（颅顶部）到下（颅底部）可显示脉络丛（CP）、大脑镰（Falx）、第三脑室（3rd V）、中脑导水管（AS）、大脑脚（Cer. Ped.）和第四脑室（4th V）。在中部横断面可显示侧脑室（Lat. V）。注意额骨（F）、顶骨（P）和枕骨（O）的超声表现

络丛呈蝴蝶状（图8.8）[2]。两侧脉络丛的大小和形状不同，这种差异被认为是正常变异（图8.9）[3]。在脉络丛外缘可见较薄的发育中的大脑皮质（图8.7）。在较上方的颅脑横切面上，两侧脉络丛周围可显示脑脊液充满侧脑室（图8.10A）。在较下方的横切面，可见组成间脑的两侧丘脑和第三脑室（图8.10B）。在丘脑后方，两侧大脑脚围绕中脑导水管形成中脑（图8.10B）。经阴道超声向脊柱上部略倾斜的颅脑横切

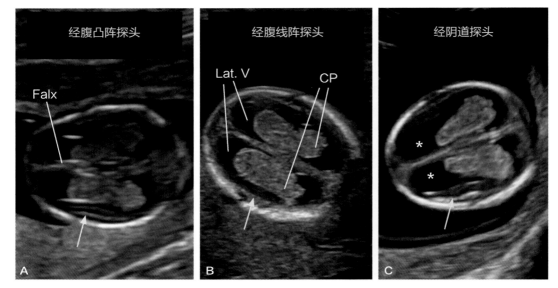

图8.7　采用3种不同的高分辨率探头，使声束从侧面入射，显示孕12周胎儿颅脑横切面：经腹凸阵探头（A）、经腹线阵探头（B）和经阴道探头（C）。注意经腹线阵探头（B）和经阴道探头（C）可提高分辨率。可显示大脑镰（Falx）、侧脑室（Lat. V）内的脉络丛（CP）和脑脊液（*）。同时，发育中的皮质也可见（箭头）。注意，在这个发育阶段，脑室系统占据了大脑的大部分

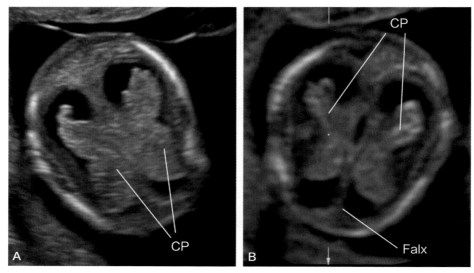

图8.8　孕11周（A）和13周（B）胎儿颅脑脉络丛（CP）水平横切面。注意左、右侧脉络丛呈蝴蝶状，被称为"蝴蝶征"。在脑中线可见大脑镰（Falx），可与图8.24和图8.25的无叶前脑无裂畸形相比较

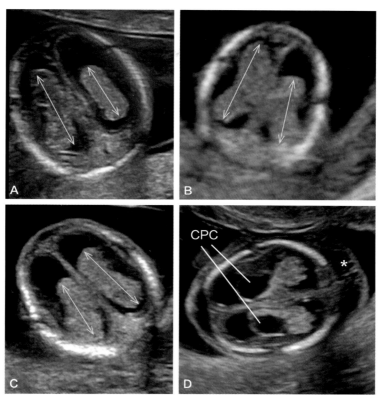

图8.9 三个正常胎儿（A～C）和一个13三体综合征胎儿（D）的早期妊娠颅脑脉络丛水平横切面。图A～C显示双侧脉络丛不对称（双向箭头），考虑为正常的变异。图A～C胎儿中期妊娠超声提示正常。注意13三体综合征胎儿（D）存在脉络丛囊肿（CPC）和颈部皮肤水肿（＊）

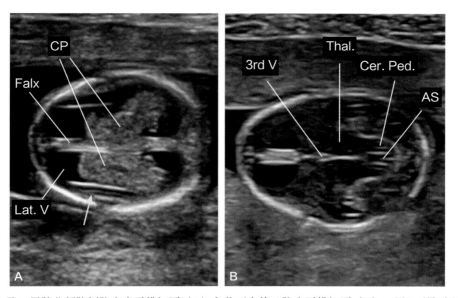

图8.10 孕13周胎儿颅脑侧脑室水平横切面（A）和其下方的丘脑水平横切面（B）。图A可显示双侧侧脑室（Lat. V）、脉络丛（CP）和大脑镰（Falx）。图B可显示由丘脑（Thal.）和第三脑室（3rd V）构成的间脑。在丘脑后方显示由大脑脚（Cer. Ped .）及中脑导水管（AS）构成的中脑（见图8.11）

面，可在颅后窝显示发育中的小脑（图8.11A）。再稍向下偏斜的切面可显示第四脑室、未来的颅后窝池以及第四脑室内高回声的脉络丛（图8.11B）。表8.1总结了在早期妊娠横切面可显示的解剖标志和相应的畸形特征。

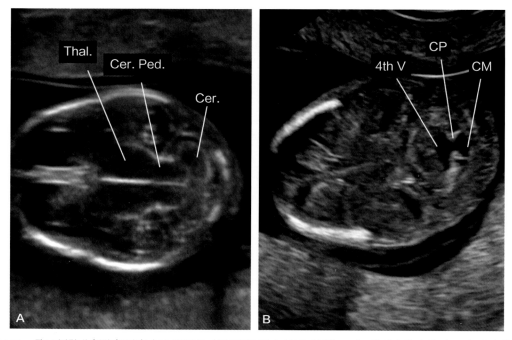

图8.11　孕13周胎儿颅脑颅后窝水平横切面（低于图8.10中A和B平面）。A. 发育中的小脑（Cer.）和大脑脚（Cer. Ped.）水平横切面。注意位于前方的丘脑（Thal.）。B. 在此切面稍微往下的斜横切面可见开放的第四脑室（4th V）与未来的颅后窝池（CM）相通以及第四脑室内高回声的脉络丛（CP）

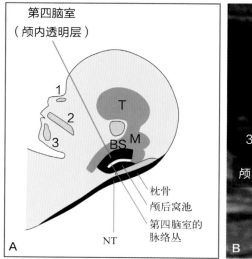

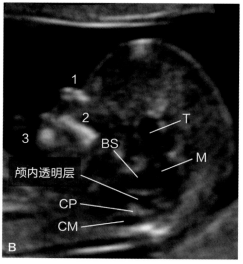

图8.12　早期妊娠胎儿头部正中矢状切面［同颈项透明层（NT）平面］示意图（A）和相应的超声图像（B）。这个切面能很好地评估颅后窝结构。可显示以下结构：丘脑（T）、中脑（M）、脑干（BS）、第四脑室［即脑干（BS）和脉络丛（CP）之间的颅内透明层］、颅后窝池（CM）。1，2、3分别指鼻骨、上颌骨和下颌骨

表8.1　早期妊娠胎儿颅脑横切面及相关畸形

	正常	可疑畸形
头颅形态	椭圆形	● 无脑畸形：头颅形态不规则，无颅骨显示 ● 前脑无裂畸形：圆形
骨化边界	颅骨骨化 颅骨边界清晰	● 成骨不全：除枕骨外无骨化，其他表现有肱骨及股骨缩短、弯曲、骨折 ● 致死性骨发育不良：颅骨过度骨化，其他表现有长骨短及形态异常 ● 脑膨出：颅骨不完整，通常出现在枕部
大脑镰	从前往后的强回声线将大脑分为两侧半球	● 前脑无裂畸形：大脑镰缺如 ● 脑膨出：偏一侧的大脑镰
侧脑室内脉络丛	双侧侧脑室内强回声脉络丛，可稍不对称	● 前脑无裂畸形：脉络丛融合 ● 脉络丛囊肿：13三体综合征及其他非整倍体异常（常合并其他软指标及结构异常）
双顶径	正常参考范围内	● 无脑畸形：双顶径无法测量 ● 前脑无裂畸形及脊柱裂：双顶径通常小于正常值
丘脑，大脑脚，中脑导水管	呈"V"形过渡，可显示中脑导水管，大脑脚与枕骨之间有一段距离	● 脊柱裂：丘脑和大脑脚之间平行过渡，中脑导水管受压，大脑脚向后移位接近或紧贴枕骨
第四脑室及其脉络丛	可显示第四脑室及其内强回声脉络丛	● 脊柱裂：第四脑室内脑脊液减少，其内脉络丛不能很好显示 ● Dandy–Walker综合征和 Blake's pouch 囊肿：第四脑室脑脊液增多，脑干前移

矢状切面

由于NT测量，在早期妊娠通常获得胎儿颅脑正中矢状切面（图8.12）。当胎儿正面朝向探头（即胎儿背在下方）时正中矢状切面可以提供更多颅内解剖信息（图8.12）。在正中矢状切面（图5.6）可评估以下解剖标志：颅骨形态、面部轮廓、鼻和鼻骨、上颌骨、下颌骨、丘脑、中脑、脑干（BS）、第四脑室 [即颅内透明层（IT）] 及其脉络丛、未来的颅后窝池、枕骨和NT（图8.12）[4]。表8.2总结了早期妊娠在胎儿颅脑正中矢状切面上可显示的正常解剖标志和相应的畸形。在本章后续部分介绍脊柱裂时会讨论颅后窝的正常解剖及异常的超声表现。

冠状切面

沿着胎儿的冠状轴可以获得胎头冠状切面。在中、晚期妊娠，胎儿颅脑冠状切面主要用于评估前方的中线结构如大脑纵裂、透明隔腔、侧脑室的前角、大脑外侧裂、胼胝体、视交叉。由于这些中线解剖结构在早期妊娠没有发育完全，胎儿颅脑冠状切面在早期妊娠很少使用。图8.13显示了孕12周正常胎儿颅脑的冠状切面。

表8.2　早期妊娠胎儿颅脑正中矢状切面及相关畸形

	正常	可疑异常
头颅形态	相对身体，头较大，额部略微前凸	● 无脑畸形：头颅形态不规则，无颅骨显示 ● 前脑无裂畸形：头颅常形态异常
NT	NT在正常范围内	● 非整倍体，心脏复杂畸形，以及许多综合征中可见NT增厚
颅后窝：脑干、第四脑室、颅后窝池	脑干略呈"S"形，直径在正常范围内，脉络丛将第四脑室与颅后窝池分开	● 开放性脊柱裂：脑干增厚和后移。第四脑室受压或消失。颅后窝池消失 ● Dandy–Walker综合征：脑干变薄，第四脑室扩张 ● 非整倍体：第四脑室常扩张 ● Walker-Warburg综合征："Z"形脑干（弯曲）
面部轮廓	前额、鼻骨、上颌骨、下颌骨正常	● 详情请参阅第9章

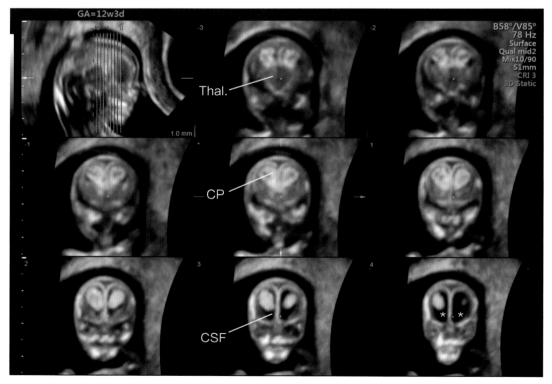

图8.13　在孕12周时从3D容积成像获得的胎儿颅脑冠状切面，采用断层成像显示。颅后窝位于断层显示的范围之外，故未显示。注意丘脑（Thal.）、脉络丛（CP）及在侧脑室前部（*）的脑脊液（CSF）

中枢神经系统异常

无颅畸形，露脑畸形，无脑畸形

定义

无颅畸形、露脑畸形、无脑畸形是胚胎发育早期（受精龄23～28天）前神经孔闭合失败所致的神经管缺陷。无颅畸形的定义为眼眶以上颅盖骨缺如。露脑畸形的特征为颅盖骨缺如，杂乱的脑组织表面有脑膜覆盖，暴露于羊水中。无脑畸形的特征为颅盖骨、大脑半球、中脑都缺如。颅骨缺损表面没有皮肤覆盖，而被覆了一层血管基质。充足的证据表明，无脑畸形是无颅畸形和露脑畸形的终末阶段，主要由于在早期妊娠暴露于羊水中的脑组织被破坏。除了在罕见的情况下的无颅畸形，无脑–露脑畸形序列征是致死性畸形。

超声表现

露脑畸形和无脑畸形在早期妊娠的诊断是基于颅骨缺如和超出剩余颅底部骨骼的"异常团块组织"的出现（图8.14和8.15）。在冠状切面上，异常团块组织指形态不规则的脑组织，由于其可向胎头两侧突起，被称为"米老鼠"征（图8.15A）[5]。无脑

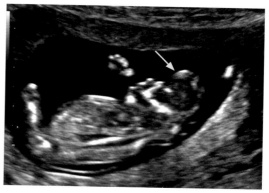

图8.14　孕12周无脑–露脑畸形序列征胎儿的矢状切面。注意无正常脑组织及颅盖骨，形态不规则的脑组织从颅底突出（箭头）

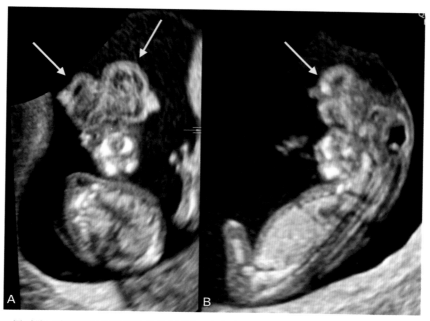

图8.15　孕11周无脑–露脑畸形序列征胎儿的冠状切面（A）和矢状切面（B）。大脑由形态不规则的脑组织取代（箭头）且无颅骨覆盖。A.冠状切面上不规则形态的脑组织，类似于米老鼠的耳朵，被称为"米老鼠"征。B.前额消失和突出的脑组织（箭头）

畸形的超声表现为颅盖骨缺如，在眼眶水平以上较少或几乎无脑组织（图8.16），在胎儿面部冠状切面上，呈独特的"蛙眼"征（图8.16B）。孕12周胎儿颅骨骨化完全，超声检查可以从胎儿颅脑横切面、矢状切面、冠状切面诊断露脑畸形、无脑畸形[6]。在这些切面中可以显示颅盖骨缺如，胎儿轮廓异常和杂乱的脑组织从胎儿头部突出（图8.14~8.18）。经阴道超声检查羊水回声增强（图8.16A）。由于脑组织缺如，头臀长测值往往小于正常值。

偶尔，最早可在孕9周怀疑露脑畸形或无脑畸形[6]。孕10周以后需复查超声以明确诊断，特别是孕妇考虑终止妊娠时。无颅畸形可根据早期妊娠颅盖骨缺如和存在覆盖脑组织表面的膜状物（软脑膜）来诊断（图8.17）。大多数情况下，中期妊娠随访超声检查显示无颅畸形脑组织不规则，和无脑-露脑畸形病例表现相似。3D超声检查有助于获得无脑畸形胎儿完整的头和面部图像（图8.18）。

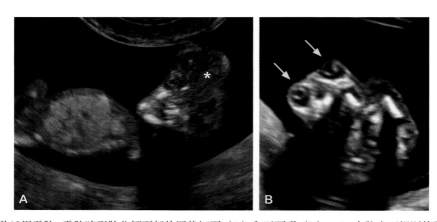

图8.16   孕12周无脑-露脑畸形胎儿颜面部的冠状切面（A）和正面观（B）。A. 大脑由不规则的脑组织取代且无颅骨覆盖（*）。B. 胎儿颜面部的正面图像显示前额缺如，眼睛（箭头）明显突出，被称为"蛙眼"征

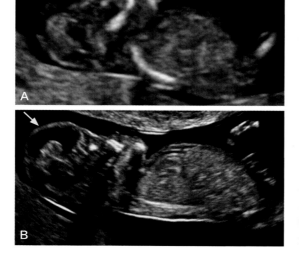

图8.17   两个早期妊娠颅骨缺如胎儿（无颅畸形）的矢状切面（A和B）。在图A和B中有覆盖大脑组织的软脑膜（箭头）。两个胎儿的大脑和头部形状相似。大多数无颅畸形病例在之后的随访超声检查表现为与无脑-露脑畸形一样的形态不规则的脑组织

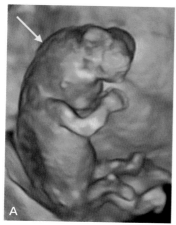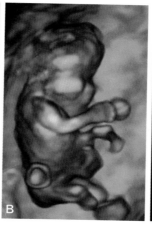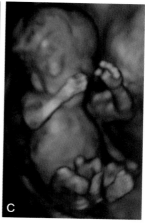

图8.18 三个早期妊娠无脑-露脑畸形胎儿的3D超声表面成像（A～C），呈现相同畸形的不同表现。注意A胎儿存在部分颅盖骨（箭头），而胎儿B和C颅盖骨缺如

由于羊膜带综合征常常与露脑畸形相关，早期妊娠产前诊断露脑畸形或无脑畸形需要经详细的阴道超声检查，判断是否有羊膜带的存在。

相关畸形

无脑畸形通常合并其他神经管畸形如颅脊柱裂、脊柱裂和枕骨裂露脑畸形[6]。其他胎儿畸形如心脏、肾脏、胃肠道以及面部的畸形也与无脑畸形有关。无脑畸形尤其是合并其他畸形时，非整倍体发生率也增加。此外，合并羊膜带综合征时，呈散发性，不增加再发风险。此类畸形通常是致死性的，宫内死亡率高。

脑膨出（脑膜脑膨出）

定义

脑膨出是指颅内容物通过颅骨缺损向外膨出。如果膨出的囊性包块内包含脑膜和脑组织，则被称为脑膜脑膨出。当膨出的囊性包块内只包含脑膜时则称为脑膜膨出。由于早期妊娠鉴别脑膜脑膨出与脑膜膨出较为困难，脑膜脑膨出这一术语常用来描述这两种情况。最常见的脑膜脑膨出发生在颅骨后方的枕部。脑膜脑膨出也可以发生在颅骨其他区域，例如发生于顶部、底部和额部，考虑为神经管头端的部分关闭失败导致的神经管缺陷[7]。一般情况下，非中线的脑膜脑膨出（两侧或顶叶）与羊膜带综合征相关，被认为是正常的胚胎发育过程被破坏所致。

超声表现

超声检查在颅脑横切面上发现枕部或额部有膨出物，常常怀疑存在脑膜脑膨出的可能（图8.19、8.20A、8.21A和8.22A）。矢状切面可显示缺损的程度和脑膜脑膨出的大小（图8.20B、8.22B、9.23A）。经阴道超声和图像放大常常可以显示颅骨缺损（图8.19B和8.22）。脑膜脑膨出常与异常的脑解剖相关，胎儿颅脑的横切面或矢状切面可以检出这些异常（图8.19～8.22）。脑膜脑膨出包块越大

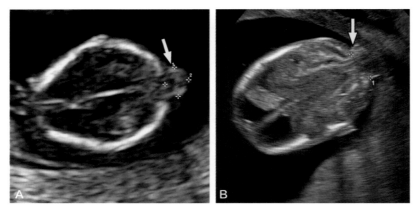

图8.19 两个孕13周枕部脑膜脑膨出的胎儿颅脑横切面（箭头）。A.经腹部探头显示。B.经阴道探头显示。注意脑组织从枕部缺损处膨出。脑膜脑膨出往往伴随异常的头颅形态

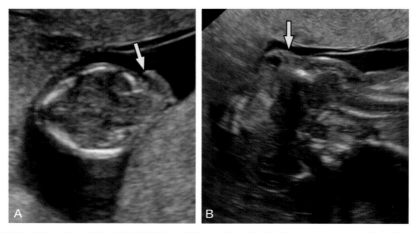

图8.20 经阴道超声显示孕12周枕部脑膜脑膨出（箭头）胎儿的颅脑横切面（A）和正中矢状切面（B）。注意脑组织从枕部缺损处膨出。这里未显示Meckel-Gruber综合征的其他典型征象，如多指/趾畸形、多囊肾

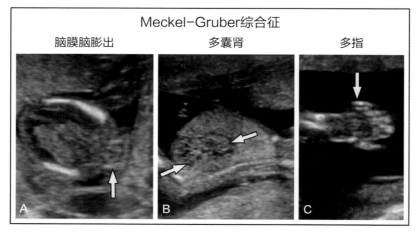

图8.21 孕12周Meckel-Gruber综合征胎儿。A.枕部脑膜脑膨出（箭头）。B.增大的多囊肾（箭头）。C.多指畸形（箭头）。在早期妊娠发现枕部脑膜脑膨出时应仔细检查胎儿肾脏和四肢，以排除是否存在与Meckel-Gruber综合征相关的畸形

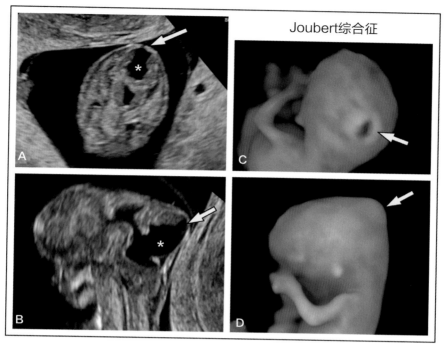

图8.22　孕11周枕部囊性脑膜脑膨出胎儿的颅脑横切面（A）和正中矢状切面（B）（箭头），注意扩张的第四脑室（＊）。C和D胎儿头部3D超声表面成像，箭头指向胎儿枕部脑膨出，C从背面、D从侧面显示缺陷处的膨出包块。本例为再发的Joubert综合征14型（JBTS14）。同时注意与Joubert相关的异常在早期妊娠可能没有或仅有细微的异常

超声显示的颅内结构异常越严重。由于脑膜脑膨出往往是遗传异常和综合征的一部分，建议对胎儿解剖进行详细筛查[7]。应特别注意是否合并多指/趾和多囊肾，因为可能与Meckel-Gruber综合征有关（图8.21和13.31）[7]。其他常染色体隐性遗传病也可出现枕部脑膜脑膨出，如Walker-Warburg综合征、一组与Joubert综合征相关的异常（图8.22）。三维（3D）超声检查表面成像有助于显示脑膜脑膨出的程度。不是所有的脑膜脑膨出在早期妊娠均可检出。较小的缺陷和内部病变很难诊断。早期妊娠检出脑膜脑膨出通常在孕13～14周，除非脑膜脑膨出伴有颅后窝池扩张，与丹迪-沃克畸形（Dandy Walker malformation，DWM）相似，则可在较早期检出（图8.22

和13.31）。当不合并其他畸形时，应尝试区分脑膜脑膨出与脑膜膨出，因为后者的预后较好。若经阴道彩超显示膨出的囊性包块内未见脑组织且颅内解剖正常，则很可能为脑膜膨出。

相关畸形

脑膜脑膨出或脑膜膨出可单独出现，也可以合并染色体异常（13三体综合征、18三体综合征）或遗传综合征。脑膜脑膨出也常与其他颅内或颅外畸形相关。值得注意的是，脑膜脑膨出可能与一种特殊的纤毛病变有关，如Meckel-Gruber综合征（常染色体隐性遗传病，有25%的再发风险）；也可能与其他纤毛病变有关，如Joubert综合征和与Joubert相关的异常（图8.22）以及Walker-

Warburg综合征。存在一侧的脑膜脑膨出时应该怀疑可能存在羊膜带。有时在早期妊娠鉴别枕部的脑膜脑膨出与颈部水囊瘤是困难的。颈部脊柱裂（图8.23）也可能被误诊为脑膜脑膨出（图8.23B和C），但颈部脊柱裂的缺损处位于完整的枕骨以下。这一点很重要，因为相对于脑膜脑膨出，脊柱裂不常合并遗传综合征。

前脑无裂畸形

定义

前脑无裂畸形（holoprosencephaly，HPE）是一种由于前脑分裂失败导致大脑半球不同程度的融合而引起的胎儿颅脑发育异常，可以有多种临床表型[2,6,8]，是人类最常见的前脑发育缺陷。发病率随着孕周增大而降低，从早期妊娠的1：250降低到活产儿的1：10000[9]。最近发表的一项大型研究，纳入了108982例早期妊娠胎儿，其中包括870例染色体核型异常胎儿[10]，筛查出37例HPE胎儿，得出在早期妊娠筛查时HPE的患病率为1：3000。基于两侧大脑半球的融合程度，HPE分为无叶、半叶、叶状和中央变异型。无叶前脑无裂畸形是最常见和最严重的类型，常表现为不同程度的单一侧脑室、丘脑融合、纹状体与嗅束和胼胝体缺如。无叶前脑无裂畸形的单一侧脑室可能向背侧隆起而成一个背侧囊肿。在半叶前脑无裂畸形中，后部脑组织部分融合，大脑镰部分形成，胼胝体发育不全。在叶状前脑无裂畸形中大脑镰可见，侧脑室前角区域以外的脑组织是分开的。在中央变异型前脑无裂畸形中，枕叶、顶叶和额叶未分开。所有类型的前脑无裂畸形的共同特征是透明隔腔缺如或发育不良，而在正常情况下在中期妊娠超声透明隔腔最先显示。半叶、叶状和中央变异型前脑无裂畸形没有无叶型严重，早期妊娠可能常被漏诊，直到中期妊娠才能被检出。在前脑无裂畸形中通常发现由前脑的发育不良引起的典型的面部畸形，根据其严重程度不同表现不同：从严重异常如独眼、喙鼻（图9.10和9.39），到轻度异常如眼距过近或单一的上颌中切牙。

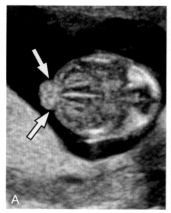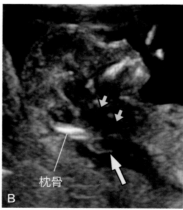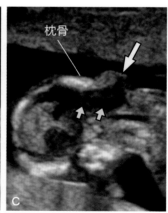

图8.23　孕13周颈部脊柱裂胎儿颅脑横切面（A）、正中矢状切面前面观（B）和正中矢状切面后面观（C）。在横切面上（A）这个缺陷（黄色箭头）被怀疑为脑膜脑膨出，但在正中矢状切面前面观（B）和后面观（C）发现病变（黄色箭头）位于枕骨下方，在颈椎水平。注意脑干和颅后窝池（短蓝色箭头）是异常的，这是早期妊娠脊柱裂典型的超声表现（参见图8.40和8.43）

超声表现

在早期妊娠半叶和叶状前脑无裂畸形通常不能检出，因此不在本节进行讨论。由于分辨率高，推荐使用经阴道超声扫查。典型的HPE超声特征是大脑镰缺如。这个特征在胎儿头部的横切面或冠状切面上较容易显示（图8.24～8.27）。两个大脑半球均可显示独立的脉络丛（图8.8）则可以排除无叶型前脑无裂畸形，而正常胎儿超声表现中典型的"蝴蝶"征的消失是在早期妊娠诊断HPE的重要线索（图8.24～8.27）[2]。在胎儿颅脑冠状切面（图8.24A和8.28）上HPE表现为前方单一侧脑室与丘脑融合。不论是否合并非整倍体异常，HPE胎儿的BPD测值偏小[11]。

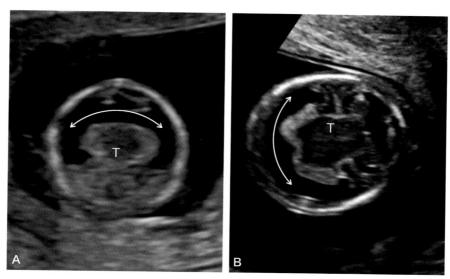

图8.24 两个早期妊娠无叶HPE胎儿颅脑冠状切面（A）和横切面（B）。注意新月形的单一原始脑室（双向箭头）。显示丘脑融合（T）、大脑镰缺如、脉络丛未分离

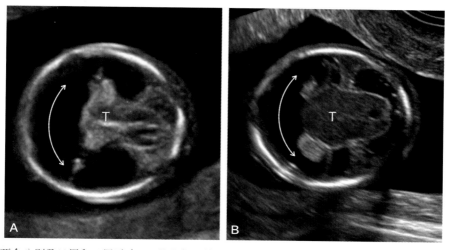

图8.25 两个分别孕12周和13周无叶HPE胎儿颅脑的横切面（A和B）。注意新月形的单一原始脑室（双向箭头）。显示丘脑融合（T）、大脑镰缺如

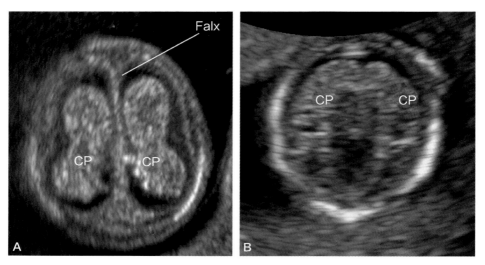

图8.26　孕13周的正常胎儿（A）和无叶HPE胎儿（B）颅脑横切面，比较两者侧脑室内的脉络丛。在正常胎儿图像中（A）可见"蝴蝶"状高回声的脉络丛（CP）。在无叶HPE胎儿图像中（B）脉络丛融合，不呈"蝴蝶"状。图A中可见大脑镰（Falx），但在图B中未显示大脑镰。图B单一原始脑室显示不如图8.24和8.25那么明显，但融合的脉络丛和缺如的大脑镰有助于HPE的诊断

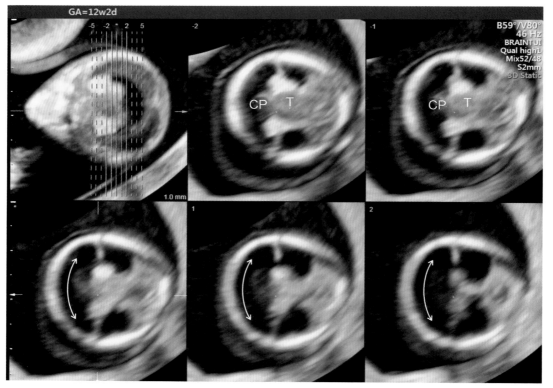

图8.27　孕12周无叶HPE胎儿头部3D超声断层成像。一系列颅脑横切面显示无叶HPE的典型特征，如丘脑（T）和脉络丛（CP）融合，单一原始脑室（双向箭头），这些特征与图8.24和图8.25所显示的特征相同

3D超声的多种成像模式在诊断HPE中都是有利的（图8.27～8.29）。3D超声断层成像模式可提供胎儿头部的多个切面图像（图8.27和8.28）。3D超声的表面成像、剪影或反转等不同的模式可立体地显示融合的侧脑室、丘脑和脉络丛（图8.29和8.30）[12]。正中矢状切面、冠状切面或3D超声表面成像可显示HPE胎儿的一系列面部异常（图8.28，8.30，9.10，9.39）。这些面部异常将在第9章进行详细讨论。超声专家可根据侧脑室及脉络丛未分开在孕9周检出HPE。在确诊之前，需谨慎地进行孕12～13周的超声随访。

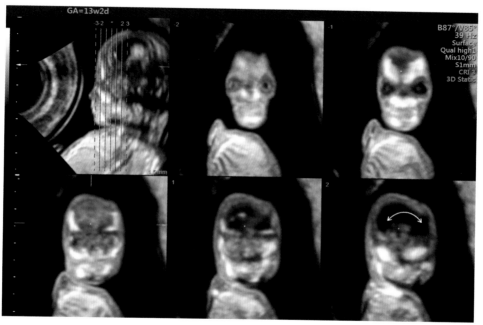

图8.28　孕13周无叶HPE胎儿头部3D超声断层成像。一系列冠状切面显示单一原始脑室（双向箭头）以及面部异常，左上角切面上还可显示面部轮廓异常

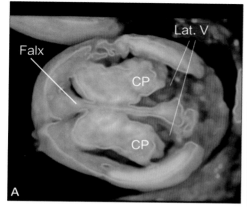
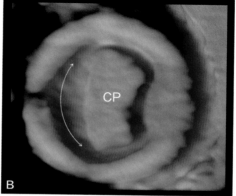

图8.29　3D超声表面成像显示孕13周正常胎儿（A）和无叶HPE胎儿（B）的颅脑横切面。注意图A中被大脑镰（Falx）分开的正常形态的脉络丛（CP）。在HPE胎儿图像（B）中，脉络丛融合，大脑镰缺如，单一原始脑室（双向箭头）。Lat. V—侧脑室

常染色体显性遗传非综合征型HPE

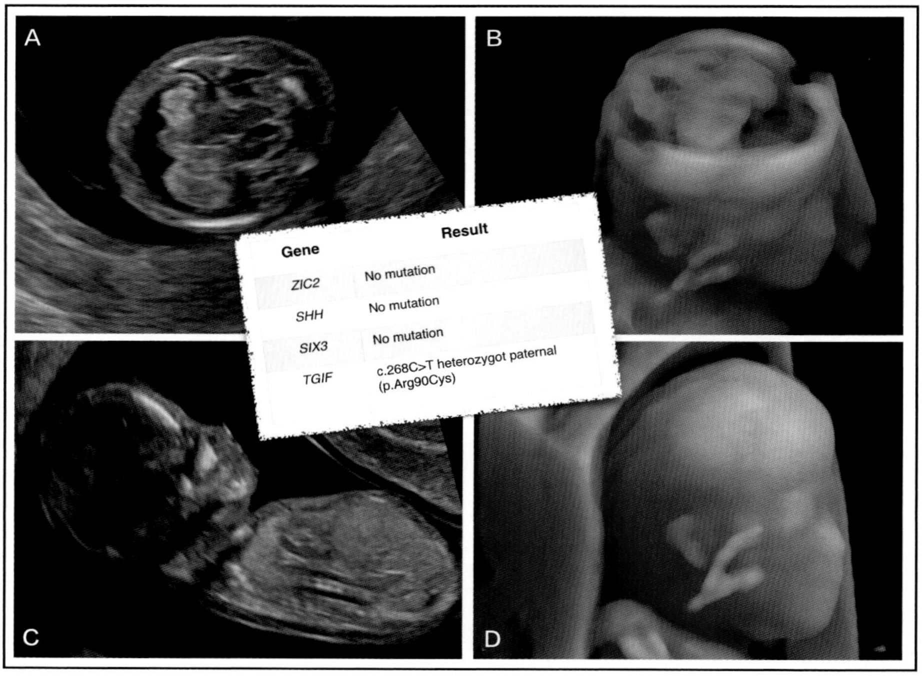

图8.30 孕13周无叶HPE胎儿2D（A和C）和3D（B和D）超声图像，图A和B显示脑部异常，图C和D显示面部异常。基因检测显示*TGIF*基因突变，这也在其健康的父亲身上检出同样的突变，这导致了不可预知的外显率和50%的再发风险。在HPE（孤立性）病例中，除了染色体分析和综合征评价外，对特定基因突变的检测是必要的，称为常染色体显性遗传非综合征型*HPE*基因，包括*ZIC2*、*SHH*、*SIX3*、*TGIF*基因

相关畸形

HPE通常与染色体异常和遗传综合征相关。13三体综合征占非整倍体异常的绝大部分，其次是18三体综合征和三倍体。在最近发表的一项针对108982例早期妊娠胎儿的大型研究中，包括37例HPE胎儿，HPE胎儿中78%（29/37）有染色体异常，包括13三体综合征（62%）、18三体综合征（17%）、三倍体（17%）及其他染色体异常（4%），如染色体缺失和重复[10]（参见在图6.36 HPE病例 18号染色体短臂缺失）。据报道，众多的遗传综合征如Smith-Lemli-Opitz综合征、Meckel Gruber综合征、Otocephaly HPE综合征[14]、Rubinstein Taybi综合征与HPE有关[9]。最近对HPE有关的分子遗传学的认识越来越多，已获得一个新的重要类型称为常染色体显性遗传非综合征型HPE [9]。目前为止，已知14个基因突变可导致HPE，其中最常见的是*SHH*、*ZIC2*、*SIX3*和*TGIF1*[9]。父母一方可携带该突变基因，但表现无异常或轻微异常，但再发风险高达50%。图8.30病例为一个常染色体显性遗传非综合征型HPE胎儿合并有*TGIF*基因突变，其父亲是外观上健康的相同的基因突变携带者。

脑室扩张

定义

脑室扩张是一个非特异性的术语，是指脑室系统内存在过多的脑脊液。脑室扩张是产前诊断最常见的中枢神经系统异常，是指一侧或双侧侧脑室扩大，定义为从中期妊娠起在侧脑室体部水平侧脑室宽度等于或大于10mm。目前尚未对孕20周之前特别是早期妊娠脑室扩张的定义达成共识。文献报道了几个定义和参考曲线，但其临床价值有待前瞻性研究进行验证[15-17]。然而，相对于中期妊娠，早期妊娠脑室扩张是罕见的。

超声表现

笔者的研究中心总结出早期妊娠脑室扩张的超声特征为变薄而悬挂的脉络丛，此时脉络丛范围小于侧脑室的一半，且不会触及侧脑室的内侧和外侧壁（图8.31～8.37）。有趣的是，经过反复观察，早期妊娠脑室扩张的超声特征是脉络丛变薄，而不是侧脑室增宽（图8.31～8.37），这也印证了各个研究参考值范围[15-17]。有一项研究报道孕11～14周非整倍体胎儿侧脑室增宽时测定脉络丛和侧脑室的比率[15]。在另一研究中测量了正常胎儿脉络丛和侧脑室长度、宽度和面积，并计算其比值；再将上述结果与17例脑室扩张胎儿数据进行比较[16]；进而发现，长度和面积比值具有临床意义[16]。近期，另一项研究将脑室扩张定义为双侧脉络丛与侧脑室前端分离[17]。早期妊娠侧脑室扩张病例中可出现第三脑室增宽或大脑镰中断，尤其是当合并中脑导水管狭窄时（图8.33B和8.34B）或半叶前脑无裂畸形时。颅后窝异常可引起脑室扩张，因此对颅后窝仔细检查是必要的（图8.35和8.36）。目前缺少关于早期妊娠侧脑室扩张的预后及合并症的大样本研究结果。我们建议当在早期妊娠发现脑室扩张时，应进行详细的早期妊娠超声检查以筛查相关的畸形。此外，可以使用

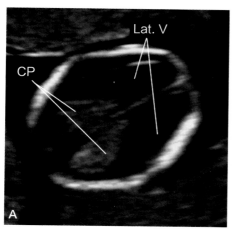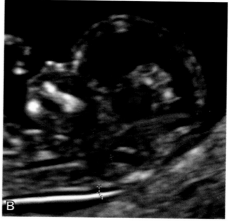

图8.31　孕12周脑室扩张胎儿的颅脑横切面（A）和正中矢状切面（B）。图（A）中脉络丛（CP）偏小，未填充侧脑室（Lat. V）。早期妊娠采用正中矢状切面（B）诊断脑室扩张是不可靠的。中期妊娠超声随访发现一个小的枕部脑膜膨出

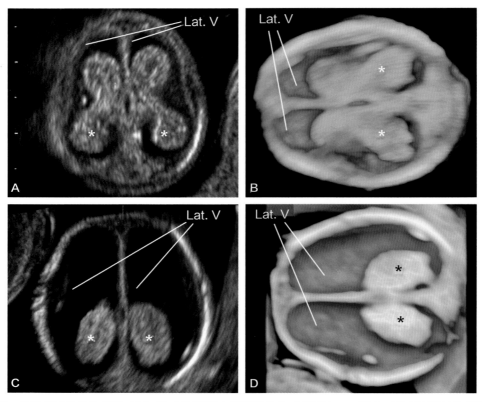

图8.32   孕13周正常胎儿颅脑（A和B）与怀疑脑室扩张的胎儿（C和D），二维和三维超声显示的颅脑横切面图。注意，在正常胎儿（A和B）图像中脉络丛（＊）填充侧脑室（Lat. V）而疑似侧脑室扩张胎儿（C和D）图像中，脉络丛占据不到侧脑室的一半

有创的基因检测方法，尤其是当脑室扩张合并其他异常时，因为这会增加染色体异常的风险[15-17]。我们建议应在孕15～17周及孕20～22周进行随访超声检查（图8.35～8.37）。在我们的经验中，许多中晚孕脑室扩张的胎儿，在早期妊娠侧脑室并不扩张。这可能是由于缺乏早期妊娠脑室扩张的诊断标准或很多病例为中期妊娠才发生的晚发性脑室扩张。

相关畸形

脑室扩张的病因很多，包括多种中枢神经系统畸形、遗传和感染[15, 16]。颅外相关畸形也很常见，包括脊柱裂、肾脏、心脏和骨骼异常。根据我们的经验，在早期妊娠发现侧脑室增宽的胎儿中常合并染色体异常包括拷贝数异常、不平衡易位、缺失以及重复[15-17]。此外，早期妊娠颅后窝的异常例如DWM、Walker-Warburg综合征（图8.35）、Joubert综合征、颅后窝囊肿、脊柱裂Chiari Ⅱ畸形和菱脑融合也可合并脑室扩张[16,17]。图8.36描述了一例孕14周被诊断为菱脑融合的病例。早期妊娠脑室扩张也可能与前脑和端脑发育异常相关，如中期妊娠检出的半叶HPE或胼胝体发育不全（图8.37）[16,17]。需要记住的是，早期妊娠侧脑室扩张可能是一个孤立的征象或正常短暂的变异，这种情况下往往预后良好。

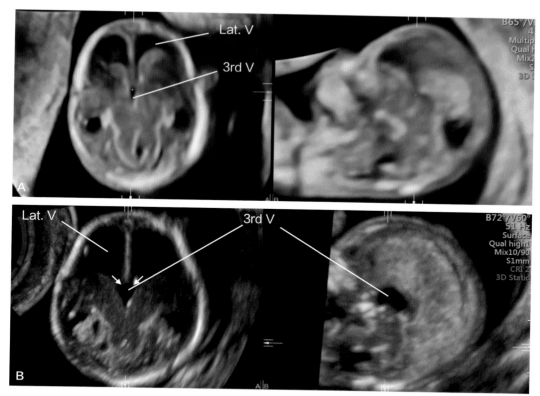

图8.33　3D超声成像显示正常胎儿（A）和脑室扩张胎儿（B）相互垂直的颅脑横切面（左）和矢状切面（右）。注意图B中扩张的侧脑室（Lat. V）和第三脑室（3rd V）与正常胎儿（A）进行对比。图B中连接侧脑室与第三脑室的室间孔（图B中的箭头）可见

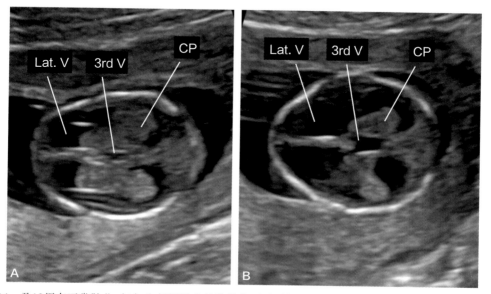

图8.34　孕12周在正常胎儿（A）和怀疑脑室扩张胎儿（B）的脑横切面。相比于正常胎儿（A），可疑脑室扩张胎儿（B）显示侧脑室（Lat. V）内过多的脑脊液，第三脑室（3rd V）扩张，以及变小缩短的脉络丛（CP）

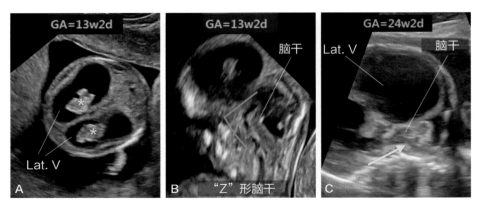

图8.35   孕13周胎儿，孕妇前两胎死于重度脑积水、Walker-Warburg综合征。A. 孕13周胎儿颅脑横切面显示侧脑室（Lat. V）扩张和细小的脉络丛（*）。B. 孕13周颅后窝的矢状切面显示典型的"Z"形脑干（红色线）和Walker-Warburg综合征的特征。C. 孕24周的头部正中矢状切面，显示严重侧脑室（Lat. V）扩张和弯曲的脑干（箭头）

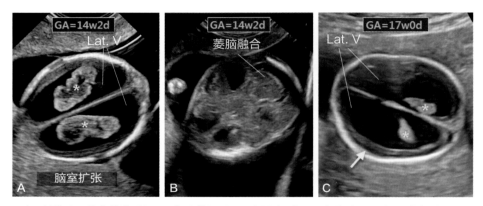

图8.36   孕14周胎儿，脑室扩张1周。A. 颅脑横切面显示侧脑室（Lat. V）扩张且脉络丛（*）未达侧脑室壁。B. 颅后窝横切面显示菱脑融合典型的异常小脑形态，菱脑融合常合并中脑导水管狭窄，导致脑室扩张。C. 孕17周超声检查随访显示侧脑室扩张合并缩小的脉络丛（*）及消失的蛛网膜下腔（箭头）

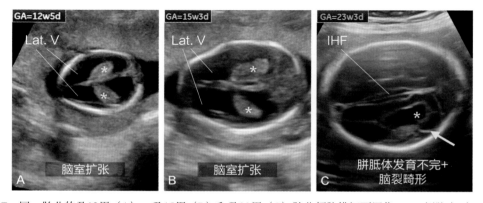

图8.37   同一胎儿的孕12周（A）、孕15周（B）和孕23周（C）胎儿颅脑横切面图像。A. 侧脑室（Lat. V）扩张和悬挂的脉络丛（*）。B. 确诊无明显病因的脑室扩张。C. 出现空洞脑（*）和半球间裂（IHF）的增宽，提示胼胝体发育不全。这个胎儿同时伴有闭唇型脑裂畸形（图C中的箭头）。孕23周时未显示脑室扩张（未显示图像）

开放性脊柱裂

定义

脊柱裂是指由于胚胎发育过程中后神经孔闭合失败所致的脊髓中线发育缺陷。缺损常见于背侧，因椎体分裂导致的脊柱腹侧缺损非常罕见，产前很难诊断。背侧缺损分为开放性和闭合性：大约80%的病例是开放性脊柱裂，由于没有肌肉和皮肤的被覆，神经组织暴露于羊水中；闭合性脊柱裂由于有皮肤覆盖，预后比开放性脊柱裂好，但在早期妊娠诊断很困难，因此本节中我们将主要讨论开放性脊柱裂。大多数脊柱裂发生在腰骶段。开放性脊柱裂的同义词包括脊髓脊膜膨出和脊髓膨出（或脊髓裂）。其他脊柱异常请参阅第14章。

超声表现

在早期妊娠诊断开放性脊柱裂具有挑战性（图8.38），主要原因在于早期妊娠超声检查时直接显示脊柱病变部位非常困难及开放性脊柱裂的中枢神经系统改变通常在孕12～14周前不显示，这些征象如柠檬头［额骨塌陷和香蕉小脑（颅后窝池消失及小脑形态异常）］常出现在中期妊娠（图8.39）[4,18]。开放性脊柱裂中期妊娠经典的柠檬征和香蕉小脑征是由脑脊液漏入羊膜腔，脑蛛网膜下腔压力降低，脑组织向尾端移位，引起阻塞性脑积水（即Chiari Ⅱ畸形）所致的。早期妊娠发现柠檬征和香蕉小脑征时，最好是经阴道超声检查，因为这些征象有可能经腹部扫描无法显示（图8.39）[6,19]。

Chaoui等指出，早期妊娠在测量NT和观察鼻骨的正中矢状切面上，可以看到开放性脊柱裂胎儿脑组织向尾侧移位导致第四脑室受压（参见图8.12和8.40）[4,20]。在正常胎儿的正中矢状切面上显示IT（第四

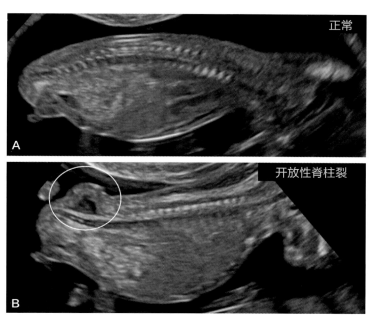

图8.38　孕12周正常胎儿（A）和开放性脊柱裂（脊髓脊膜膨出）胎儿（B）的俯卧位正中矢状切面。图B直接显示下段腰骶脊柱裂（圆圈）

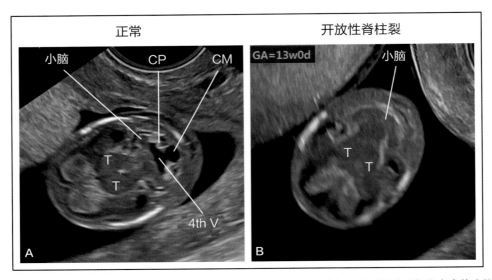

图8.39　孕13周正常胎儿（A）和开放性脊柱裂胎儿（B），经阴道超声检查显示胎儿头部发育中的小脑水平横切面。图A可以显示的颅后窝结构包括第四脑室（4th V）、第四脑室脉络丛（CP），以及发育中的颅后窝池（CM）。在有脊柱裂的胎儿（B）中，颅后窝结构的后移导致发育中的小脑变形，类似于中期妊娠的"香蕉小脑征"。T—丘脑

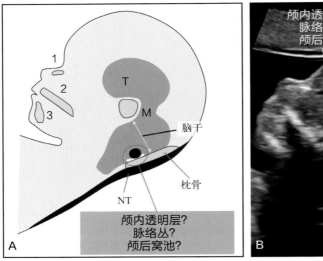
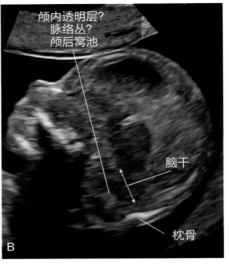

图8.40　孕15周开放性脊柱裂胎儿头颅正中矢状切面示意图（A）和相应的超声图像（B）（与图8.12的正常解剖比较）。在早期妊娠开放性脊柱裂，颅后窝结构向枕骨移位，导致脑干增宽（双向箭头），第四脑室（颅内透明层）、颅后窝池和第四脑室脉络丛部分或全部受压。所有这3种结构形态扭曲，它们的正常解剖结构无法显示。在第四脑室内自由浮动的脉络丛和颅后窝池脑脊液在开放性脊柱裂中无法显示，因此在图8.12中看到的典型的正常高回声线消失。见图8.41、8.42和8.43。T—丘脑；M—中脑；NT—颈项透明层；1—鼻骨；2—上颌骨；3—下颌骨

脑室）平行于NT，位于强回声的脑干后缘（BS）和第四脑室脉络丛之间（图8.12，8.41A，8.42A，8.43A）。在开放性脊柱裂胎儿中IT变窄或者消失和（或）颅后窝池消失，后脑向后下移位（图8.23，8.40，8.41B，8.42B，8.43B，8.43C）[21,22]。这导致了脑干（BS）增宽及脑干和枕骨之间距离（BSOB）缩短，因此大部分病例的BS／BSOB大于1（图8.42）[21,22]。另一个简单的方法是关注正常胎儿中存在的3条白色高回声线（图8.41A和8.42A），这在开放性脊柱裂病例中不显示（图8.41B，8.42B）。闭合性脊柱裂中不存在这些IT和颅后窝的改变[23]。在柏林，由20名胎儿超

声专家进行的一个大型的前瞻性研究中，早期妊娠采用正中矢状切面检出11例开放性脊柱裂[24]。文献报道与开放性脊柱裂有关的其他的颅内征象，如大脑脚和中脑导水管向后移位[19,25]（图8.44）和额上颌角异常（图8.41B和9.18B）[26]。报道称早期妊娠由于脑脊液流出，侧脑室及第四脑室变小[27]，这也导致早期妊娠双顶径较小[28-30]，且相对于正常胎儿其双顶径与腹部横径之比小于1[31]。需要注意的是，在早期妊娠尽管出现了一系列开放性脊柱裂征象，诊断仍然依赖于显示脊柱缺损（图8.38B，8.45B，8.45C，8.46B，8.47）。如果早期妊娠怀疑脊柱裂，应在孕15周后进行超声检查确诊。

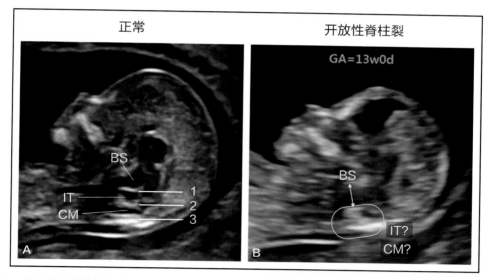

图8.41 孕13周正常胎儿（A）和开放性脊柱裂胎儿（B）经腹超声显示头颅正中矢状切面。A. 正常胎儿，脑干（BS）较薄，位于脑干后方是第四室（即IT）内的脑脊液和颅后窝池（CM）内的脑脊液。在正常胎儿颅后窝可显示典型的强回声三线征：线1-脑干的后缘；线2-第四脑室脉络丛；线3-枕骨。B. 在开放性脊柱裂中，脑脊液通过脊柱的缺损漏出，导致在正中矢状切面可以看到颅内的变化。开放性脊柱裂的改变（B）包括脑干（BS）增厚、后移（双向箭头）（见图8.42和8.43），颅内透明层（IT？）和颅后窝池（CM？）（圆圈）的变小或消失，正常解剖所见的三条强回声线（A）的缺失。同时还要注意胎儿B扁平的前额，导致额上颌角减小（见第9章，图9.18）

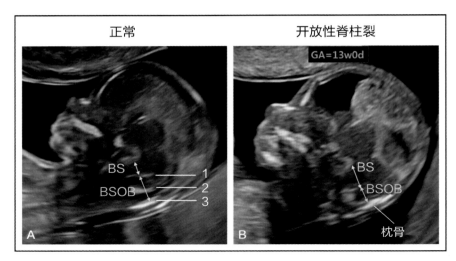

图8.42　孕13周正常胎儿（A）和开放性脊柱裂胎儿（B）经阴道超声显示面部和脑后部的正中矢状切面。图8.41显示了正常胎儿及开放性脊柱裂胎儿正中矢状切面上更多的解剖结构。图A中典型的强回声三线征是指：线1-脑干的后缘；线2-第四脑室脉络丛；线3-枕骨。可以通过脑干（BS）前后径（黄色双向箭头）和BS到枕骨的距离（BSOB）（蓝色双向箭头）的测量实现对颅后窝的量化。正常胎儿中（A）BS小于BSOB且两者的比值小于1。在开放性脊柱裂胎儿中（B）BS大于BSOB，其比值大于1。参见图8.43中的脑干形状

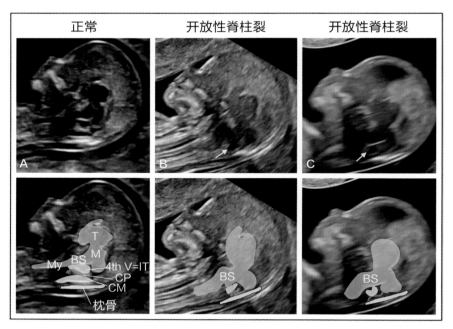

图8.43　在正常胎儿（A）和两个开放性脊柱裂胎儿（B和C）颅脑正中矢状切面图像显示中脑和颅后窝的解剖结构。上排图像是2D超声图像，下排为更好地突出解剖结构的示意图。绿色突出部分显示脑结构包括丘脑（T）、中脑（M）、脑干（BS）和延髓（My）。黄色突出部分显示出第四脑室（4th V）（即IT）和未来的颅后窝池（CM）。红色突出部分显示第四脑室的脉络丛（CP）。在早期妊娠开放性脊柱裂，后脑结构向枕骨移位，导致BS增宽（参见绿色突出部分；A、B、C图中的BS），以及IT、颅后窝池（黄色突出部分）和CP（红色突出部分）的部分或完全受压。部分脊柱裂胎儿在第四脑室没有脑脊液（如图8.38B和8.39B），而另一部分可能有少许脑脊液（如B和C所示）

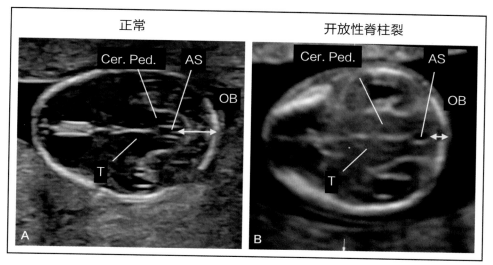

图8.44 早期妊娠正常胎儿（A）和开放性脊柱裂胎儿（B）大脑脚（Cer. Ped.）和中脑导水管（AS）水平的横切面。注意图B中大脑脚和中脑导水管向枕骨（OB）移位（双向箭头）。经阴道超声检查可以更好地获得这一切面。T—丘脑

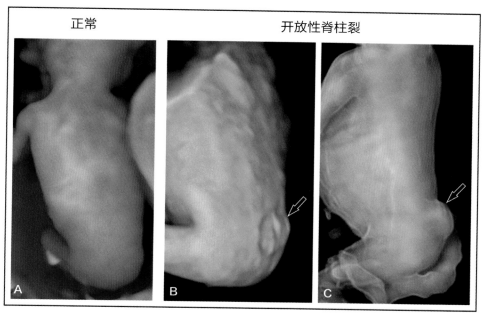

图8.45 孕13周正常胎儿（A）和两个开放性脊柱裂（脊髓脊膜膨出）胎儿（B和C）3D超声表面成像显示骶尾部。图B和C中直接显示下段腰骶脊柱裂（箭头）。胎儿C对应的2D图像显示在图8.33B

相关畸形

脊柱裂可以单独发病但也可合并非整倍体异常，如18三体综合征、三倍体或者其他异常。中枢神经系统异常如脑积水出现较晚。合并脊柱后侧凸可能是Jarcho-Levin综合征的一个特征表现。髋关节脱位和下肢畸形（如内翻足及摇椅足）通常在孕中晚期出现。

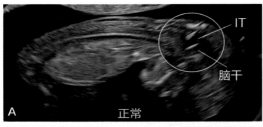

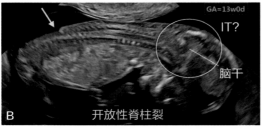

图8.46　孕13周正常胎儿（A）和开放性脊柱裂（脊髓裂）胎儿（B），俯卧位，正中矢状切面。注意图B中较难直观显示腰骶段脊柱缺损（箭头），但可显示胎儿B与胎儿A颅后窝的变化（圆圈）。胎儿A中显示颅内透明层（IT）和较小的脑干，而开放性脊柱裂胎儿B中IT受压而无液体回声（IT?），脑干增厚。这例胎儿也在图8.47中描述

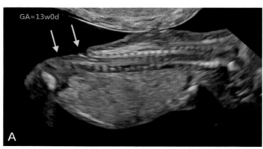

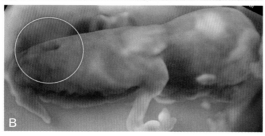

图8.47　孕13周开放性脊柱裂（脊髓裂）胎儿，俯卧位，二维（2D）正中矢状切面（A）和相应的3D超声表面成像（B）（箭头）（参见图8.46）。注意：在2D超声图像（A）上，开放性脊柱裂难以显示。图B显示胎儿下腰骶部的缺损（圆圈）。由于如图8.39、8.40和8.46所示颅后窝出现了异常，怀疑存在开放性脊柱裂

颅后窝畸形

定义

颅后窝畸形包括小脑半球、小脑蚓部、颅后窝池和第四脑室的畸形。因为直到中期妊娠小脑蚓部形成及旋转，颅后窝的胚胎发育才算完成，所以颅后窝的许多畸形，不能在早期妊娠检出。DWM属于颅后窝畸形，其特征性的表现为颅后窝池扩张且与第四脑室相通，小脑蚓部不同程度的发育不良或缺如和小脑幕上抬[32]。从胚胎学的角度，DWM被认为发生在孕第7周，因此早期妊娠怀疑DWM是可行的。早期妊娠超声不能诊断因胚胎发育延迟导致的孤立性的大枕大池、Blake's pouch囊肿、小脑发育不良、小脑半球不对称、孤立性的小脑蚓发育不良。

超声表现

在早期妊娠，DWM可疑的诊断是基于IT的增大、脑干前后径变小以及正中矢状切面上第四脑室脉络丛显示率低（图8.48，8.49）[33]。胎儿头颅的横切面和冠状切面显示较大的颅后窝囊肿将小脑半球分开（图8.48，8.49）。有一些证据表明，在正中矢状切面测量评估一些结构如BS、BSOB，以及两者的比值（BS/BSOB），可提高早期妊娠DWM的检出率（图8.48，8.49）[33]。BSOB测值的增大（代表第四脑室和颅后窝池）和BS/BSOB比值的减小可提醒超声医师有DWM的可能性，在早期妊娠筛查时应对颅后窝进行详细检查[33]。检查者必须谨记，真正的DWM是一种相当罕见的疾病，在早期妊娠扩张的第四脑室也是非整倍体异常（图8.50，

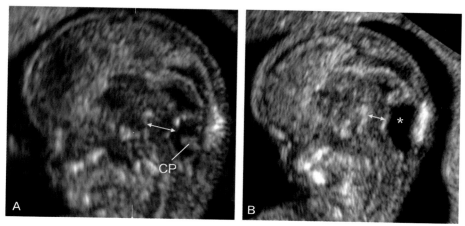

图8.48 孕12周正常胎儿（A）和Dandy-Walker畸形胎儿（B）颅脑正中矢状切面显示的颅后窝。 注意相对于胎儿A，胎儿B颅后窝中脑脊液（*）增加，脉络丛（CP）未显示。在Dandy-Walker畸形的胎儿中，脑干（双向箭头）变薄

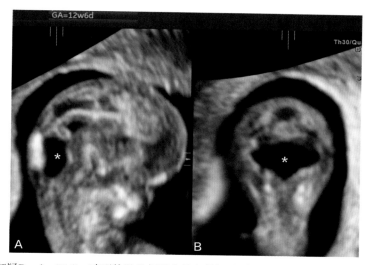

图8.49 孕12周怀疑Dandy-Walker畸形的胎儿颅后窝的矢状切面（A）和冠状切面（B）图像。 注意扩张的颅后窝（*），脉络丛显示不清

6.6，6.20B）、遗传综合征（图10.20）、Blake's囊肿（图8.51A，8.52，8.53A）、脑膨出（图8.22B）等疾病的表现，也可以是一过性改变。Blake's pouch囊肿和DWM的表现相似，也显示出扩张的颅后窝池（图8.52，8.53），特别是在冠状切面扫查时。Blake's pouch囊肿表现为颅后窝池内脑脊液较DWM少，且中期妊娠超声随访小脑及小脑蚓部正常。当在早期妊娠怀疑颅后窝异常时，建议对胎儿进行详细的超声检查和中期妊娠随访。

相关畸形

早期妊娠颅后窝扩张和怀疑DWM常常与多种畸形如非整倍体（18三体综合征、13三体综合征、三倍体、X单体和21三体综合征）[35-37]、遗传综合征（Walker-Warburg综合征）和其他颅内外异常相关。

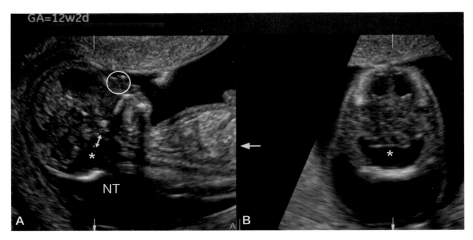

图8.50　孕12周部分性11q三体综合征胎儿，胎头正中矢状切面（A）和横切面（B）显示颈项透明层增厚（NT）和鼻骨缺如（圆圈）。注意颅后窝呈囊状扩张（＊）及较薄的脑干（双向箭头）

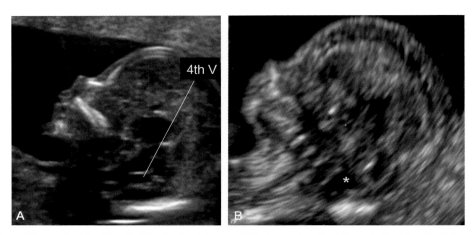

图8.51　孕12周正常胎儿（A）和孕13周可疑有持续性Blake's pouch囊肿胎儿（B）的胎头正中矢状切面。注意图A可显示正常的颅后窝和第四脑室（4th V）。在可疑的持续性Blake's pouch囊肿胎儿（B）的图像中可显示中度扩张的第四脑室（＊）

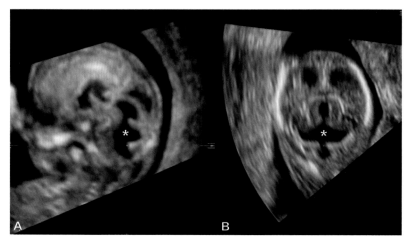

图8.52　孕12周轻度颅后窝池扩张（＊）胎儿的胎头正中矢状切面（A）和冠状切面（B）。颅后窝池小于前图8.49所示的Dandy-Walker。这例胎儿被怀疑有持续性Blake's pouch囊肿，孕22周证实

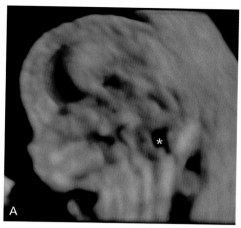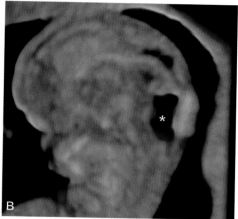

图8.53 孕12周持续性Blake's pouch囊肿胎儿（A）和Dandy–Walker畸形胎儿（B）颅后窝的3D超声表面成像。注意A胎儿颅后窝（＊）轻度扩张，而B胎儿明显扩张

陈　曦　廖伊梅　李喜红　译
文华轩　罗丹丹　杨家祥　校

参考文献

1. Salomon LJ, Alfirevic Z, Bilardo CM, et al. ISUOG practice guidelines: performance of first-trimester fetal ultrasound scan. Ultrasound Obstet Gynecol. 2013;41:102–113.

2. Sepulveda W, Wong AE. First trimester screening for holoprosencephaly with choroid plexus morphology ("butterfly" sign) and biparietal diameter. Prenat Diagn. 2013;33:1233–1237.

3. Abu-Rustum RS, Ziade MF, Abu-Rustum SE. Reference Values for the right and left fetal choroid plexus at 11 to 13 weeks: an early sign of "developmental" laterality? J Ultrasound Med. 2013;32:1623–1629.

4. Chaoui R, Benoit B, Mitkowska-Wozniak H, et al. Assessment of intracranial translucency (IT) in the detection of spina bifida at the 11-13-week scan. Ultrasound Obstet Gynecol. 2009;34:249–252.

5. Chatzipapas IK, Whitlow BJ, Economides DL. The "Mickey Mouse" sign and the diagnosis of anencephaly in early pregnancy. Ultrasound Obstet Gynecol. 1999;13:196–199.

6. Blaas HG, Eik-Nes SH. Sonoembryology and early prenatal diagnosis of neural anomalies. Prenat Diagn. 2009;29:312–325.

7. Sepulveda W, Wong AE, Andreeva E, et al. Sonographic spectrum of first-trimester fetal cephalocele: review of 35 cases. Ultrasound Obstet Gynecol. 2015;46:29–33.

8. Blaas HGK, Eriksson AG, Salvesen KÅ, et al. Brains and faces in holoprosencephaly: pre- and postnatal description of 30 cases. Ultrasound Obstet Gynecol. 2002;19:24–38.

9. Solomon B, Gropman A, Muenke M. Holoprosencephaly overview-GeneReviews®. http:/www.genereviews.org. Accessed March 17, 2017.

10. Syngelaki A, Guerra L, Ceccacci I, et al. Impact of holoprosencephaly, exomphalos,

megacystis and high NT in first trimester screening for chromosomal abnormalities. Ultrasound Obstet Gynecol. 2016. doi:10.1002/uog.17286.

11. Sepulveda W, Wong AE, Andreeva E, et al. Biparietal diameter-to-crown-rump length disproportion in first-trimester fetuses with holoprosencephaly. J Ultrasound Med. 2014;33:1165–1169.

12. Kim MS, Jeanty P, Turner C, et al. Three-dimensional sonographic evaluations of embryonic brain development. J Ultrasound Med. 2008;27:119–124.

13. Blaas HG, Eik-Nes SH, Vainio T, et al. Alobar holoprosencephaly at 9 weeks gestational age visualized by two- and three-dimensional ultrasound. Ultrasound Obstet Gynecol. 2000;15:62–65.

14. Chaoui R, Heling KS, Thiel G, et al. Agnathia-otocephaly with holoprosencephaly on prenatal three-dimensional ultrasound. Ultrasound Obstet Gynecol. 2011;37:745–748.

15. Loureiro T, Ushakov F, Maiz N, et al. Lateral ventricles in fetuses with aneuploidies at 11-13 weeks' gestation. Ultrasound Obstet Gynecol. 2012;40:282–287.

16. Manegold-Brauer G, Oseledchyk A, Floeck A, et al. Approach to the sonographic evaluation of fetal ventriculomegaly at 11 to 14 weeks gestation. BMC Pregnancy Childbirth. 2016;16:1–8.

17. Ushakov F, Chitty LS. Ventriculomegaly at 11–14 weeks: diagnostic criteria and outcome [Abstract]. Ultrasound Obstet Gynecol. 2016; 48(suppl 1):267.

18. Blaas HG, Eik-Nes SH, Isaksen CV. The detection of spina bifida before 10 gestational weeks using two- and three-dimensional ultrasound. Ultrasound Obstet Gynecol. 2000;16:25–29.

19. Buisson O, De Keersmaecker B, Senat MV, et al. Sonographic diagnosis of spina bifida at 12 weeks: heading towards indirect signs. Ultrasound Obstet Gynecol. 2002;19:290–292.

20. Chaoui R, Nicolaides KH. From nuchal translucency to intracranial translucency: towards the early detection of spina bifida. Ultrasound Obstet Gynecol. 2010;35:133–138.

21. Lachmann R, Chaoui R, Moratalla J, et al. Posterior brain in fetuses with open spina bifida at 11 to 13 weeks. Prenat Diagn. 2011;31:103–106.

22. Chaoui R, Benoit B, Heling KS, et al. Prospective detection of open spina bifida at 11-13 weeks by assessing intracranial translucency and posterior brain. Ultrasound Obstet Gynecol. 2011;38:722–726.

23. Fuchs I, Henrich W, Becker R, et al. Normal intracranial translucency and posterior fossa at 11-13 weeks' gestation in a fetus with closed spina bifida. Ultrasound Obstet Gynecol. 2012;40:238–239.

24. Chen F, Gerhardt J, Entezami M, et al. Detection of spina bifida by first trimester screening-results of the prospective multicenter Berlin IT-study. Ultraschall Med. 2017;38:151–157.

25. Finn M, Sutton D, Atkinson S, et al. The aqueduct of Sylvius: a sonographic landmark for neural tube defects in the first trimester. Ultrasound Obstet Gynecol. 2011;38:640–645.

26. Lachmann R, Picciarelli G, Moratalla J,

et al. Frontomaxillary facial angle in fetuses with spina bifida at 11-13 weeks' gestation. Ultrasound Obstet Gynecol. 2010;36:268–271.

27. Loureiro T, Ushakov F, Montenegro N, et al. Cerebral ventricular system in fetuses with open spina bifida at 11-13 weeks' gestation. Ultrasound Obstet Gynecol. 2012; 39(6): 620–624.

28. Karl K, Benoit B, Entezami M, et al. Small biparietal diameter in fetuses with spina bifida on 11-13-week and mid-gestation ultrasound. Ultrasound Obstet Gynecol. 2012;40:140–144.

29. Khalil A, Coates A, Papageorghiou A, et al. Biparietal diameter at 11-13 weeks' gestation in fetuses with open spina bifida. Ultrasound Obstet Gynecol. 2014;42(4):409–415.

30. Bernard JP, Cuckle HS, Stirnemann JJ, et al. Screening for fetal spina bifida by ultrasound examination in the first trimester of pregnancy using fetal biparietal diameter. Am J Obstet Gynecol. 2012;207:306.e1–306.e5.

31. Simon EG, Arthuis CJ, Haddad G, et al. Biparietal/transverse abdominal diameter ratio ≤ 1: potential marker for open spina bifida at 11-13-week scan. Ultrasound Obstet Gynecol. 2015;45:267–272.

32. Robinson AJ. Inferior vermian hypoplasia—preconception, misconception. Ultrasound Obstet Gynecol. 2014;43:123–136.

33. Lachmann R, Sinkovskaya E, Abuhamad A. Posterior brain in fetuses with Dandy-Walker malformation with complete agenesis of the cerebellar vermis at 11-13 weeks: a pilot study. Prenat Diagn. 2012;32:765–769.

34. Bornstein E, Goncalves Rodríguez JL, Álvarez Pavón EC, et al. First-trimester sonographic findings associated with a Dandy-Walker malformation and inferior vermian hypoplasia. J Ultrasound Med. 2013;32:1863–1868.

35. Loureiro T, Ferreira AFA, Ushakov F, et al. Dilated fourth ventricle in fetuses with trisomy 18, trisomy 13 and triploidy at 11-13 weeks' gestation. Fetal Diagn Ther. 2012;32:186–189.

36. Volpe P, Muto B, Passamonti U, et al. Abnormal sonographic appearance of posterior brain at 11-14 weeks and fetal outcome. Prenat Diagn. 2015;35:717–723.

37. Mace P, Quarello E. Analyse de la fosse posté rieure foetale lors de l'é chographie du premier trimestre de la grossesse. Gynecol Obstet Fertil. 2016;44:43–55.

第 9 章

胎儿颜面部与颈部

简介

早期妊娠观察胎儿颜面部与颈部是超声检查非常重要的部分，这部分检查包含了早期妊娠胎儿非整倍体风险评估（第1章和第5章）。胎儿正中矢状切面是NT测量的一部分，也用来评估胎儿鼻骨。早期妊娠详细评估胎儿颜面部和颈部能诊断许多高度相关的异常，包括非整倍体和遗传综合征。本章中，我们介绍了胎儿颜面部和颈部的系统扫查方法，以及详细讨论了早期妊娠可诊断的主要颜面部和颈部异常。在胎儿正中矢状切面上观察到的颅后窝池已经在第8章胎儿中枢神经系统（CNS）异常中单独讨论过。

胚胎发育

胎儿颜面部与颈部的胚胎发育是一个复杂的过程，由外胚层、神经嵴、中胚层、内胚层协同发育而来，其中还包含了6对鳃弓的发育。鳃弓在颜面部和颈部的骨骼、肌肉、血管和神经的发育中起主导作用。

胚胎第3周，面部开始发育，此时，前肠前端处形成口咽膜，并在未来发育成口。胚胎4～7周时，面部5个突起融合形成面部结构。这些结构包括由神经嵴细胞发育而成的1个额鼻突、由第1对鳃弓发育形成的两个上颌突和两个下颌突（图9.1）。额鼻突发育形成两个内侧鼻突和两个外侧鼻突。表 9.1和图9.1、 9.2 列举了上述各面部突起所发育形成的颜面部结构。内侧鼻突和上颌突融合形成原发腭，继发腭由两侧上颌突融合形成，胚胎12周，面部发育完成。在胎儿期，面部比例及结构特征继续发育。本书不详细介绍更具体的胚胎发育过程。面部发育或融合失败将导致大部分的面部异常，包括唇/腭裂，本章后面将进行讨论。

颈部主要由鳃弓发育而来。第3鳃弓形成颈部的舌骨。甲状旁腺和喉软骨由第4鳃弓和第6鳃弓融合形成。甲状腺在胚胎第24天开始出现，原始咽和神经嵴细胞分别形成中部和外侧的甲状腺。中部甲状腺发育成为甲状腺的主体。在胚胎第7周，甲状腺开始下降，直至颈部气管前方。甲状腺是最早出现的内分泌器官，并在月经龄第12周开始分泌甲状腺素。

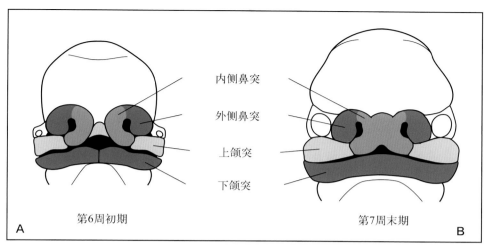

图9.1　胚胎第6周初期（A）和第7周末期（B）口鼻部发育示意图。两个内侧鼻突和两个外侧鼻突与外侧的上颌突及下方的下颌突在中线处融合，形成鼻和口，分别如图A、B所示。原发腭由内侧鼻突和上颌突发育而成，继发腭则由两侧上颌突融合而成。图A和B中彩色部分展示了鼻、上颌和下颌的胚胎发育过程，详细过程见本书正文

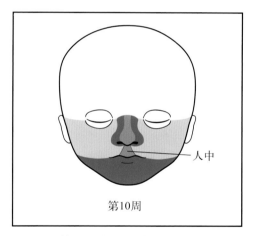

图9.2　胚胎第10周时颜面下部的形成。注意此时面部已完全成形，各突起发育形成相应的面部结构，详细信息请参见图9.1所对应的颜色和图标

表9.1　胚胎期面部突起发育形成相对应的面部结构

额鼻突：前额、鼻梁
外侧鼻突：鼻外侧部分
内侧鼻突：鼻中部结构
上颌突：脸颊上部、大部分的上唇及继发腭
下颌突：脸颊下部、下颌及下唇

正常超声解剖

可以采用多种方法系统地观察胎儿面部和颈部，包括正中矢状切面、冠状切面和横切面。正中矢状切面可以观察颜面部轮廓和NT，冠状切面和横切面可以观察颜面部和颈部的其他特征。一些颅脑解剖结构，如丘脑、脑干、第四脑室、侧脑室和脉络丛能够在颜面部和颈部的正中矢状切面和旁矢状切面进行观察，这些内容[1]在第5章和第8章中有详细讨论。我们将讨论面部和颈部各切面的正常超声特征。

矢状切面

胎儿头部的正中矢状切面（图9.3和9.4）显示了早期妊娠胎儿颜面部轮廓，可以评估前方的前额、鼻和鼻骨、口和上颌骨、下颌骨和后方的NT。在早期妊娠，胎儿头部相对于身体的比例较晚期妊娠稍大，在正中矢状切面上可看到"前额

突出"（图9.3和9.4），但这是正常的表现。在早期妊娠额缝较宽，因此在正中矢状切面上不能显示额骨。当声束垂直于颜面部正中矢状切面的鼻部结构时，可以清晰显示面部结构。 在正中矢状切面扫查的过程中，正中矢状切面的标志对于正确辨别鼻骨非常重要，鼻骨的观察要注意"等号"征，等号的上横线为鼻前皮肤，下横线为鼻骨（图9.4、9.5A、9.6和1.1）。正中矢状切面上，上颌骨显示为面部连续的骨化区域（图9.4～9.6）。正中矢状切面上，下颌骨的前部为上颌骨下方的圆点状回声（图9.6A）。在旁矢状切面上，可以显示大部分的下颌骨（图9.6C）以及鼻骨

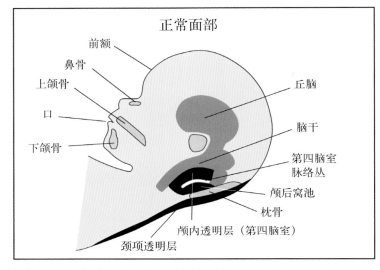

图9.3　早期妊娠胎儿头部正中矢状切面示意图。显示了早期妊娠超声可以观察和评估的胎儿面部轮廓及重要解剖结构，包括前额、鼻骨、口、下颌、颅内中线处中枢神经系统结构和颈项透明层。图9.4为相对应的超声图，详细内容请参见正文

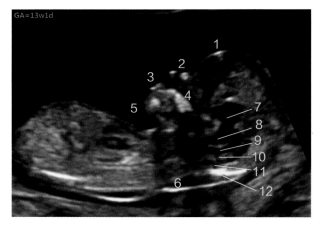

图9.4　孕13周胎儿头部正中矢状切面超声图。图中可显示：面部轮廓和前额（1）、鼻和鼻骨（2）、口（3）、上颌骨（4）、下颌和下颌骨（5）；矢状切面后方可显示颈项透明层（6）和颅内中线处各解剖结构，包括丘脑（7）、脑干（8）、第四脑室或颅内透明层（9）、第四脑室内脉络丛（10）、发育中的颅后窝池（11）和枕骨（12）。图9.3为本图对应的示意图

和上颌骨之间的上颌突（图9.6B）。据文献报道，在正中矢状切面上可以进行一些面部参数的测量[2-8]。面部测量和解剖标志异常将在本章内容中阐述。

在正中矢状切面上，其后方可以显示颈部及NT。NT测量标准（图9.3和图9.4）及NT测量的意义详见第1章和第6章。NT增厚和颈部水囊瘤将在本章最后讨论。

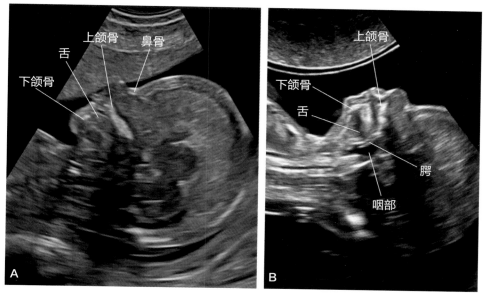

图9.5　孕13周时经阴道超声获取的两个胎儿（A和B）的正中矢状切面。图A中，声束垂直于胎儿面部长轴入射，可以清晰显示鼻和鼻骨、上颌骨、下颌及下颌骨，注意图A中可以显示舌位于上颌与下颌之间。图B中，声束由下颌下方入射，可以显示口腔后方的区域，包括舌、硬腭、软腭及咽部

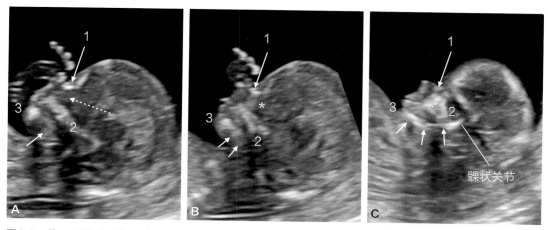

图9.6　孕13周胎儿面部正中矢状切面（A）及旁矢状切面（B和C）超声图。可显示鼻骨（1）、上颌骨（2）和下颌骨（3）。图A为正中矢状切面，可以显示上颌骨（2），但不能显示两侧上颌突（虚线箭头）；可显示下颌骨最前端（3），但不能显示下颌骨体部（短箭头）。图B为图A略向一侧偏转所获的旁矢状切面，在此切面上可以观察到上颌突（*），并开始显示下颌骨体部（两个短箭头）。图C为图B再向外偏转所获得的旁矢状切面，可以显示面部骨骼、上颌额突（*）位于鼻骨（1）和上颌骨（2）之间、一侧下颌骨（3）体部、下颌支和髁状关节（短箭头）

冠状切面

　　早期妊娠颜面部骨骼的冠状切面可以显示眼眶的形态和眼球，以及其与鼻梁和上颌骨的关系（图9.7）（见第5章）。眼球和颜面部骨骼的位置、大小和形态一般都由检查者主观评价。面部冠状切面显示上颌骨的前部（牙槽突）（图9.7）。鼻后

三角区域在斜切面上显示，即颜面部水平横切面和冠状切面之间的切面，鼻后三角位于鼻和上颌骨间（图9.7B）[9]（见第5章和图5.9）。在上颌骨与下颌骨间的斜切面上可以显示下颌间隙（图9.7B）[10]。通过3D面部表面成像可以很好地显示面部结构，尤其是经阴道扫查时可获得更高质量的图像。

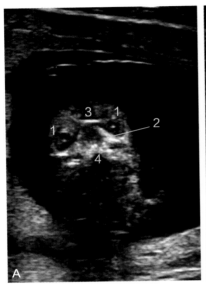
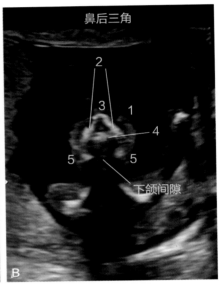

图9.7　两个孕12周胎儿（A和B）的冠状切面超声图，可显示前方面部骨骼。图A为眼眶冠状切面图，可以显示两个眼球（1）、眼眶和晶状体，两侧上颌突（2）之间可显示两侧鼻骨（3）和上颌骨前部（4）及上牙槽突。图B为斜切面，可以显示鼻后三角（详见正文），其上方为鼻骨（3），两侧为上颌骨额突（2），下方为牙槽突（原发腭）（4）。图B为下颌骨前端偏后方的冠状切面，可以看到两侧的下颌骨体部（5）及下颌骨体部间的距离，此距离我们称为下颌间隙。小下颌表现鼻后三角切面上下颌间隙消失，图9.14可以帮助我们理解鼻后三角切面的面部解剖位置

横切面

　　根据笔者的经验，面部横切面系统扫查的重要性次于正中矢状切面和冠状切面（第5章）。和中期妊娠检查一样，早期妊娠由头侧至尾侧的多个横切面扫查，可以显示眼眶、鼻梁和鼻骨、上颌骨和下颌骨（图9.8）（第5章）。早期妊娠经腹部

超声不能很好地显示胎儿嘴唇，但如果有需要，经阴道高频探头可以很好地显示这些结构。

胎儿面部三维超声

　　和中、晚期妊娠3D超声面部表面成像类似，早期妊娠3D超声（图9.9）与2D超

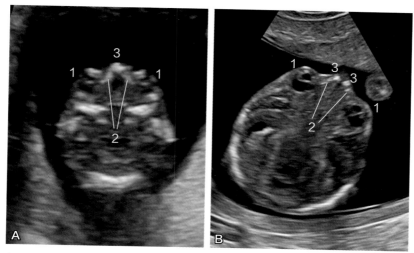

图9.8 两个孕13周胎儿眼眶水平面部横切面超声图。图A为经腹部扫查，图B为经阴道扫查获得的超声图像。在此切面上，可观察到双眼（1）、两侧上颌骨额突（2）和鼻骨（3）。经阴道扫查（B）可分辨出两侧眼球内的晶状体（1）及左右两侧鼻骨（3）

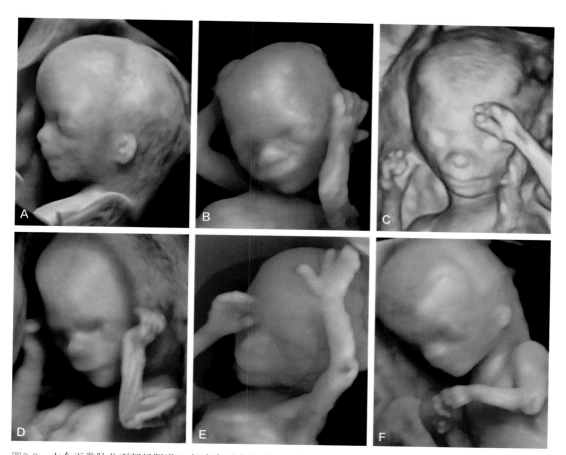

图9.9 六个正常胎儿面部经阴道3D超声表面成像（A~F）。可以观察到胎儿生理性的前额突起，清晰显示前额、眼、鼻、口、下颌和耳。本图可以与图9.10和9.11中的异常胎儿进行比较

声面部正中矢状切面（面部轮廓）、冠状切面和横切面相比，提供了更多的信息[11]。当早期妊娠怀疑胎儿异常时，胎儿颜面部3D超声的表面成像可以显示更多胎儿面部特征，包括前额、眼睛、鼻子、口、下颌和耳朵（图9.9～9.11）。颜面部的3D超声图像可以经腹部超声获取，但如果怀疑胎儿有异常时，经阴道扫查可以获得高分辨率、能显示更多细节的图像。图9.9～9.11显示了早期妊娠胎儿面部正常和异常的3D超声图像。3D超声也可以应用多平面成像对目标解剖区域进行特别评估（图9.12～9.14），如评估胎儿面部异常时，可利用该方法观察颜面部骨骼或腭部（见之后的内容）。更多早期妊娠3D超声的详细信息，请参见本书第3章和最近出版的一本关于3D超声在产前医学中临床应用的书[11]。

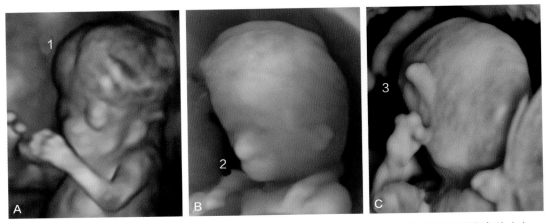

图9.10　三个颜面异常胎儿面部经阴道3D超声表面成像（A～C）。图A胎儿为无脑畸形/露脑畸形（1）；图B胎儿为13三体综合征并前脑无裂畸形，眼距短，猴头畸形（2）（鼻小且为单鼻孔）；图C胎儿为13三体综合征并喙鼻（3）

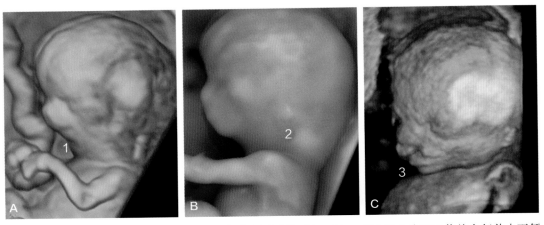

图9.11　三个颜面异常胎儿面部经阴道3D超声表面成像（A～C）。图A胎儿为13三体综合征并小下颌（1）；图B胎儿为18三体综合征，面部异常，耳发育不良（2）；图C胎儿为伴有面裂的综合征（3）

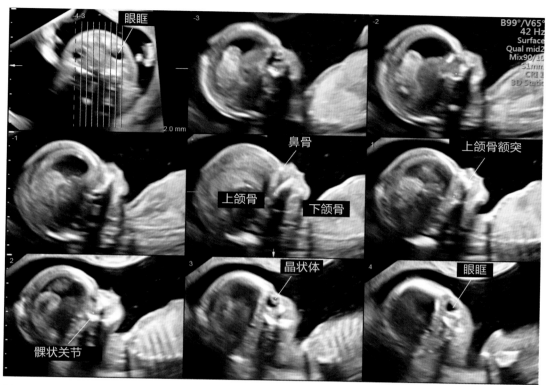

图9.12　孕12周正常胎儿经阴道超声面部3D多平面成像，注意在面部正中矢状切面和旁矢状切面上可评估的解剖结构

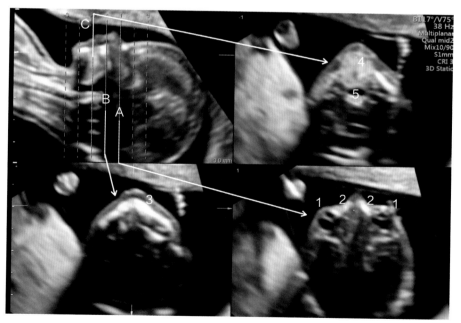

图9.13　孕12周胎儿经阴道超声面部3D多平面成像。参照切面（左上图）为正中矢状切面，参照切面上A、B、C线分别对应A、B、C切面，切面A为双眼球（1）水平横切面，切面B为上颌骨（3）水平横切面，切面C为舌（4）水平横切面。上颌骨额突（2）和咽（5）也分别在A和C切面上显示。获取早期妊娠胎儿头部的3D容积数据可以对胎儿面部解剖进行详细评估

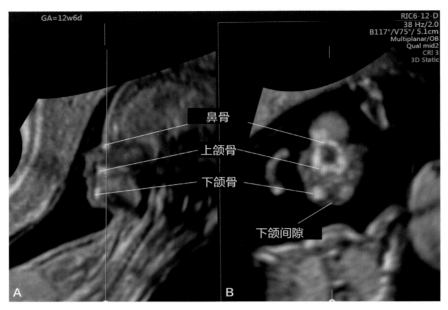

图9.14　孕12周胎儿经阴道面部3D多平面成像。本图只显示了两个切面：图A为胎儿头部及颜面部正中矢状切面；图B为图A中黄线处对应的冠状切面。图B中可以显示鼻后三角及下颌间隙，该切面详见图9.7

面部生物学测量

最近发表了一些通过面部生物学测量评估中、晚期妊娠胎儿面部特征的研究，其中有些生物学参数也被用于早期妊娠超声扫查时评估颜面部。这些测量包括长度、比值、角度，主要的测量切面是胎儿正中矢状切面。这些参数主要用于早期妊娠胎儿非整倍体筛查或用于发现唇腭裂和小下颌。下面将介绍部分测量参数。

鼻骨长度

目前已有中、晚期妊娠胎儿鼻骨长度正常参考值，有报道表明鼻骨短或鼻骨缺如与胎儿21三体综合征相关[12]。该结论也适用于孕11～14周胎儿非整倍体筛查。Cicero等[2]研究显示，大部分21三体综合征胎儿早期妊娠可表现为鼻骨未骨化或骨化不良（图9.15和6.1），在其他非整倍体异常和综合征的胎儿中也有此表现（图6.6，6.8，6.33，6.35）[13]。鼻骨也被用于早期妊娠唐氏综合征联合筛查，从而提高筛查的准确性[13,14]。第1章的表 1.2总结了早期妊娠正确评估鼻骨的基本标准。

鼻前皮肤厚度

前额皮肤被称为"鼻前皮肤厚度（prenasal thickness）"，21三体综合征胎儿在中期妊娠可以观察到"鼻前皮肤厚度"增厚[15,16]，这个指标也可用于早期妊娠（图9.16）[5,8,17]。为减少鼻前皮肤厚度测量的假阳性率，提出了使用鼻前皮肤厚度与鼻骨的比值（图9.16）[5]。在正常胎儿中，鼻前皮肤厚度很薄，鼻骨相对较长，该比值大概为0.6[5]。在21三体综合征胎儿中，早期妊娠观察可发现鼻前皮肤厚度增加，鼻骨长度减小，该比值大于0.8[5]。

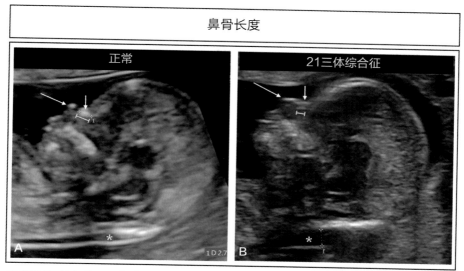

图9.15　正常胎儿（A）及21三体综合征胎儿（B）面部正中矢状切面鼻骨长度测量超声图。一半以上的21三体综合征胎儿存在鼻骨未骨化或骨化不良，如图B中所示。长箭头所指为鼻尖，短箭头所指为鼻前皮肤。在该切面中也可以测量NT（*）。可与第1章图1.3 和本章图9.16 比较

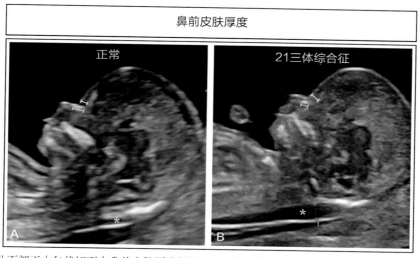

图9.16　胎儿面部正中矢状切面中鼻前皮肤厚度测量。图A为正常胎儿，图B为21三体综合征胎儿。鼻前皮肤厚度测量始于中期妊娠，21三体综合征胎儿的鼻前皮肤厚度会增加。图A和图B显示了鼻前皮肤厚度的测量方法（白线所示）。图B胎儿为21三体综合征，其鼻前皮肤厚度增加。为减少该方法的假阳性率，将鼻前皮肤厚度（白线）与鼻骨长度（黄线）的比值作为指标。在正常胎儿中，该比值小于0.6，但21三体综合征胎儿中该比值增加。图A中，黄线比白线长，而图B则相反。该图也测量了NT（*）

上颌骨长度

　　由于面中部发育不良，21三体综合征胎儿面部扁平，导致舌外伸。孕11～14周测量上颌骨长度被认为是定量评估面中部发育不良的方法[3]。旁矢状切面是测量上颌骨长度的切面，测量应包含下颌关节[3]。在21三体综合征胎儿中，上颌骨长度较短[3]。面中部发育不良也能通过额上颌角评估，该指标间接评估了上颌骨的发育[18]。额上颌角将在下文中讨论。

额上颌角

额上颌（FMF）角是上颌骨和前额间的夹角，正常胎儿为85°±10°（图9.17A）[18]。

有研究显示，在21三体综合征的胎儿中，该角度增大（图9.17B）[4,19]，开放性脊柱裂的胎儿该角度减小（图9.18）[20]。也有报道称，在有面中部发育不良及小下颌的18

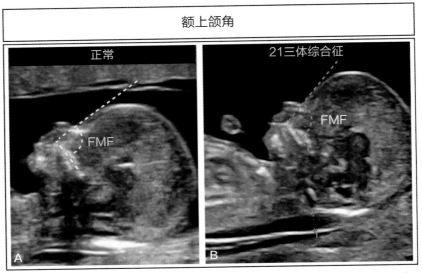

图9.17　胎儿面部正中矢状切面额上颌（FMF）角的测量。图A为正常胎儿的FMF角，图B为21三体综合征胎儿的FMF角。FMF角为胎儿面部正中矢状切面上上颌骨与前额的夹角，如图A和B所示。在正常胎儿中（A），FMF角大约为85°（黄线），但在21三体综合征胎儿中（B），FMF角大于85°（红线）。图B上同时测量了该胎儿的NT。图9.18也为FMF角的测量

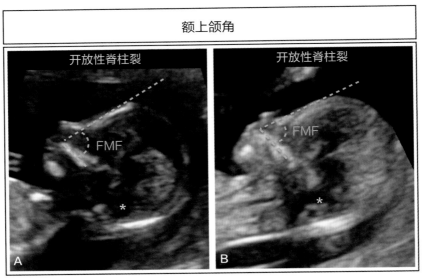

图9.18　胎儿面部正中矢状切面额上颌（FMF）角的测量。图A和图B为两个不同的开放性脊柱裂胎儿。在开放性脊柱裂胎儿中，FMF角明显减小，因为该类畸形胎儿头部较小且脑室内的脑脊液外漏，导致面部扁平。图中胎儿脑干（*）增粗，而颅内透明层（IT）几乎不能显示

三体综合征胎儿[21]及有前脑无裂畸形的13三体综合征胎儿[22]中，也有FMF角异常。使用FMF角应谨慎，因为测量切面轻微偏斜，可能导致假阳性和假阴性结果。使用3D多平面成像测量FMF角能提高测量的准确性[18,23]。在非整倍胎儿中，FMF角增大可能和上颌骨较短有关；而脊柱裂时该角度减小，可能和脊柱裂时脑组织后疝及脑室内脑脊液外漏导致的前额后缩有关。另一个面部角度是上颌–鼻根–下颌（maxilla–nasion–mandible，MNM）角，该角度以鼻根作为前额和鼻骨的参照点[8,24]。MNM角被定义为面部正中矢状切面上，上颌骨至鼻根的连线与下颌骨至鼻根连线的夹角，MNM角可用于发现非整倍体、小下颌和唇腭裂高风险的胎儿[8]。

额前空间距离

额前空间距离（PSD）获取需绘制上颌骨与下颌骨最前缘之间的连线并向前额延伸的延长线（图9.19）[6,7]，PSD是额前皮肤至该线的垂直距离（图9.19）。这个距离增大或减小均有意义[6]。在非整倍体异常如21三体综合征、18三体综合征和13三体综合征[6]，以及小下颌和唇腭裂[7]的胎儿中可出现PSD异常（图9.19）。

眼眶大小和间距

就目前所知，没有具体测量早期妊娠眼眶大小和眼眶间距的参数图表，这些测量未常规开展。最近，一篇文章报道了12周以上胎儿晶状体的间距[25]。

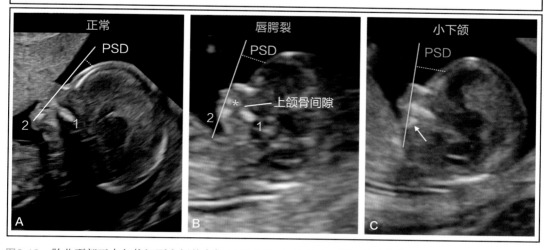

额前空间距离

图9.19 胎儿面部正中矢状切面上额前空间距离（PSD）的测量。图A为正常胎儿，图B为唇腭裂胎儿，图C为小下颌胎儿。PSD是上颌（1）与下颌（2）连线的延长线与前额间的距离。在正常胎儿中（A），PSD非常短。在唇腭裂胎儿中（B），存在上颌前突（*），PSD增加。在小下颌胎儿中（C），下颌骨后移（箭头），PSD也增加。注意B胎儿的上颌骨存在裂隙，称为"上颌骨间隙征"，是正中矢状切面上胎儿唇腭裂的征象

非整倍体和中枢神经系统异常胎儿面部表现

非整倍体异常胎儿面部轮廓

21三体综合征胎儿中，典型的面部表现包括：面部扁平，鼻骨缺如或发育不良（图9.15），上颌骨短小，FMF角增大（图9.17），鼻前皮肤增厚（图9.16）。18三体综合征胎儿也有类似的面部表现，但还可以看到下颌后缩和唇腭裂。13三体综合征胎儿因多与前脑无裂畸形相关而表现出更严重的颜面部异常（图9.20）和（或）伴有唇腭裂。其余早期妊娠非整倍体异常超声指标（包括面部异常）的详细内容见第6章。

前脑无裂畸形

无叶和半叶前脑无裂畸形多伴有面部异常，如独眼、眼距小、喙鼻、猴头畸形、无下颌前脑无裂畸形、鼻发育不良和面裂[26]。在大部分情况下，除了头部形状和颅内异常，面部轮廓也伴有严重异常。图9.10和9.20显示了无叶前脑无裂畸形的面部轮廓。第8章详细介绍了前脑无裂畸形。

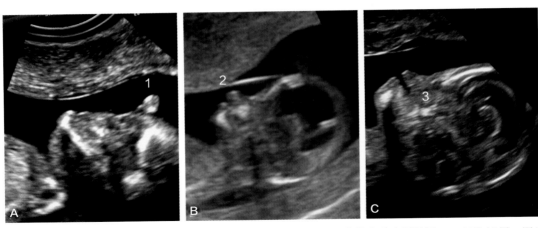

图9.20　三个前脑无裂畸形胎儿的面部正中矢状切面图，图A～C中的胎儿分别为孕11、12和13周。图A中，胎儿不存在面部的正常结构，中线处可以看到喙鼻（1）。图B中，胎儿可以观察到异常的鼻子（2），其面部表现为猴头畸形（图9.10为对应畸形的3D超声图像）。图C中，正中矢状切面上胎儿上颌骨未显示（3），因为存在大型的正中唇腭裂

无颅畸形/无脑畸形/露脑畸形

在无颅畸形/无脑畸形/露脑畸形中，面部侧面和正面的主要特征为眼睛大、脸部小。图9.21显示了无脑畸形中前额部位的各种特征。无脑畸形和露脑畸形的面部轮廓异常已在第8章中详细讨论过。

开放性脊柱裂

开放性脊柱裂颅内脑脊液外漏，导致胎头小，双顶径（BPD）小[27]。脑脊液外漏可导致前额扁平及FMF角减小，在约90%的病例中，FMF角减小约10°[20]。图9.18A和B显示了两个早期妊娠开放性脊柱裂胎儿的面部轮廓，胎儿前额扁平。

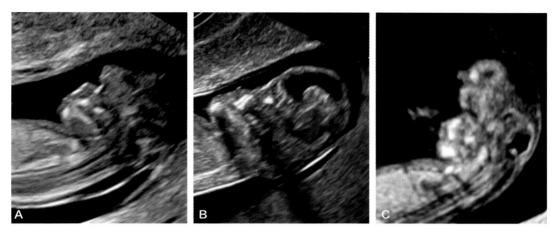

图9.21 三个无颅畸形/露脑畸形胎儿面部正中矢状切面，图A～C中的胎儿分别为孕11、12和13周。注意早期妊娠无颅畸形/露脑畸形胎儿的多种超声表现。该类畸形不能看到正常的前额，鼻部也存在异常

上颌寄生胎

上颌寄生胎是口咽部的畸胎瘤，一般源于口腔，其起源可以是蝶骨、腭、舌或咽[28,29]。上颌寄生胎可以生长至口腔外[28]，也可以向颅内或面部生长[29]。这种罕见异常多在中期妊娠或晚期妊娠诊断，其表现和其他部位的畸胎瘤类似（见第14章），同样的表现也可以作为早期妊娠的诊断证据（图9.22）。典型表现为口部可见向外突出的不规则混合性高回声肿块，内部囊性回声极少。如果突出的肿块很小，看起来与双侧唇腭裂表现类似，但仔细检查可发现上颌寄生胎形态不规则，而这一特征却不是唇腭裂的特征。图9.22显示了上颌寄生胎，13周时面部正中矢状切面上可见明显异常。

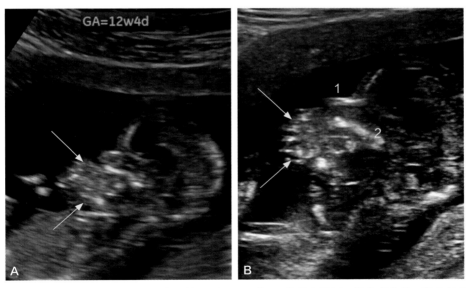

图9.22 孕12周上颌寄生胎胎儿面部正中矢状切面，图B为图A的放大视图。注意观察从口腔向外生长的实性肿块（箭头）。在中线处尚可以观察到鼻骨（1）和上颌骨（2）

额部脑膨出

第8章中已经讨论了大部分脑膨出发生在枕部，也可以发生在顶部和额部[30]。额部脑膨出，也叫额筛部或前部脑膨出，较其他类型的脑膨出少见。Sepulveda等[30]的研究中，25例脑膨出病例，只有3例（9%）位于额部。额部脑膨出可以仅仅是脑膜膨出但颅内结构正常；也可以有脑组织从缺口处突出，从而导致颅内结构改变。在早期妊娠，当发现额部或顶部脑膨出时，羊膜带综合征可能是导致其发生的病因（见第8章）。额部脑膨出的鉴别诊断包括前脑无裂畸形中的喙鼻、鼻神经胶质瘤或畸胎瘤。在前脑无裂畸形中，可以发现其他的面部和颅内特征，可以帮助鉴别喙鼻和脑膨出。早期妊娠不能预测额部脑膨出的预后，但额部脑膨出发现越早，预后越差。图9.23显示了一例孕11周胎儿额部脑膨出。

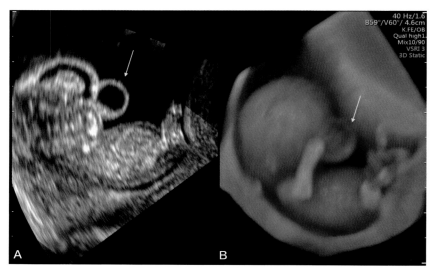

图9.23　孕11周胎儿额部脑膨出超声声像图。图A为胎儿头部2D正中矢状切面，图B为该胎儿3D超声表面成像。缺损处的囊性包块（箭头）提示为脑膨出

颅后窝池异常

颅后窝池异常伴有小脑异常、第四脑室增宽和（或）脑干受压或扭曲，可以在一些严重的异常中发现，包括非整倍体异常、遗传综合征如Walker-Warburg综合征、Joubert综合征、Dandy-Walker畸形及伴有持续性Blake pouch囊肿的正常变异（见第8章）。颅后窝池异常在18三体综合征和13三体综合征或三倍体中（图9.24）较为常见。当怀疑Walker-Warburg综合征时，可有眼睛受累，这时可以采用经阴道超声针对性地检查胎儿眼和晶状体，如发现异常，可提示诊断[31]。Walker-Warburg综合征的妊娠史很重要，如果存在该妊娠史，则需要进行早期妊娠针对性超声检查。但需要注意的是，早期妊娠未发现白内障不能排除Walker-Warburg综合征，因为白内障可能在随后的妊娠中才出现。

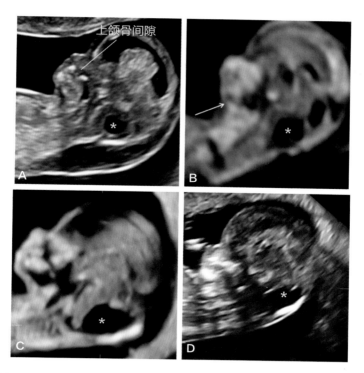

图9.24 四个颅后窝池增宽（*）胎儿的头部正中矢状切面。图A～D中胎儿的孕周分别为12、12、14和13周。图A为18三体综合征胎儿，超声切面上显示鼻骨缺如，可见上颌骨间隙，提示唇腭裂。图B中胎儿为13三体综合征合并小下颌（箭头）。图C和图D中的胎儿面部未见异常，但在随访的超声中，两个胎儿均诊断为Dandy–Walker畸形

胎儿面部异常

唇腭裂

定义

唇腭裂（cleft lip and palate，CLP）是最常见的先天性缺陷之一，其在活产儿中的发生率为1/1000～1/700[32,33]。鉴于CLP的高发生率，上唇和人中的显示成为目前中期妊娠常规产前超声检查的一部分[34]。在CLP人群中，1/3为单纯唇裂，2/3累及唇和腭[35]。CLP可以单发，也可以和多种染色体异常或遗传综合征相关。约1/3不合并综合征的CLP患者有CLP家族史，随着最近遗传学进展，已经发现

了几个与CLP显著相关的新位点[36]。CLP多发生于男性（男：女 = 1.70：1），尤其在孤立性病例中[35]。唇腭裂有很多种分类方法[35,37,38]，而在早期妊娠很难发现所有需要的信息从而对CLP进行准确分类。妊娠期尤其是早期妊娠，我们推荐Nyberg的CLP分类方法（图9.25）。1型为单纯唇裂，2型为单侧CLP，3型为双侧CLP，4型为中央型CLP，5型为不规则型CLP，5型主要见于羊膜带综合征[38]。

超声表现

早期妊娠，孤立性CLP常常难以诊断，主要因为早期妊娠面部结构还非常小[39-41]。实际上，大部分CLP都没有在早期妊娠

唇腭裂分型

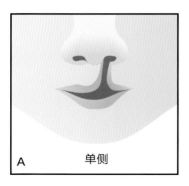
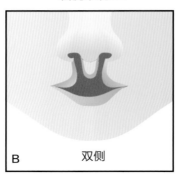
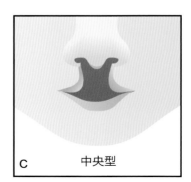

A　单侧　　　　B　双侧　　　　C　中央型

图9.25　早期妊娠超声观察到的典型唇腭裂（CLP）示意图。唇腭裂可以是单侧的，可以为左侧或右侧（A）；也可以是双侧的（B），且中线处可以看到上颌骨前突；还可以是中央型的，如图C所示。详见正文

诊断[42,43]。在Syngelaki等[42]的大样本研究中（见第5章中的表5.2），20例整倍体唇腭裂胎儿中仅有1例（5%）在早期妊娠检出，然而最近两个专科转诊中心的另一项研究显示，早期妊娠孤立性唇腭裂的检出率为24%[43]。早期妊娠超声检测CLP的切面和中期妊娠类似，但由于分辨率低以及鼻唇结构尚小，因此早期妊娠观察鼻唇区域并不实用。为了在早期妊娠能够发现CLP，我们推荐在横切面上观察上颌骨或斜冠状切面上观察鼻后三角（图9.7）[9]。另外，我们报道了一个"上颌骨间隙征"（图9.26～9.32），这个方法相对简单，可用于怀疑是否存在CLP，但需要在上颌骨水平横切面和鼻后三角切面确认（图9.26～9.32）。"上颌骨间隙征"会在本节随后

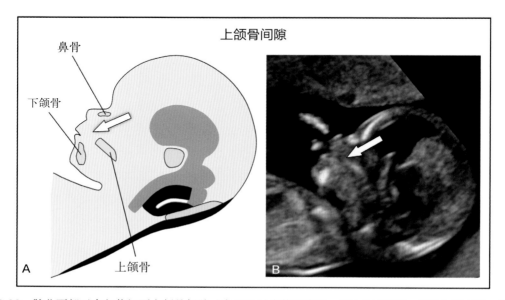

图9.26　胎儿面部正中矢状切面上颌骨间隙示意图及对应的超声图。图A为示意图，图B为超声图，均显示了唇腭裂胎儿上颌骨间隙（白色箭头）。可以对比图9.3中正常胎儿面部正中矢状切面示意图。在正中矢状切面上，应该看到完整的上颌骨。上颌骨间隙的位置和大小与唇腭裂的类型及大小有关。可以对比图9.27～9.31

的内容中介绍。Sepulveda等[9]提出了鼻后三角切面，即鼻和上颌骨前部的斜切面（图9.7），其构成包括：顶点是2块鼻骨，两侧是上颌骨额突，底边是牙槽突（原发腭）（图9.7）。鼻后三角切面可以这样获取：颜面部正中矢状切面旋转探头90°，轻微倾斜探头使上颌骨额突和原发腭出现在同一平面上[44]。在鼻后三角切面上（图9.28A）如果发现原发腭缺损，则考虑存在CLP。在一个通过3D超声进行的前瞻性研究中，通过观察早期妊娠鼻后三角切面诊断CLP的敏感性是87.5%，特异性是99.9%[45]，但通过2D超声筛查是否能达到这么高的敏感性还不确定。在疑难病例中，3D超声能帮助显示面部和鼻后三角切面，这对于早期妊娠诊断CLP非常重要（图9.11）[11,39,45,46]。鼻后三角切面应该

是早期妊娠诊断和排除CLP最佳切面，但是这个额外切面不易获得，也不是超声筛查的一部分。正如前面所述，我们的观点是，如果在超声筛查中能结合超声指标，早期妊娠CLP的检出率是可以提高的。因此，Chaoui等[43]报道了一个以胎儿早期妊娠正中矢状切面上颌骨间隙作为诊断CLP线索的研究（图9.26），发现这个特征非常有意义，因为胎儿正中矢状切面在评估NT、鼻骨和颅后窝池时会常规获取。在96%的非孤立性CLP胎儿和超过65%的孤立性CLP胎儿中，可以发现上颌骨间隙。然而，在5%～7%的正常胎儿中，可以看到狭小的上颌骨间隙，因此，通过该方法存在假阳性诊断[7,43]。正常胎儿中出现狭小的上颌骨间隙的可能原因是在孕11～13周时，胎儿上颌骨骨化出现延迟。实际上，

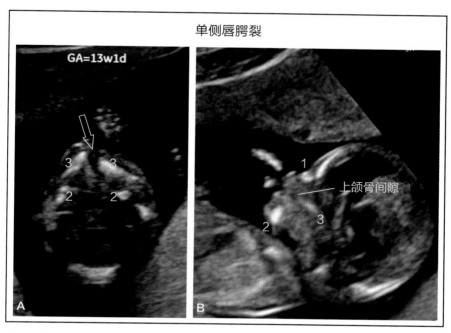

图9.27　孕13周唇腭裂胎儿面部横切面（A）和正中矢状切面（B）超声图。图A中可以看到横切面的唇腭裂裂口（空心箭头）。注意观察面部正中矢状切面（B图）的上颌骨间隙。其他可以观察到的结构包括：鼻骨（1）、下颌骨（2）和上颌骨（3）。本胎儿为单侧唇腭裂，出生后手术成功

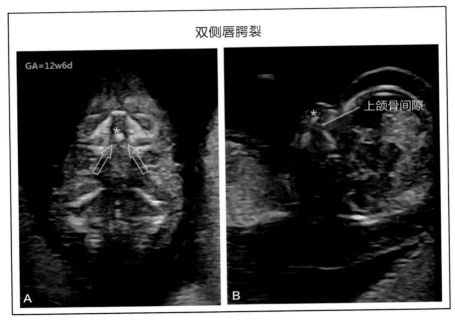

图9.28　孕13周双侧唇腭裂胎儿鼻后三角切面（A）和面部正中矢状切面（B）。鼻后三角切面（A）显示两侧的腭裂（空心箭头）。在胎儿面部正中矢状切面（B）上，可以观察到很大的上颌骨间隙。注意观察图A和图B中存在颌骨前突（*），这个征象常见于早期妊娠双侧唇腭裂的胎儿。本胎儿为18三体综合征胎儿

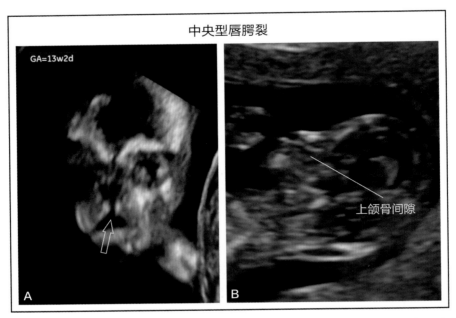

图9.29　孕13周中央型唇腭裂胎儿面部冠状切面（A）和正中矢状切面（B）超声图。在冠状切面（A）上可以显示中央型唇腭裂（空心箭头）。注意在面部的正中矢状切面上（B）未显示上颌骨。该胎儿为13三体综合征并前脑无裂畸形胎儿

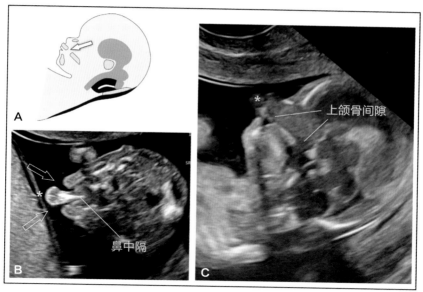

图9.30　13三体综合征并双侧唇腭裂胎儿面部正中矢状切面示意图（A）及对应的横切面（B）和正中矢状切面超声图（C），图中可显示上颌骨间隙（图A中白色箭头，图C中已标示）。注意图B和图C中上颌骨前方向前突出的肿块（*）。这些病例具有明显的面部异常（C）。在该病例中，可以观察到上颌骨间隙（图A中白色箭头，图C中已标示），即上颌骨前部中断。由于受声束入射角度的影响，不同入射角度的超声图像中裂隙的位置会有所变化。在这些病例中，非常标准的正中矢状切面上可显示鼻中隔并将其误认为上颌骨，但在旁矢状切面上则可观察到上颌骨间隙

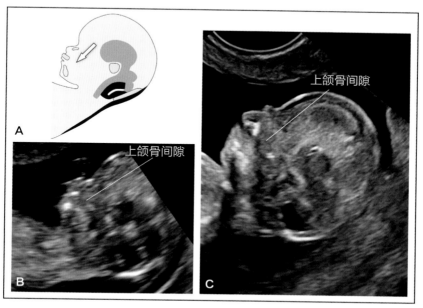

图9.31　无颌骨前突的双侧唇腭裂胎儿面部正中矢状切面示意图（A）及两个胎儿正中矢状切面超声图（B和C），可以观察到两个胎儿均存在较宽的上颌骨间隙。在该类病例中，PSD（见图9.19）无明显异常。图B胎儿为18三体综合征，图C胎儿患有遗传综合征。图B和图C中两个胎儿均可以在正中矢状切面上观察到上颌骨间隙

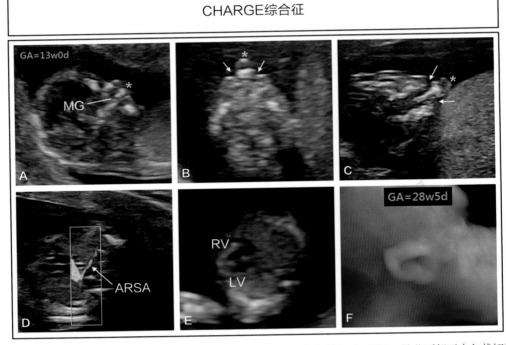

图9.32   CHARGE综合征胎儿超声图像。 在孕13周时，胎儿超声表现如下：图A，胎儿面部正中矢状切面上可见颌骨前突（*）及上颌骨间隙（MG），提示胎儿唇腭裂；图B及图C为胎儿面部横切面，分别为凸阵探头和线阵探头所获取的图像，可显示双侧唇腭裂（箭头）及颌骨前突（*）。图D可观察到右锁骨下动脉迷走（ARSA），图E显示心脏四腔心切面未见明显异常。胎儿孕16周时羊膜腔穿刺术羊水检查提示胎儿核型及微阵列正常。28周时检查发现膜周部室间隔缺损（未在图中显示）及一侧耳发育不良（F）。因此我们进行了针对CHARGE综合征的分子遗传学检测，发现CHD7基因突变。RV—右心室；LV—左心室

大于1.5mm的上颌骨间隙或正中矢状切面上完全性上颌骨缺如（图9.26～9.32）可以在69%的非孤立性CLP胎儿、35%的孤立性CLP胎儿中出现，而不会出现在正常胎儿中[43]。然而，值得注意的是，存在上颌骨间隙是怀疑CLP的线索，但需要在横切面或冠状切面直接观察到裂口才能做出诊断。而且，双侧CLP胎儿在面部的正中矢状切面上，可以看到口鼻前方向前突出的肿块（图9.29和9.30），即颌骨前突[47]。另外，通过测量PSD[7]（图9.19）或MNM角[8]可以更加客观地评估CLP，PSD和MNM角在生物学测量中已经阐述。通过这两个测量值也可以发现CLP伴发的下颌后缩，这些内容我们将在下一节中讨论。

相关畸形

CLP可以单发，也可以与超过100种遗传综合征和非整倍体异常相关[48]（见第6章和表9.2）。在一项涉及EUROCAT网络中14个欧洲国家包含5449例CLP胎儿的大样本研究中，3860例（70.8%）为单发CLP，1589例（29.2%）为CLP合并其他异常，如原因不明的多发先天性异常、染色体异常或遗传综合征[35]。CLP胎儿较单发唇裂胎儿更常合并其他异常（34.0% vs

20.8%）。该研究证实，CLP最常合并的异常包括骨骼肌肉系统、心血管系统和中枢神经系统异常[35]。CLP的合并畸形与CLP的类型高度相关[38,39]。在一个包含500个样本的大型研究中，Gillham等[49]发现，单侧CLP、双侧CLP和中央型（或中线）CLP伴发其他异常的概率分别是9.8%、25%和100%。另一个来自胎儿医学三级转诊中心的研究分析了70例胎儿CLP的数据，同样发现所有中央型唇腭裂胎儿均伴发其他异常[50]。然而在这个研究中，其他两类CLP伴发异常的概率较其他研究高[50]：单侧CLP为48%，双侧CLP为72%。因此，一旦发现CLP，建议进行详细的早期妊娠超声检查以排除其他结构异常，如面部、颅

脑、心脏和骨骼异常。有趣的是，几乎所有的中央型CLP，以及不伴有上颌骨前突的双侧CLP，都与颅内异常及非整倍体异常相关[49-51]。另一方面，CLP伴有心脏异常时，应高度怀疑22q11微缺失、4p-缺失（Wolf-Hirschhorn综合征）或CHARGE综合征（图9.32）。CLP的父亲或母亲生育CLP的胎儿时，应怀疑是否为常染色体显性遗传，如van der Woude综合征。在我们中心，在早期妊娠诊断CLP时，我们会进行详细的早期妊娠超声检查，排除其他异常，并同时进行侵入性基因检查，包括核型分析和微阵列检测。并进行2D和3D的中期妊娠初超声检查，评估胎儿的解剖结构。表9.2列了一些与CLP相关的异常。

表 9.2　与唇腭裂相关的常见综合征

非整倍体（13三体综合征、18三体综合征、三倍体等）

缺失和重复（4p-、22q11、18p-等）

CHARGE 综合征

缺指（趾）–外胚层发育不良–唇腭裂综合征

额鼻发育不良序列征

Fryns 综合征

Goldenhar 综合征

Gorlin 综合征

前脑无裂畸形常染色体显性遗传综合征

Kallmann 综合征

Nager 综合征

Pierre Robin 序列征

Roberts 综合征

Treacher Collins 综合征

VACTERL 序列征

van der Woude 综合征

小下颌

定义

小下颌是一种罕见的畸形，其特征为下颌骨小且发育不良。下颌后缩是描述下颌位置，表现为下颌位置较上颌更靠后，即后缩，多见于小下颌。一般来说，这两个异常通常同时出现，两个术语间也无明显的差别。但在本章中，我们使用小下颌一词，因为早期妊娠，只能发现较为严重的下颌异常。

超声表现

早期妊娠颜面部正中矢状切面观察到下颌骨与上颌骨不在同一水平，而是向后下方回缩时，首先应怀疑小下颌（图9.33）。小下颌的面部结构与正常胎儿有所不同，由下颌向上颌绘制直线，不会与前额相交（图9.19）[7,10]，下颌后缩程度可以通过FMF角[21]、PSD[7]（图9.19）或MNM角[8]进行定量评估。在早期妊娠，下颌看起来可能非常小而让人怀疑该胎儿是小下颌，但在中、晚期妊娠的超声随访中，随着下颌骨的生长，胎儿面部异常逐渐不明显（图9.34）。因此在一些情况下，小下颌的严重程度不能只通过面部的轮廓预测。一个有趣的观察是：利用鼻后三角的冠状切面可以对下颌进行评估。在正常的早期妊娠胎儿中，鼻后三角切面上可以观察到左侧和右侧下颌骨体部间的间隙，我们称之为下颌间隙（图9.35）[10]。下颌间隙是左右两侧下颌骨中点连线的距离，该距离随着CRL的增加呈线性增长。Sepulveda等[10]观察发现，鼻后三角切面下颌间隙消失或不能辨认时，应高度怀疑小下颌（图9.35）。早期妊娠面部冠状切面发现下颌间隙消失时，检查者应进行详细的超声评估以证实是否有小下颌，并

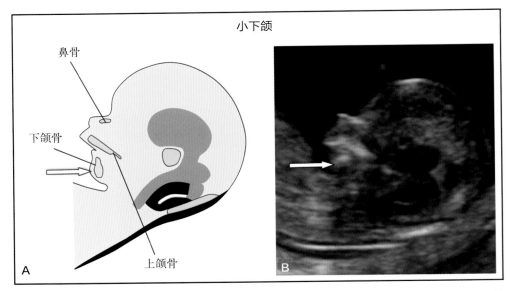

图9.33　小下颌胎儿面部正中矢状切面示意图（A）及超声图（B）。与正常胎儿示意图（图9.3）比较，图A和图B中下颌前缘（白色箭头）未到达上颌骨前缘，仅到达其中部。小下颌可以单发，如文中关于Pierre Robin序列征所述，也可以是多种综合征中的一种表型。可对比图9.34～9.37，详细叙述见正文

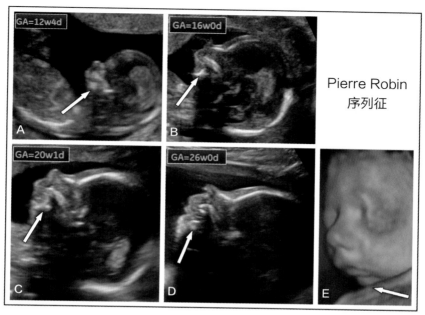

图9.34 Pierre Robin序列征小下颌胎儿面部发育过程。图A～D分别为孕12、16、20及26周超声图，图E为孕26周面部3D超声表面成像图。白色箭头所示位置为下颌骨。需要注意的是，早期妊娠小下颌看起来比较严重（A），但随着下颌骨生长，在中期妊娠及晚期妊娠面部异常逐渐不明显（B～E）。此病例胎儿为孤立的小下颌，出生后已行腭裂修复手术

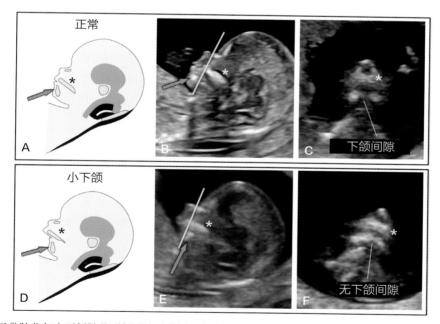

图9.35 正常胎儿与小下颌胎儿面部对比示意图及超声图，图A～C为正常胎儿，图D～F为小下颌胎儿，图A及图D为正中矢状切面示意图，图B及图E为面部正中矢状切面超声图，图C及图F为鼻后三角切面超声图。注意正常胎儿下颌骨前缘（红色箭头）达上颌骨（*）前缘，如图A和图B所示。在正常胎儿中，鼻后三角切面可以显示下颌间隙。而小下颌胎儿中（D～F），下颌后缩，下颌前缘（红色箭头）位于黄线后方（E），而鼻后三角切面不能观察到下颌间隙（F）。详细内容见正文

评估是否伴有其他畸形。通常情况下，小下颌胎儿的口腔狭小，舌向后坠，导致该畸形通常伴有后部腭裂。该合并异常在中期妊娠初的研究中已有报道[52]，但我们在早期妊娠也可以发现。在怀疑有小下颌的胎儿中，如果条件允许，我们推荐经阴道超声观察腭后部（图9.5），Wilhelm 和 Borgers[53]报道，正常胎儿可以观察到咽部的羊水，但当有小下颌与舌后坠时该间隙消失。由于小下颌和很多综合征相关（图9.36），2D和3D超声仔细观察胎儿面部、耳和颅脑有意义（图9.37）。

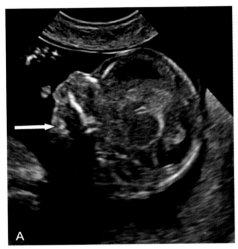
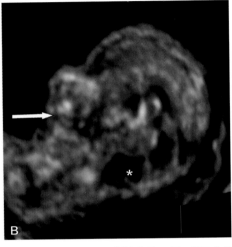

图9.36　两个13三体综合征合并小下颌胎儿面部正中矢状切面超声图。图A中胎儿孕14周，图B中胎儿孕12周，白色箭头所示为小下颌。注意图B胎儿颅后窝池增宽（*）。图9.37为该胎儿面部3D图像

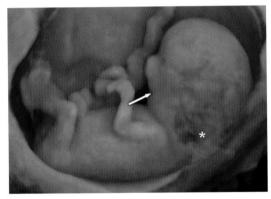

图9.37　孕12周13三体综合征胎儿3D超声表面成像（与图9.36B为同一胎儿）。注意观察小且后缩的下颌（小下颌）（箭头）及增厚的NT（*）

相关畸形

小下颌可以是Pierre Robin序列征的单独表现（一般伴有腭裂和舌后坠），也可以伴有染色体异常，如18三体综合征、13三体综合征、三倍体及很多遗传综合征[8,54,55]。值得注意的是，小下颌与Pierre Robin序列征相关是众所周知的，而且可以在早期妊娠诊断[56]，如图9.35所示。小下颌伴有耳低位是小下颌伴有遗传综合征的指标之一。下颌或上颌骨缺如可以在无颌畸形中出现，且与无下颌并耳畸形有关，该畸形是一种严重的致死性畸形[26,57]。除了上述情况，还应该考虑是否伴有Goldenhar 综合征和Treacher Collins 综合征。早期妊娠诊断的小下颌畸形产前临床处理与CLP相同。

眼部异常

除非伴有其他胎儿异常或有类似的家

族史，否则眼和眼眶异常在早期妊娠很难发现（图9.38~9.40）。眼和眼眶异常多伴发于无叶前脑无裂畸形，如喙鼻存在时，可伴有眼的异常（图9.10和9.39）。早期妊娠可以通过直接观察评估眼眶异常，如眼距过近或眼距过宽（图9.38~9.40），尤其是在伴有面部畸形的综合征时可合并眼眶异常。一般来说，最常出现于13三体综合征或18三体综合征（图9.38和9.39）。孤立的无眼畸形非常罕见，当胎儿存在其他异常时，小眼畸形也可以诊断。孤立的小眼

畸形或白内障在早期妊娠很难诊断，因为早期妊娠此类畸形可能并不明显。早期妊娠诊断的白内障多为复发性病例或怀疑存在一些综合征如Walker-Warburg综合征[31]或Warburg 微综合征伴小头畸形时，白内障在中期妊娠末更为明显。对于高危患者，经阴道超声直接观察眼眶和晶状体可以增加诊断的可靠性。当怀疑有白内障时，应在中期妊娠超声复查，并且如果条件允许的话可以使用经阴道超声检查，有助于证实或排除眼和眼眶的异常。

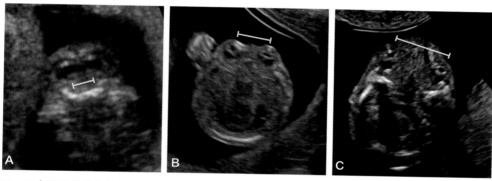

图9.38 三个眼异常胎儿的眼眶水平横切面图。图A中胎儿为13三体综合征合并前脑无裂畸形，可以观察到非常典型的眼距过近。图B中胎儿也为前脑无裂畸形，眼距过窄，该胎儿染色体正常但PIGF基因突变。图C中胎儿为13三体综合征，面部特征异常，眼距过宽，眼眶形态异常。正常胎儿眼眶结构见图9.8

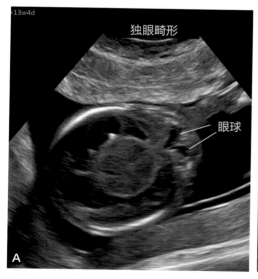
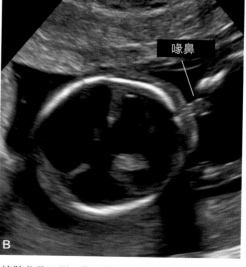

图9.39 13三体综合征胎儿眼部水平横切面（A和B）。该胎儿孕13周，伴有前脑无裂畸形、类独眼畸形、喙鼻。A.眼球水平横切面可见眼球几乎融合，未见眼眶。B.图A向头侧平移的图像，可显示喙鼻

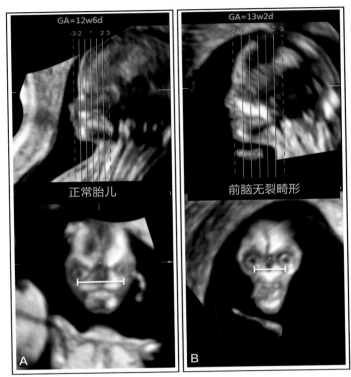

图9.40　正常胎儿（A）及前脑无裂畸形胎儿（B）面部3D超声断层图。下方图像为胎儿面部的眼球冠状切面。注意观察眼距（白线），正常胎儿（A）的眼距正常，而前脑无裂畸形胎儿（B）眼距缩短，即眼距过近

胎儿颈部异常

水囊瘤

定义

水囊瘤是累及血管及淋巴系统的胎儿先天性异常，其特征为位于软组织内的囊性区，主要位于颈部后侧及外侧，也可以位于身体其他部位（图9.41～9.44）。其病理为淋巴系统与血管系统的连接异常，主要为颈部静脉和颈部淋巴管的连接失败所致[58]。水囊瘤可能导致渐进性淋巴水肿或胎儿水肿。有些时候，当血管和淋巴管连接成功后，肿胀可以缓解。水囊瘤可为多房性，因此水囊瘤可以分为有分隔水囊瘤和无分隔水囊瘤（图9.42和9.43）。在有些病例中，中线处可以看到较厚的分隔，这相当于颈韧带[58]。水囊瘤在早期妊娠的发生率约为1/285[59]。目前，水囊瘤和

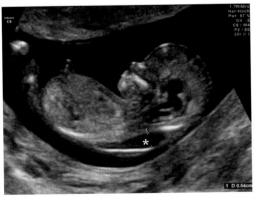

图9.41　孕13周胎儿正中矢状切面超声图，可显示胎儿NT增厚（*），当NT内出现分隔时，有时候可以诊断为水囊瘤。评估NT内分隔最佳切面是横切面

增厚的NT是否有区别尚有争议，因为在两者中均可以看见分隔[60]。颈部的增厚不管命名为NT增厚还是水囊瘤，这一发现均与胎儿异常或遗传异常有关，应在产前管理中考虑到这一点。

超声表现

超声检查发现胎儿颈后及颈外侧的囊性肿物时，应考虑水囊瘤可能。在颈部的横切面上，很容易观察到水囊瘤（图9.42和9.43），当水囊瘤较大时，在测量NT的矢状切面上也可观察到水囊瘤（图9.41和9.42）。在颈部和上胸部的横切面上（图9.44），可较好地观察囊内是否有分隔。增厚的分隔常常在颈部中线处的后方，即颈韧带处被观察到（图9.43）。如果有多个分隔带，水囊瘤在超声下看起来呈蜂窝样。无分隔的水囊瘤看起来像胎儿颈部两侧的囊性区域，即扩张的颈部淋巴管。由于颈部水囊瘤多与胎儿异常及染色体异常相关，因此，在早期妊娠发现水囊瘤时，需要对胎儿进行仔细的超声检查和综合评估。

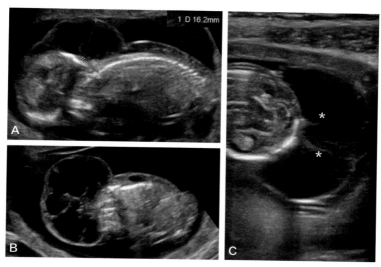

图9.42 孕13周水囊瘤并Turner综合征胎儿正中矢状切面（A）、冠状切面（B）及横切面（C）超声图。图A测量NT厚达16mm，图B及图C可显示水囊瘤内的分隔（*）

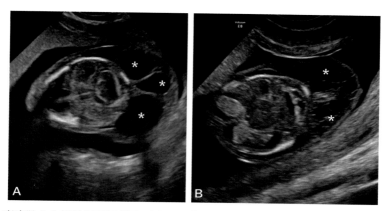

图9.43 两个水囊瘤胎儿头部横切面超声图，图A、B中胎儿孕周分别为13、12周。两个胎儿颈部水囊瘤内均有分隔，但图A中水囊瘤内的液体（*）清亮，而图B中（*）的则可见回声带，呈胶冻样

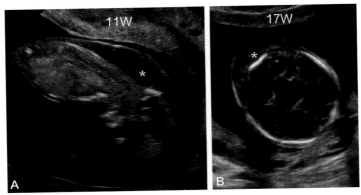

图9.44   NT增厚胎儿超声图像，图A为胎儿孕11周时正中矢状切面，图B为同一胎儿孕17周时的横切面。该胎儿在孕11周被诊断NT增厚，如图A中（*）所示，该胎儿颈部水肿持续至中期妊娠，如图B中（*）所示

相关畸形

60%的水囊瘤胎儿会伴有其他异常，主要异常为心脏、泌尿生殖器、骨骼和中枢神经系统异常，这些异常大部分都能在早期妊娠超声检查中发现。据报道，水囊瘤胎儿常伴有染色体异常[59]，其中以21三体综合征和Turner综合征最常见，占染色体异常胎儿的50%以上。另一个需要考虑的综合征为Noonan综合征（图9.45）。水

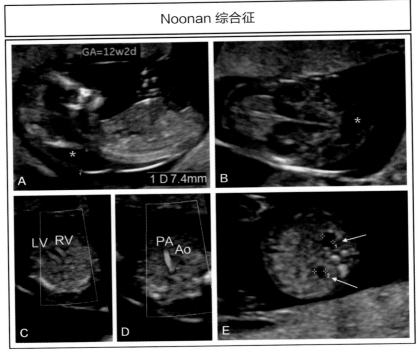

图9.45   孕12周双绒毛膜双胎之一胎儿超声图，该胎儿母亲40岁，准备进行胎儿基因筛查。图A和图B显示该胎儿NT增厚（*）达7.4mm。图C和图D显示该胎儿四腔心切面及三血管气管切面正常。图E显示胎儿肾盂轻度扩张（箭头）。绒毛穿刺样本检查提示染色体核型正常，但考虑到该胎儿的超声表现，进行了Noonan综合征的分子遗传学检查，检查结果证实*PTPN11*基因突变，50%的Noonan综合征胎儿可有此发现。LV—左心室；RV—右心室；PA—肺动脉；Ao—主动脉；

囊瘤多伴有羊水异常，但在中、晚期妊娠较为明显。水囊瘤胎儿也常发展为全身水肿，一旦发现胎儿全身水肿，其预后不良[61]。染色体核型正常且产前水囊瘤逐渐消退的胎儿一般预后良好。

NT增厚染色体核型正常

NT增厚与染色体异常尤其是与唐氏综合征的关系已经非常明确。发现NT增厚时，需要进行遗传咨询及额外的筛查，或侵入性诊断。NT增厚染色体核型正常时，对于咨询和额外处理是很大的挑战。自20世纪90年代末，如何合理地处理上述状况就成了各种研究讨论的重点[62-69]。NT增厚与染色体非整倍体有关（图9.46），而NT增厚染色体核型正常的胎儿仍可能与多种严重或微小的胎儿异常有关，包括遗传综合征（图9.47），且胎死宫内的风险将增加（图9.48）[14,65,66,69,70]。胎儿中枢神经系统发育迟缓的风险目前尚不明确，且文献报

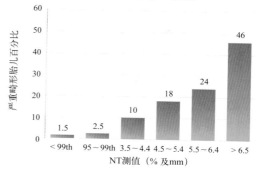

图9.47 NT测值（x轴）与胎儿严重畸形发生率（y轴）相关性柱状图
（图标数据来源于Souka AP，von Kaisenberg CS，Hyett JA，et al. Increased nuchal translucency with normal karyotype. Am J Obstet Gynecol. 2005；192:1005–1021.）

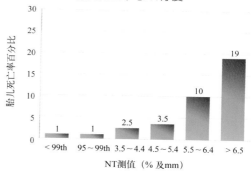

图9.48 NT测值（x轴）与胎儿死亡率（y轴）相关性柱状图
（图标数据来源于Souka AP，von Kaisenberg CS，Hyett JA，et al. Increased nuchal translucency with normal karyotype. Am J Obstet Gynecol. 2005；192:1005–1021.）

道尚有争议[65]。NT增厚的胎儿，即使产前超声检查未发现其他异常，而且核型分析正常，其出生为一个"健康"不伴有畸形孩子的可能性随着NT的增厚而降低。

NT增厚的病理生理

了解NT增厚伴胎儿颈部液体增多的病理生理是很重要的，这些知识可以使我们

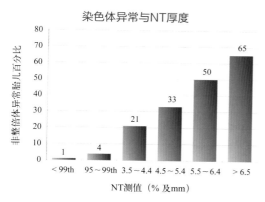

图9.46 NT测值（x轴）与胎儿染色体异常发生率（y轴）相关性柱状图
（图中数据来源于 Souka AP，von Kaisenberg CS，Hyett JA，et al. Increased nuchal translucency with normal karyotype. Am J Obstet Gynecol. 2005；192:1005–1021.）

明白NT增厚与多种胎儿异常的关系[14,65]。但这个工作并不容易，因为导致NT增厚的原因非常多。NT增厚可由染色体异常引起，但也可能是心脏功能和结构异常、淋巴系统紊乱、胶原代谢紊乱、机械性原因（如胸腔受压、感染、代谢病或血液病），或上述其中一些因素与其他因素综合作用所致。NT增厚相关的异常除了非整倍体异常外[71]（图9.46），还包括心脏异常[72]（图11.7）、与特定综合征（如：Noonan 综合征）（图9.45）[68,73]相关的严重畸形（图9.47）、骨骼发育不良[74]、伴或不伴遗传综合征的膈疝，以及累及大脑、肾脏和其他器官的复杂综合征[65,66]。NT增厚与这些异常的关系随着NT厚度的增加而增加（图9.47）。

先天性心脏缺陷

Hyett等[72]的研究发现，在NT增厚的胎儿中，心脏异常发生率增加，其他研究也证实了这一观点。NT厚度和心脏异常风险呈正相关（图11.7，见第11章）。在我们研究中心，NT增厚是早期超声心动图检查的指征，且可以在侵入性检查前进行。NT增厚的胎儿在孕16～22周应进行胎儿超声心动图随访检查。请参考第11章，该章详细介绍了早期妊娠胎儿心脏评估。

其他结构异常与遗传综合征

有关NT增厚与结构异常和遗传综合征相关的报道非常多[68]（表9.3）。然而，所有报道的病例中，这种关系是属于因果关系还是偶然发生，目前尚不太明确[65]。脐膨出、膈疝（孤立性的或综合征性的）等

胎儿异常与NT增厚相关性非常高（见第10章图10.20的Fryns综合征）。一系列文献报道发现，NT增厚染色体正常的胎儿的结局与很多综合征有关。然而NT增厚与特定遗传综合征间的因果关系或高度相关性非常难以证明，因为大部分遗传综合征在人群中的发病率非常低[65]。在一个研究中，遗传综合征和单基因病在NT增厚胎儿中的发生率为12.7%[63]。目前认为，Noonan综合征是早期妊娠唯一一种与NT增厚明确相关的分子遗传病（图9.45）[68]，尤其是胎儿颈部水肿持续存在至中期妊娠时。骨骼发育不良与NT增厚的关系也非常密切。Khalil等[74]报道的许多早期妊娠骨骼发育不良病例中，大部分病例与NT增厚相关（见第14章骨骼异常）。表9.3总结了文献中报道的与NT增厚相关的一些异常[66]。

其他遗传学评估

比较基因组杂交阵列

最近的一个meta分析表明，NT增厚的胎儿中，约5%可以发现比较基因组杂交阵列（CGH）或微阵列异常，而有些研究中该比率可高达10%[69]。因此，NT增厚胎儿进行CGH检查似乎是有必要的。

单基因病

有一些研究表明，NT增厚胎儿患有Noonan综合征的概率很高[68,73]，特别是在NT增厚持续至中期妊娠的病例中[73]。在一个包含120例NT增厚胎儿的研究中，8例诊断为Noonan综合征[68]。最初也有研究认为，NT增厚和脊髓性肌萎缩症1型（SMA-1）有关，但该结论并没有在随后的研究中得到证实[68]。有可能在将来，全

表 9.3 NT增厚可伴有的胎儿异常

中枢神经系统、头部及颈部异常	胸部及腹部异常	骨骼异常	遗传及代谢病
无颅畸形/无脑畸形	两性生殖器	软骨不发育	Beckwith-Wiedemann 综合征
胼胝体发育不全	体蒂异常	软骨发育不全	CHARGE综合征
无颌畸形/小下颌畸形	心脏异常（所有种类）	窒息性胸廓发育不良	先天性淋巴水肿
颅缝早闭	泄殖腔外翻	Blomstrand型骨软骨发育不良	Cornelia de Lange 综合征
水囊瘤	先天性肾上腺增生症	躯干发育异常	免疫系统缺陷
颈部脂肪瘤	先天性肾病综合征	锁骨颅骨发育不全	DiGeorge 综合征
Dandy-Walker畸形	肺囊腺瘤畸形	软骨发育不良	缺指（趾）-外胚层发育不良-唇腭裂综合征
脊髓纵裂	膈疝	低磷酸酯酶症	胎儿运动功能丧失变形序列
脑膨出	十二指肠闭锁	Jarcho-Levin综合征	胎儿贫血（多种原因）
面裂	食道闭锁	脊柱侧后凸畸形	GM1神经节苷脂贮积症
Fowler综合征	脐膨出	肢体缺陷	Ⅶ型黏多糖贮积症
前脑无裂畸形	Fryns综合征	Nance-Sweeney综合征	强直性肌营养不良
Hydrolethalus综合征	腹裂	成骨不全	新生儿肌阵挛性脑病
露脑畸形	肾积水	Roberts综合征	Noonan综合征
Joubert综合征	尿道下裂	Robinow 综合征	Perlman 综合征
巨头畸形	Meckel-Gruber综合征	短肋多指/趾综合征	不明原因的严重发育迟缓
小头畸形	巨膀胱	人体鱼序列征	Smith-Lemli-Opitz综合征
小眼畸形	多囊性肾发育不良	马蹄内翻足	脊髓性肌萎缩症1型（SMA-1）
脊柱裂	婴儿型多囊肾	致死性侏儒	Stickler综合征
Treacher Collins综合征	小肠梗阻	VACTER序列征	非特指的综合征
三角头畸形C			抗维生素D佝偻病
脑室扩张			Zellweger综合征

经允许摘自 Souka AP, von Kaisenberg CS, Hyett JA, et al. Increased nuchal translucency with normal karyotype. Am J Obstet Gynecol. 2005;192:1005–1021.

基因组测序可以应用于NT增厚的胎儿中，但在该方法进行推广应用前，需要大样本的研究确认其价值。

NT增厚的随访及处理

一旦发现胎儿NT增厚，我们建议进行详细的早期妊娠超声检查，如果情况允许，也建议行经阴道超声检查。早期妊娠详细的超声检查内容见第5章。建议在孕16周进行超声随访检查再次评估胎儿解剖结构[75]。中期妊娠测量颈后皱褶厚度（NF）也很重要，因为NF正常胎儿预后较好（图9.49）。也建议在孕18～22周进行详细的中期妊娠超声检查及超声心动图检查。通过上述方法可以发现大部分严重结构畸形和遗传综合征。而这些异常大多数能在早期妊娠及中期妊娠初的超声检查中发现。

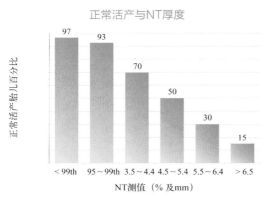

图9.49　NT测值（x轴）与活产无严重畸形发生率（y轴）相关性柱状图
（图表数据来源于 Souka AP, von Kaisenberg CS, Hyett JA, et al. Increased nuchal translucency with normal karyotype. Am J Obstet Gynecol. 2005；192:1005–1021.）

罗丹丹　罗洪霞　梁美玲　译
黄　怡　廖伊梅　李胜利　校

参考文献

1. Chaoui R, Benoit B, Mitkowska-Wozniak H, et al. Assessment of intracranial translucency (IT) in the detection of spina bifida at the 11-13-week scan. Ultrasound Obstet Gynecol. 2009;34:249–252.

2. Cicero S, Curcio P, Papageorghiou A, et al. Absence of nasal bone in fetuses with trisomy 21 at 11-14 weeks of gestation: an observational study. Lancet. 2001;358:1665–1667.

3. Cicero S, Curcio P, Rembouskos G, et al. Maxillary length at 11-14 weeks of gestation in fetuses with trisomy 21. Ultrasound Obstet Gynecol. 2004;24:19–22.

4. Sonek J, Borenstein M, Dagklis T, et al. Frontomaxillary facial angle in fetuses with trisomy 21 at 11-136 weeks. Amer J Obstet Gynecol. 2007;196:271.e1–271.e4.

5. Manegold-Brauer G, Bourdil L, Berg C, et al. Prenasal thickness to nasal bone length ratio in normal and trisomy 21 fetuses at 11-14 weeks of gestation. Prenat Diagn. 2015;35:1079–1084.

6. Yazdi B, Riefler P, Fischmüller K, et al. The frontal space measurement in euploid and aneuploid pregnancies at 11-13 weeks' gestation. Prenat Diagn. 2013;33:1124–1130.

7. Hoopmann M, Sonek J, Esser T, et al. Frontal space distance in facial clefts and retrognathia at 11-13 weeks' gestation. Ultrasound Obstet Gynecol. 2016;48:171–176.

8. Bakker M, Pace M, de Jong-Pleij E, et al. Prenasal thickness, prefrontal space ratio and other facial profile markers in first-trimester fetuses with aneuploidies, cleft palate, and micrognathia. Fetal Diagn Ther. 2016. doi:10.1159/000449099.

9. Sepulveda W, Wong AE, Martinez-Ten P,

et al. Retronasal triangle: a sonographic landmark for the screening of cleft palate in the first trimester. Ultrasound Obstet Gynecol. 2010;35:7–13.

10. Sepulveda W, Wong AE, Vinals F, et al. Absent mandibular gap in the retronasal triangle view: a clue to the diagnosis of micrognathia in the first trimester. Ultrasound Obstet Gynecol. 2012;39:152–156.

11. Chaoui R, Heling K-S. 3D Ultrasound in Prenatal Diagnosis: A Practical Approach. 1st ed. Berlin, New York: DeGruyter; 2016.

12. Guis F, Ville Y, Vincent Y, et al. Ultrasound evaluation of the length of the fetal nasal bones throughout gestation. Ultrasound Obstet Gynecol. 1995;5:304–307.

13. Nicolaides KH. Screening for fetal aneuploidies at 11 to 13 weeks. Prenat Diagn. 2011;31:7–15.

14. Nicolaides KH. Nuchal translucency and other first-trimester sonographic markers of chromosomal abnormalities. Am J Obstet Gynecol. 2004;191:45–67.

15. Maymon R, Levinsohn-Tavor O, Cuckle H, et al. Second trimester ultrasound prenasal thickness combined with nasal bone length: a new method of Down syndrome screening. Prenat Diagn. 2005;25: 906–911.

16. Persico N, Borenstein M, Molina F, et al. Prenasal thickness in trisomy-21 fetuses at 16-24 weeks of gestation. Ultrasound Obstet Gynecol. 2008;32:751–754.

17. Miron J-P, Cuckle H, Miron P. Prenasal thickness in first-trimester screening for Down syndrome. Prenat Diagn. 2012;32:695–697.

18. Borenstein M, Persico N, Kaihura C, et al. Frontomaxillary facial angle in chromosomally normal fetuses at 11^{+0} to 13^{+6} weeks. Ultrasound Obstet Gynecol. 2007;30:737–741.

19. Borenstein M, Persico N, Kagan KO, et al. Frontomaxillary facial angle in screening for trisomy 21 at 11^{+0} to 13^{+6} weeks. Ultrasound Obstet Gynecol. 2008;32:5–11.

20. Lachmann R, Picciarelli G, Moratalla J, et al. Frontomaxillary facial angle in fetuses with spina bifida at 11-13 weeks' gestation. Ultrasound Obstet Gynecol. 2010;36:268–271.

21. Borenstein M, Persico N, Strobl I, et al. Frontomaxillary and mandibulomaxillary facial angles at 11^{+0} to 13^{+6} weeks in fetuses with trisomy 18. Ultrasound Obstet Gynecol. 2007;30:928–933.

22. Borenstein M, Persico N, Dagklis T, et al. Frontomaxillary facial angle in fetuses with trisomy 13 at 11^{+0} to 13^{+6} weeks. Ultrasound Obstet Gynecol. 2007;30:819–823.

23. Plasencia W, Dagklis T, Pachoumi C, et al. Frontomaxillary facial angle at 11^{+0} to 13^{+6} weeks: effect of plane of acquisition. Ultrasound Obstet Gynecol. 2007;29:660–665.

24. de Jong-Pleij EAP, Ribbert LSM, Manten GTR, et al. Maxilla-nasion-mandible angle: a new method to assess profile anomalies in pregnancy. Ultrasound Obstet Gynecol. 2011;37:562–569.

25. Kivilevitch Z, Salomon LJ, Benoit B, et al. Fetal interlens distance: normal values during pregnancy. Ultrasound Obstet Gynecol. 2010;36:186–190.

26. Blaas HGK, Eriksson AG, Salvesen KÅ, et al. Brains and faces in holoprosencephaly: pre- and postnatal description of 30 cases. Ultrasound Obstet Gynecol. 2002;19:24–38.

27. Karl K, Benoit B, Entezami M, et al. Small biparietal diameter in fetuses with spina bifida on 11-13-week and mid-gestation ultrasound. Ultrasound Obstet Gynecol. 2012;40:140–

144.

28. Tonni G, Centini G, Inaudi P, et al. Prenatal diagnosis of severe epignathus in a twin: case report and review of the literature. Cleft Palate-Craniofac J. 2010;47:421–425.

29. Gull I, Wolman I, Har-Toov J, et al. Antenatal sonographic diagnosis of epignathus at 15 weeks of pregnancy. Ultrasound Obstet Gynecol. 1999;13:271–273.

30. Sepulveda W, Wong AE, Andreeva E, et al. Sonographic spectrum of first-trimester fetal cephalocele: review of 35 cases. Ultrasound Obstet Gynecol. 2015;46:29–33.

31. Ashwal E, Achiron A, Gilboa Y, et al. Prenatal ultrasonographic diagnosis of cataract: in utero manifestations of cryptic disease. Ultraschall Med. 2016. doi:10.1055/s-0042-120841.

32. Vanderas AP. Incidence of cleft lip, cleft palate, and cleft lip and palate among races: a review. Cleft Palate J. 1987;24:216–225.

33. IPDTOC Working Group. Prevalence at birth of cleft lip with or without cleft palate: data from the International Perinatal Database of Typical Oral Clefts (IPDTOC). Cleft Palate Craniofac J. 2011;48:66–81.

34. American Institute of Ultrasound in Medicine. AIUM practice guideline for the performance of obstetric ultrasound examinations. J Ultrasound Med. 2013;32:1083–1101.

35. Calzolari E, Pierini A, Astolfi G, et al. Associated anomalies in multi-malformed infants with cleft lip and palate: an epidemiologic study of nearly 6 million births in 23 EUROCAT registries. Am J Med Genet A. 2007;143A:528–537.

36. Dixon MJ, Marazita ML, Beaty TH, et al. Cleft lip and palate: understanding genetic and environmental influences. Nat Rev Genet.

2011;12:167–178.

37. Kernahan DA. The striped Y—a symbolic classification for cleft lip and palate. Plast Reconstr Surg. 1971;47:469–470.

38. Nyberg DA, Sickler GK, Hegge FN, et al. Fetal cleft lip with and without cleft palate: US classification and correlation with outcome. Radiology. 1995;195:677–684.

39. Ghi T, Arcangeli T, Radico D, et al. Three-dimensional sonographic imaging of fetal bilateral cleft lip and palate in the first trimester. Ultrasound Obstet Gynecol. 2009;34:119–120.

40. Gullino E, Serra M, Ansaldi C, et al. Bilateral cleft lip and palate diagnosed sonographically at 11 weeks of pregnancy. J Clin Ultrasound. 2006;34:398–401.

41. Picone O, De Keersmaecker B, Ville Y. Ultrasonographic features of orofacial clefts at first trimester of pregnancy: report of two cases [in French]. J Gynéco Obstétr et Biol Reprod. 2003;32:736–739.

42. Syngelaki A, Chelemen T, Dagklis T, et al. Challenges in the diagnosis of fetal non-chromosomal abnormalities at 11-13 weeks. Prenat Diagn. 2011;31:90–102.

43. Chaoui R, Orosz G, Heling KS, et al. Maxillary gap at 11-13 weeks' gestation: marker of cleft lip and palate. Ultrasound Obstet Gynecol. 2015;46:665–669.

44. Sepulveda W, Cafici D, Bartholomew J, et al. First-trimester assessment of the fetal palate: a novel application of the Volume NT algorithm. J Ultrasound Med. 2012;31:1443–1448.

45. Li W-J, Wang X-Q, Yan R-L, et al. Clinical significance of first-trimester screening of the retronasal triangle for identification of primary cleft palate. Fetal Diagn Ther.

2015;38(2):135–141.

46. Tonni G, Grisolia G, Sepulveda W. Early prenatal diagnosis of orofacial clefts: evaluation of the retronasal triangle using a new three-dimensional reslicing technique. Fetal Diagn Ther. 2013;34:31–37.

47. Nyberg DA, Hegge FN, Kramer D, et al. Premaxillary protrusion: a sonographic clue to bilateral cleft lip and palate. J Ultrasound Med. 1993;12:331–335.

48. Jones MC. Facial clefting. Etiology and developmental pathogenesis. Clin Plast Surg. 1993;20:599–606.

49. Gillham JC, Anand S, Bullen PJ. Antenatal detection of cleft lip with or without cleft palate: incidence of associated chromosomal and structural anomalies. Ultrasound Obstet Gynecol. 2009;34:410–415.

50. Bergé SJ, Plath H, Van de Vondel PT, et al. Fetal cleft lip and palate: sonographic diagnosis, chromosomal abnormalities, associated anomalies and postnatal outcome in 70 fetuses. Ultrasound Obstet Gynecol. 2001;18:422–431.

51. Gabrielli S, Piva M, Ghi T, et al. Bilateral cleft lip and palate without premaxillary protrusion is associated with lethal aneuploidies. Ultrasound Obstet Gynecol. 2009;34:416–418.

52. Bronshtein M, Blazer S, Zalel Y, et al. Ultrasonographic diagnosis of glossoptosis in fetuses with Pierre Robin sequence in early and mid pregnancy. Am J Obstet Gynecol. 2005;193:1561–1564.

53. Wilhelm L, Borgers H. The "equals sign": a novel marker in the diagnosis of fetal isolated cleft palate. Ultrasound Obstet Gynecol. 2010;36:439–444.

54. Bianchi DW. Micrognathia. In: Bianchi DW, Crombleholme TM, D'Alton M, eds. Fetology: Diagnosis and Management of the Fetal Patient. New York, NY: McGraw-Hill Medical Pub. Division; 2010: 233–238.

55. Paladini D. Fetal micrognathia: almost always an ominous finding. Ultrasound Obstet Gynecol. 2010;35:377–384.

56. Teoh M, Meagher S. First-trimester diagnosis of micrognathia as a presentation of Pierre Robin syndrome. Ultrasound Obstet Gynecol. 2003;21:616–618.

57. Chaoui R, Heling KS, Thiel G, et al. Agnathia-otocephaly with holoprosencephaly on prenatal three-dimensional ultrasound. Ultrasound Obstet Gynecol. 2011;37:745–748.

58. Chervenak FA, Isaacson G, Blakemore KJ, et al. Fetal cystic hygroma. Cause and natural history. N Engl J Med. 1983;309:822–825.

59. Malone FD, Ball RH, Nyberg DA, et al. First-trimester septated cystic hygroma: prevalence, natural history, and pediatric outcome. Obstet Gynecol. 2005;106:288–294.

60. Molina FS, Avgidou K, Kagan K-O, et al. Cystic hygromas, nuchal edema, and nuchal translucency at 11-14 weeks of gestation. Obstet Gynecol. 2006;107:678–683.

61. Johnson MP, Johnson A, Holzgreve W, et al. First-trimester simple hygroma: cause and outcome. Am J Obstet Gynecol. 1993;168:156–161.

62. Souka AP, Snijders RJ, Novakov A, et al. Defects and syndromes in chromosomally normal fetuses with increased nuchal translucency thickness at 10-14 weeks of gestation. Ultrasound Obstet Gynecol. 1998;11:391–400.

63. Bilardo CM, Pajkrt E, de Graaf I, et al. Outcome of fetuses with enlarged nuchal translucency and

normal karyotype. Ultrasound Obstet Gynecol. 1998;11:401–406.

64. Bilardo CM. Increased nuchal translucency and normal karyotype: coping with uncertainty. Ultrasound Obstet Gynecol. 2001;17:99–101.

65. Hyett JA. Increased nuchal translucency in fetuses with a normal karyotype. Prenat Diagn. 2002;22:864–868.

66. Souka AP, Kaisenberg von CS, Hyett JA, et al. Increased nuchal translucency with normal karyotype. Am J Obstet Gynecol. 2005;192:1005–1021.

67. Bakker M, Pajkrt E, Bilardo CM. Increased nuchal translucency with normal karyotype and anomaly scan: what next? Best Pract Res Clin Obstet Gynaecol. 2014;28:355–366.

68. Pergament E, Alamillo C, Sak K, et al. Genetic assessment following increased nuchal translucency and normal karyotype. Prenat Diagn. 2011;31:307–310.

69. Grande M, Jansen FAR, Blumenfeld YJ, et al. Genomic microarray in fetuses with increased nuchal translucency and normal karyotype: a systematic review and meta-analysis. Ultrasound Obstet Gynecol. 2015;46:650–658.

70. Hyett J, Perdu M, Sharland G, et al. Using fetal nuchal translucency to screen for major congenital cardiac defects at 10-14 weeks of gestation: population based cohort study. BMJ (Clin Res Ed). 1999;318:81–85.

71. Snijders RJ, Noble P, Sebire N, et al. UK multicentre project on assessment of risk of trisomy 21 by maternal age and fetal nuchal-translucency thickness at 10-14 weeks of gestation. Fetal Medicine Foundation First Trimester Screening Group. Lancet. 1998;352:343–346.

72. Hyett JA, Perdu M, Sharland GK, et al. Increased nuchal translucency at 10-14 weeks of gestation as a marker for major cardiac defects. Ultrasound Obstet Gynecol. 1997;10:242–246.

73. Bakker M, Pajkrt E, Mathijssen IB, et al. Targeted ultrasound examination and DNA testing for Noonan syndrome, in fetuses with increased nuchal translucency and normal karyotype. Prenat Diagn. 2011;31:833–840.

74. Khalil A, Pajkrt E, Chitty LS. Early prenatal diagnosis of skeletal anomalies. Prenat Diagn. 2011;31:115–124.

75. Le Lous M, Bouhanna P, Colmant C, et al. The performance of an intermediate 16th-week ultrasound scan for the follow-up of euploid fetuses with increased nuchal translucency. Prenat Diagn. 2016;36:148–153.

第 10 章

胎儿胸部

简介

胎儿早期妊娠胸部检查主要包括左、右肺，骨性和软骨性胸廓，膈肌，心脏及大血管的评估。由于心脏畸形的重要性与高患病率，心脏及大血管的正常与异常结构解剖详见第11章。本章讨论早期妊娠胎儿肺、膈肌、胸廓正常与异常表现。第12章主要讨论Cantrell五联症，包括胸骨缺损和心脏外翻。

胚胎发育

呼吸憩室或肺芽最早出现在受精后的第22天左右，是原始前肠的腹侧分支。随着肺芽的生长，其周围被中胚层包绕，后者发育出肺血管、结缔组织以及支气管树内的肌性组织。随着肺芽生长，受精后第28天发育出左、右肺芽，后者将来分别发育成为左肺和右肺。在整个妊娠期间肺芽和周围间充质持续生长和反复分支。孕28周（月经龄）出现终末细支气管，孕36周终囊形成。肺泡成熟发生于孕36周和足月之间。肺泡发育持续到幼儿期。

膈肌由4种胚胎结构——原始横膈、胸腹腔膜、体壁中胚层和食管中胚层（图10.1）发育而成。膈肌中心腱主要由原始横膈形成。膈肌在孕10～11周末发育完成。

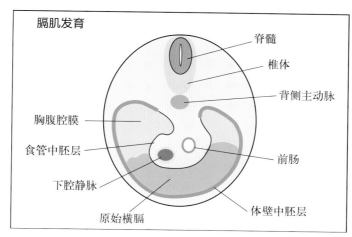

图10.1 膈肌胚胎发育示意图。膈肌由原始横膈、胸腹腔膜、体壁中胚层和食管中胚层形成。中心腱主要由原始横膈形成

在胚胎发育第6周，胸骨起源于体壁中胚层，发育为两个成对纵行的胸骨板。在孕10周左右，两个胸骨板在中线处融合形成软骨性的胸骨。胸骨从第60天开始呈节段性骨化。剑突直到出生后才会骨化。椎体和肋骨也起源于轴旁中胚层。

正常超声解剖

早期妊娠胎儿胸部超声系统观察方法常常采用多平面显示法。胸部各种横切面，包括上腹部横切面（图10.2A）、胸部横切面（图10.2B，10.3，10.4A）和膈肌

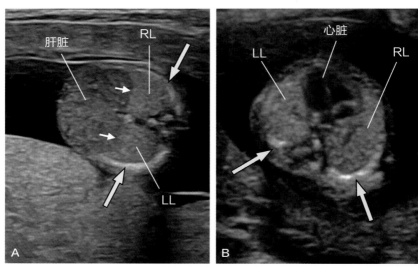

图10.2　A. 孕13周胎儿上腹部横切面显示右肺（RL）、左肺（LL）和膈肌（白色箭头），膈肌将肺和肝脏分开。请注意肺回声较肝脏回声稍强。B. 同一个胎儿的四腔心水平胸部横切面。请注意心脏位于左侧胸腔，周围可见左肺和右肺。图A与图B均可见肋骨（黄色箭头）

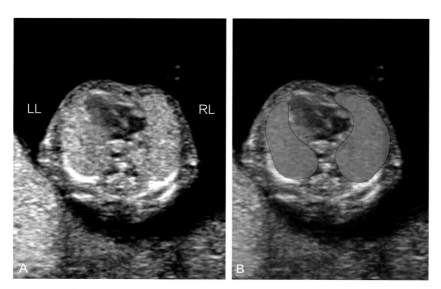

图10.3　孕12周胎儿胸腔四腔心水平横切面（A和B）。四腔心切面是显示右肺（RL）和左肺（LL）的最佳切面。图B中用彩色突出显示肺脏

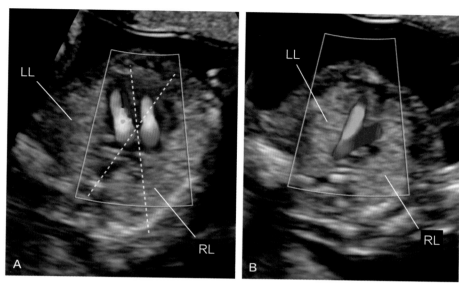

图10.4　孕13周胎儿四腔心切面（A）和三血管气管切面（B）的彩色多普勒血流图。右肺（RL）和左肺（LL）在这两个切面（A和B）上均可以显示。对胎儿肺部进行全面评估需要在四腔心切面（A）和三血管气管切面（B）上进行。在四腔心切面（A）上评估心轴和心脏在胸腔内的位置不仅对检出心脏畸形有重要意义，而且对肺部畸形的诊断也有重要意义

水平横切面（图10.4B），可以用于观察膈肌、左右肺及中线结构如食管、气管/支气管和胸腺。在正常胎儿中，肺脏回声较肝脏、心肌回声稍强（图10.2）。四腔心切面可显示左右肺并可评估胸廓（图10.2B，10.3，10.4A）。在横切面上对肺进行全面

评估需要从四腔心切面（图10.2B，10.3，10.4A）向上扫查至上纵隔的三血管气管切面（图10.4B）。评估心脏在胸腔内的位置和心轴（图10.4A）有助于识别肺的畸形。

胎儿胸部右侧（图10.5A）和左侧（图10.5B）旁矢状切面对评估肺叶、膈

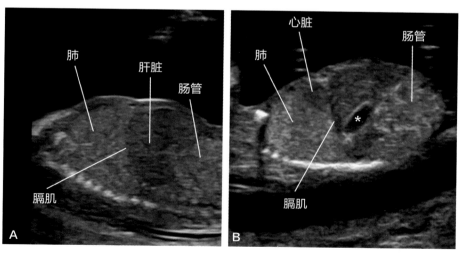

图10.5　孕13周胎儿右侧（A）和左侧（B）胸部旁矢状切面。注意右侧胸腔（A）内的肺回声较肝脏稍强，膈肌位于两者之间。肠道回声与肺的回声相似。左侧胸部旁矢状切面（B）显示了肺、部分心脏、膈肌和胃泡（*）

肌和胸廓（图10.6A）非常重要。肋骨也可以在四腔心水平的胸部横切面上进行评估（图10.6B）。我们认为，评估膈肌最好在冠状切面（图10.7）上进行，从靠近脊柱的后胸部冠状切面开始，探头逐渐向前至胸骨方向扫查获取系列冠状切面。在这些切面上，左右膈肌可以很好地显示出来。

经阴道超声由于其具有更高的分辨率，明显提高胸部所有结构的观察（图10.7B）。3D超声的表面成像（图10.8）或断层成像（图10.9）可以帮助观察各种胸腔结构，尤其在经阴道超声扫描操作受限时。从孕12周开始，肺就可以清晰地显示出来。

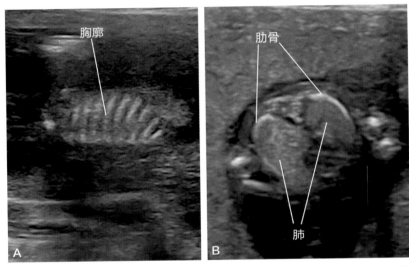

图10.6　A.孕12周胎儿侧胸壁水平的胸部旁矢状切面可显示胸部侧方正常排列的肋骨。B.四腔心水平胸部横切面显示同一胎儿的肋骨

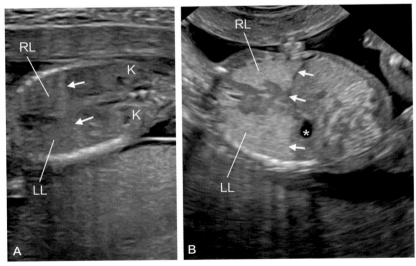

图10.7　经腹（A）和经阴道（B）超声对同一个孕13周胎儿获取的腹部和胸部冠状切面。请注意图A的冠状切面可显示右肺（RL）和左肺（LL），膈肌（箭头）分隔胸腔与腹腔。腹腔中双侧肾脏（K）可见。经阴道超声（B）可以更清楚显示左肺和右肺的边界，膈肌也可以清楚地显示（箭头）。图B中可显示腹腔内的胃泡（*）呈无回声

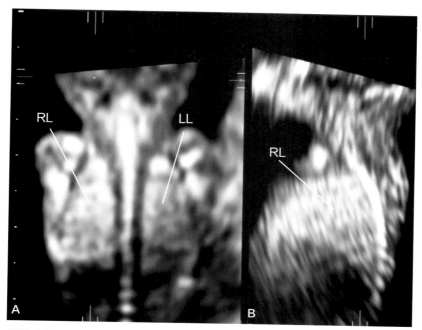

图10.8 孕13周胎儿经阴道超声胸部容积表面成像，显示偏后的胸部冠状切面（A）和右旁矢状切面（B）。图A右肺（RL）和左肺（LL）完整显示，图B右肺完整显示

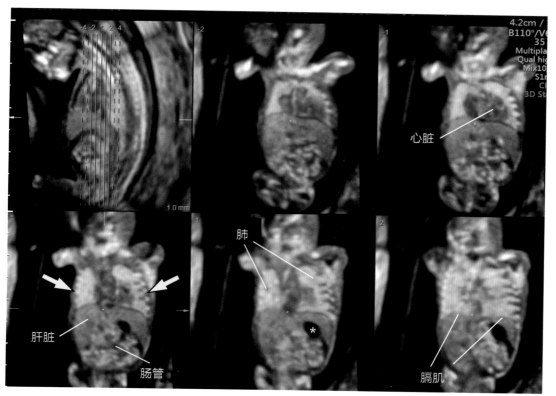

图10.9 孕13周胎儿经阴道超声胸腹部3D断层成像。容积数据呈现了胎儿的冠状切面，可显示胸廓与肋骨（黄色箭头）、双肺、心脏、膈肌、肝脏和肠道，腹腔内有胃泡（＊）

胎儿胸腔畸形

胸水（胸腔积液）

定义

胸水（胸腔积液）是肺与胸廓之间胸膜腔内液体的积累。胸腔积液可单侧或双侧发生，也可以是原发性或继发性。原发性胸腔积液是在排除了各种以下原因引起的胸腔积液后才做出的诊断，包括胎儿肺或心血管畸形、胎儿心律失常、感染、染色体异常等。在一项孕7～10周的前瞻性研究中，1.2%的胚胎出现胸腔积液[1]。早期妊娠胎儿出现双侧胸腔积液的预后差，随访14例在早期妊娠诊断为双侧胸腔积液的胎儿，仅有1例存活。此外，也有报道称胸腔积液的胎儿染色体非整倍体异常的发生率较高，包括X单体[1]。单侧胸腔积液不合并其他畸形时，可以是一过性超声表现，中期妊娠的超声随访可出现胸腔积液消失。

超声表现

在胸部横切面（图10.10，10.11，10.12A）、冠状切面或矢状切面（图10.12B）上，肺周围的积液相对容易观察到。胸水的典型超声特征是在肺的外侧边界和肋骨之间出现液体回声（图10.10～10.12）。这一特征可以区分胸腔积液和心包积液，两者在某些病例中可能很难区分。心包积液是位于两肺之间环绕在心脏周围的液体（图10.13）。严重胸腔积液可导致肺受压，双肺呈典型的"蝴蝶"样声像特征。合并胎儿水肿的胸腔积液很容易观察，通常伴发颈项透明层（NT）增厚和遗传异常（图10.10和10.11）。诊断性或治疗性胸腔穿刺术通常在中期妊娠或晚期妊娠进行。图10.12显示了一个早期妊娠孤立性单侧胸腔积液的胎儿在中期妊娠自行吸收。

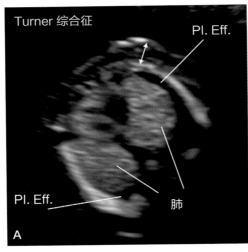
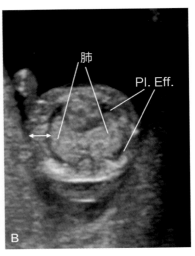

图10.10 两个分别孕12周（A）和11周（B）胸腔积液（Pl.Eff.）胎儿的胸部横切面。注意胸腔积液位于肺的外侧。两个胎儿均出现皮肤水肿（双头箭）。两个胎儿均确诊为Turner综合征

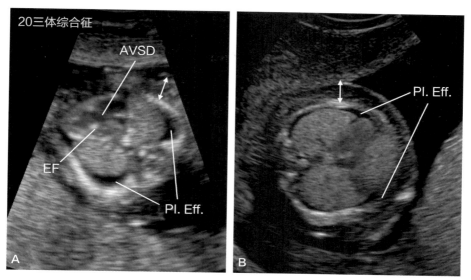

图10.11 两个分别孕12周（A）和13周（B）21三体综合征胎儿的胸腔横切面显示双侧轻度胸腔积液（Pl. Eff.）。图A中胎儿心脏有一个大的房室间隔缺损（AVSD）和左心室强回声（EF），心轴左偏。两个胎儿均出现皮肤水肿（双向箭头），并伴有颈项透明层增厚（数据未显示）

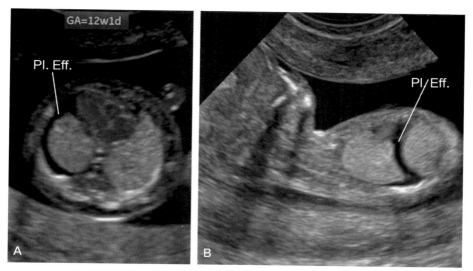

图10.12 孕12周孤立性左侧胸腔积液（Pl.Eff.）胎儿的胸部横切面（A）及左侧旁矢状切面（B）。图A显示胸腔积液位于左肺外侧。与图10.10和10.11比较。中期妊娠超声随访发现该胎儿胸腔积液自行吸收

合并畸形

胸腔积液合并畸形很多，包括胎儿心血管和骨骼畸形、心律失常、染色体异常（如X单体、21三体综合征、Noonan综合征）和血液疾病。持续性的胸腔积液造成双肺受压，后期可导致肺发育不良。双侧胸腔积液可造成胸腔内压力增高，引起中期妊娠胎儿心脏静脉回流减少，从而导致胎儿水肿，并且由于食管受压可引起羊水过多。

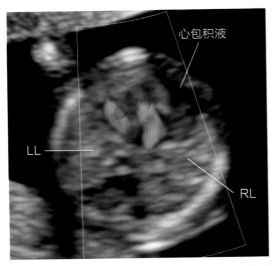

图10.13　孕12周心包积液胎儿的胸部四腔心水平横切面。与图10.12比较，心包积液位于两肺之间。RL—右肺；LL—左肺

先天性膈疝

定义

先天性膈疝（CDH）是膈发育缺陷导致腹腔内容物疝入胸腔。膈肌缺损最常见于膈肌后外侧部（Bochdalek型）。其他类型的膈肌缺损包括位于膈肌前部胸骨旁区膈肌缺损（Morgagni型）、位于膈肌中心腱区的膈肌中部缺损和食管裂孔缺陷导致的食管裂孔疝。Bochdalek型膈疝最常见，占CDH的80%～90%。约85%的CDH发生在左侧，约13%在右侧，约2%在双侧。CDH是一种相当常见的畸形，发生率为1/3000～1/2000。通常膈肌的胚胎发育在第12周就已完成（见胚胎学部分），因此，早期妊娠就可以诊断CDH。然而合理的假设是，胎儿腹腔脏器疝入胸腔的时间可以推迟至中期妊娠或者更晚，因为这取决于膈肌缺损大小和胎儿腹压高低。因此，早期妊娠胎儿胸部超声检查正常并不能排除CDH的存在。

超声表现

早期妊娠超声在四腔心水平胸部横切面上发现心轴异常和纵隔移位，首先应怀疑胎儿CDH（图10.14和10.15）。发现胃和其他腹腔脏器疝入胸腔可确定诊断（图10.14），胸部冠状切面是理想

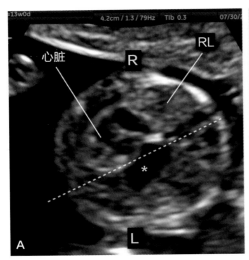

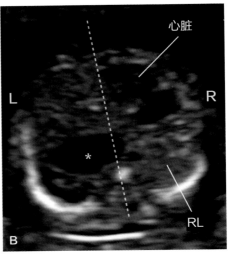

图10.14　两个孕13周左侧先天性膈疝胎儿（A和B）的胸部四腔心水平横切面。请注意两个胎儿的心脏均向右移位。还要注意胃泡（*）位于左侧胸腔，右肺（RL）受压。R—右侧；L—左侧

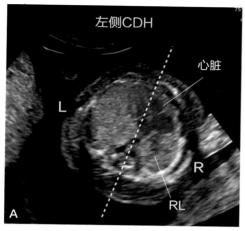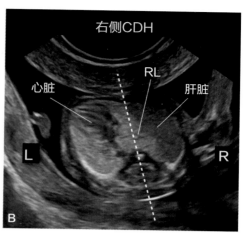

图10.15 孕13周左侧先天性膈疝（CDH）胎儿（A）与另一个右侧CDH胎儿（B）的胸部四腔心水平横切面。注意图A中心脏向右移位，图B中心脏向左移位。图B中还可见肝脏位于右侧胸腔。两个胎儿都存在右肺（RL）受压现象。R—右侧；L—左侧

的观察切面（图10.16）。早期妊娠诊断CDH具有挑战性，特别是孤立性CDH，因为纵隔移位和腹腔内容物疝入胸腔这些典型超声表现可能并不明显。根据我们的经验，四腔心切面心脏轻度移位（图10.14和10.15）、静脉导管的异常走行、胸腹冠状切面胃泡位置上移（图10.16）都是膈疝的诊断线索。羊水过多是中、晚期妊娠与CDH有关的常见征象，但早期妊娠不会出现。观察或预测肺头比和肝脏疝入胸腔等超声参数可在中、晚期妊娠用于评估CDH严重程度。在早期妊娠，合并畸形的检出对于预后的评估极其重要。有趣的是，CDH的同侧肺在早期妊娠可以被很好地识别（图10.15，10.16），但无法预测其未来生长发育水平。中期妊娠超声随访检查常显示膈疝的严重程度增加，更多的腹部内容物疝入胸腔（图10.17）。此外，早期妊娠检出的严重CDH常常合并染色体异常和NT增厚[2]（图10.18）。早期妊娠有些CDH病例由于腹腔脏器尚未

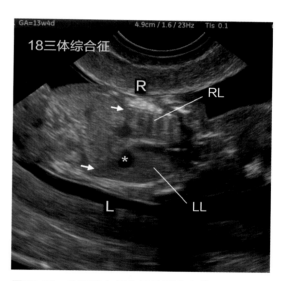

图10.16 孕13周左侧先天性膈疝合并18三体综合征胎儿的胸腹腔冠状切面。胃泡（*）通过膈肌（箭头）疝入左侧胸腔，不伴有心脏移位。早期妊娠该病例的胎儿左肺（LL）大小正常，随着妊娠进展将会出现肺受压和发育不良。R—右侧；RL—右肺；L—左侧

疝入胸腔而无法检出[3]。在一项研究中，早期妊娠超声只能发现50%的CDH病例（表5.2）。

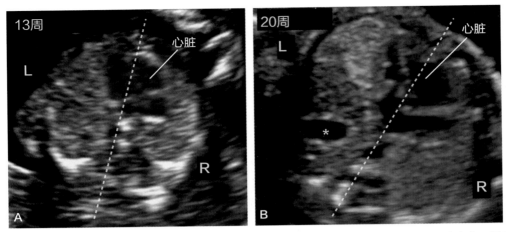

图10.17 同一胎儿分别在孕13周（A）和20周（B）的四腔心水平胸部横切面。图A显示心脏右移，提示存在左侧先天性膈疝（CDH），图A中早期妊娠胃泡未在胸腔内显示。孕20周（B）超声检查，左侧胸腔内可清楚地显示胃泡（*），心脏右移更明显，从而确认CDH的存在。R—右侧；L—左侧

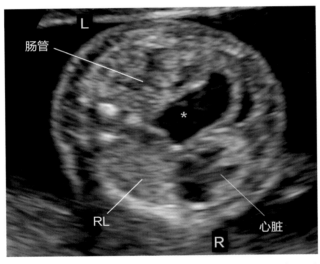

图10.18 孕14周胎儿四腔心水平胸部横切面，该胎儿存在左侧先天性膈疝（CDH）合并染色体非整倍体异常（9三体综合征和10三体综合征）。请注意严重的CDH伴心脏重度右移，胃泡（*）和腹腔内容物占据大部分左侧胸腔，右肺（RL）明显受压。R—右侧；L—左侧

合并畸形

CDH可以是孤立性的（60%），也可以合并胎儿结构异常和遗传异常（40%）。据统计，12%[4]～46%[5]的病例合并NT增厚。即使排除了染色体异常或基因缺陷，早期妊娠发现CDH合并NT增厚也预示着新生儿预后很差[3, 4]。CDH是一种严重的胎儿畸形，因为在孤立性CDH的病例中，胎儿出生后的死亡率达30%～40%。可出现CDH的典型综合征包括18三体综合征（图10.16）、12p四体综合征（Pallister-Killian综合征）（图10.19）、Fryns综合征（图10.20）、Cornelia de Lange综合征等。

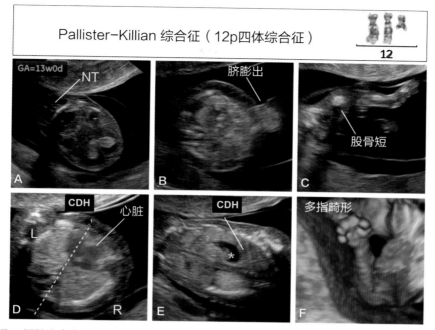

图10.19 孕13周胎儿患有12p四体综合征，也称为 Pallister-Killian 综合征，可见颈项透明层（NT）增厚（A）、脐膨出（B）、股骨短（C）、左侧膈疝（CDH）（D和E）、心脏右移到右侧胸腔及胃泡（*）位于胸腔（E）。此外，该胎儿还存在多指畸形（F）。R—右侧；L—左侧。详细内容参见正文

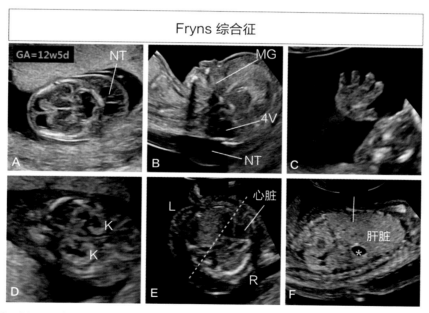

图10.20 孕12周Fryns综合征的胎儿，表现为颈项透明层（NT）增厚（A和B），第四脑室（4V）扩张及面裂伴上颌骨裂隙（MG）（B），短指（C），肾脏强回声（K）并肾集合系统扩张（D）和典型的膈疝（CDH）（E和F），心脏移至右侧胸腔（E），肝脏和胃泡（*）上移至胸腔（F）。R—右侧；L—左侧。详细内容参见正文

Pallister-Killian综合征

Pallister-Killian综合征是一种嵌合型12p四体综合征，除了两条12号染色体之外，还出现一条等臂染色体，由12号染色体的两条短臂组成（见图10.19）。12p四体综合征的典型表现包括膈疝、面部畸形、近端肢体缩短、腹部缺损（脐膨出和肛门闭锁）。图10.19中的胎儿由于母亲高龄以及超声检查发现NT增厚（图10.19A）和脐膨出（图10.19B），最早怀疑为18三体综合征。生物学测量显示头臀长、头围和腹围正常，股骨短（图10.19C）。详细的早期妊娠超声检查发现除股骨短（图10.19C）之外，还显示左侧CDH（图10.19D和E）、多指畸形（图10.19F）。绒毛膜绒毛（CVS）活检证实为Pallister-Killian综合征。

Fryns综合征

Fryns综合征是一种常染色体隐性遗传疾病，目前没有明确基因位点。90%的病例中可出现膈疝这一典型征象，并伴有多种异常，包括面容"粗糙"伴面裂、小下颌畸形、大口、眼距过宽，偶有小眼畸形、颈部水囊瘤。此外，可出现中枢神经系统异常，主要是颅后窝异常（约占50%），还有短手、肾发育不良以及其他异常等表现。图10.20是一位孕妇早期妊娠的胎儿超声图像，该孕妇有胎儿多发畸形并提示为Fryns综合征的孕史。由于Fryns综合征为常染色体隐性遗传，我们对胎儿进行了详细的早期妊娠超声检查，发现胎儿NT增厚（图10.20 A和B）、颅后窝增宽（图10.20B）、上颌骨腭突出现裂隙（提示面裂畸形，图10.20B）、短指（图10.20C）、肾脏回声增强合并尿路扩张（图10.20D）、左侧膈疝（图10.20E和F）。这些超声表现提示此胎同样为Fryns综合征。

肺不发育与肺发育不良

单侧或双侧肺不发育是一种极其罕见的疾病，可在早期妊娠诊断。该病确切病因尚不清楚，大多数是散发病例，然而遗传因素也可能存在。有研究报道了一例家庭中多次复发双肺不发育的病例[6]。在该研究中，2例在中期妊娠和晚期妊娠诊断，第3例于孕12周诊断[6]。据作者报道，胎儿心脏几乎占据了整个胸腔，而胸腺占据了剩余的空间，酷似肺组织[6]。肺动脉分支缺如可能是提示肺不发育的重要线索。

单侧肺不发育可在早期妊娠诊断，表现为心脏向空虚侧胸腔移位（图10.21）。当出现右位心或左位心时，应该首先怀疑本病。一般来说，有此特征时第一印象应该怀疑CDH，但是用高分辨率经阴道超声显示正常的肝脏、肠道和膈肌可以帮助诊断单侧肺不发育。右肺不发育，右支气管及右肺动脉均缺如，后续的超声随访检查可发现合并相关心脏异常及气管食管瘘伴食管闭锁。如果没有合并其他异常，胎儿预后可以很好。图10.21显示的是一个右肺缺如的病例，心脏完全位于右胸腔内。患者因在孕12周时疑诊右位心，所以在孕14周时转诊而来。

单侧肺不发育可出现部分型肺静脉异位引流至下腔静脉，提示存在弯刀综合征[7,8]。与其他静脉异常相似，该综合征在早期妊娠很难诊断，建议中期妊娠进行随访。

产前诊断双肺发育不良是一项挑战，

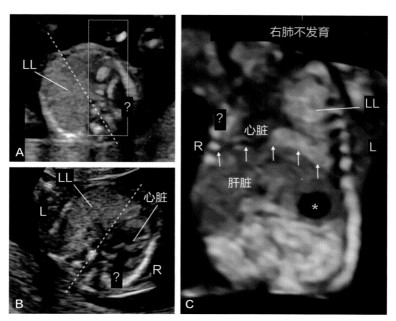

图10.21 孕14周右肺不发育胎儿的胸部横切面彩色多普勒图像（A）、2D图像（B）以及胸腹冠状切面的3D超声图像（C）。心脏完全位于右侧胸腔内（A和B），舒张充盈正常（A）。注意A～C中左肺（LL）很大，右侧胸腔内没有右肺（？）。在图A和图B中，胸腔内没有胃泡。3D超声显示肝脏在其正常解剖位置即腹腔右侧（R），胃泡（*）在腹腔左侧（L）。膈肌（箭头）在图C中得到了很好的显示。此患者因孕12周发现右位心转诊而来，详细内容参见正文

通常可合并其他严重情况，如胎膜早破、双肾不发育或发育不良、先天性膈疝、双侧胸腔积液、伴胸部发育不全的致死性骨骼发育不良等[7]。而在这些情况下，早期妊娠肺可能是正常的，不能预测肺发育不良。如果怀疑有肺发育不良，建议行中期妊娠及晚期妊娠超声随访检查。

早期妊娠无法检测的肺发育异常

除了双肺发育不良外，通常在中期妊娠及晚期妊娠可观察到的几种肺发育异常目前在早期妊娠无法检出。包括肺隔离症（BPS）、先天性肺囊性腺瘤样畸形（CCAM）（巨囊或微囊型）、孤立性支气管囊肿和慢性上呼吸道阻塞性疾病[7]。这些肺发育异常通常在孕16～17周进行诊断[9]。在一项早期妊娠胎儿畸形研究中，CCAM和BPS无法在早期妊娠做出诊断（表5.2），作者将这些异常归类为早期妊娠"不可检测"的异常。作者假设肺液的产生及其在异常发育的肺组织内的潴留发生在肺发育腔化开始之后，一般在孕16周[2]。这可能是为什么这些肺发育异常在早期妊娠中不能发现的原因。

马 娅 张居杰 杨晓娟 译
秦 越 曾 晴 陈 明 校

参考文献

1. Hashimoto K, Shimizu T, Fukuda M, et al. Pregnancy outcome of embryonic/fetal pleural effusion in the first trimester. J Ultrasound Med. 2003;22:501–505.

2. Syngelaki A, Chelemen T, Dagklis T, et al.

Challenges in the diagnosis of fetal non-chromosomal abnormalities at 11-13 weeks. Prenat Diagn. 2011;31:90–102.

3. Sepulveda W, Wong AE, Casasbuenas A, et al. Congenital diaphragmatic hernia in a first-trimester ultrasound aneuploidy screening program. Prenat Diagn. 2008;28:531–534.

4. Spaggiari E, Stirnemann J, Ville Y. Outcome in fetuses with isolated congenital diaphragmatic hernia with increased nuchal translucency thickness in first trimester. Prenat Diagn. 2012;32:268–271.

5. Sebire NJ, Snijders RJ, Davenport M, et al. Fetal nuchal translucency thickness at 10-14 weeks' gestation and congenital diaphragmatic hernia. Obstet Gynecol. 1997;90:943–946.

6. Ramanah R, Martin A, Guigue V, et al. Recurrent prenatally diagnosed isolated bilateral pulmonary agenesis. Ultrasound Obstet Gynecol. 2012;40:724–725.

7. Karl K, Chaoui R. Pulmonary abnormalities. In: Coady AM, Bower S, eds. Twining's Textbook of Fetal Abnormalities. New York, NY: Elsevier Health Sciences; 2014:397–419.

8. Abuhamad A, Chaoui R. A Practical Guide to Fetal Echocardiography: Normal and Abnormal Hearts. 3rd ed. Philadelphia, PA: Wolters Kluwer Health/Lippincott Williams & Wilkins; 2015.

9. Cavoretto P, Molina F, Poggi S, et al. Prenatal diagnosis and outcome of echogenic fetal lung lesions. Ultrasound Obstet Gynecol. 2008;32:769–783.

第 11 章

胎儿心脏及大血管

简介

早期妊娠心脏检查的重点是对胎儿体位、四腔心及大血管进行评估，以确定正常的解剖结构及排除复杂的先天性心脏病（CHD）。许多CHD可在早期妊娠发现，在本章中会进行讨论。早期妊娠超声评价胎儿心脏也可以通过一些间接征象，如三尖瓣反流、心轴异常、迷走右锁骨下动脉等作为CHD或胎儿非整倍体异常的诊断线索。早期妊娠超声检查胎儿心脏和大血管是一项挑战，因为它需要2D和彩色多普勒高分辨率图像，并且常常需要经腹部、经阴道超声的联合检查。本章节我们将首先介绍胎儿心脏的胚胎发育和胎儿正常心脏的超声解剖。然后介绍各种可在早期妊娠发现的CHD。为了全面探讨心脏超声检查技术及各种正常和异常的胎儿心脏，我们推荐参考教科书《胎儿超声心动图实用指南：正常和异常心脏》[1]。

胚胎发育

先天性心脏畸形的疾病谱很广，对心脏胚胎发育有初步了解可以更好地理解先天性心脏畸形。

受精后第3周开始，形成血管和心脏的前体细胞群首先在内脏中胚层外侧发育形成，然后向前迁移到中线后融合成一个单一的心管。最早可于受精后第21～22天（也即停经35～36天，妊娠第5周末）观察到心管搏动。心脏的发育按照明确的主要步骤进行，分别是：①原始心管的形成；②球室袢的形成；③心房、心室和流出道的分隔（图11.1）。原始心管尾端连接卵黄-脐静脉，头端连接背主动脉和咽弓，并且逐渐形成折叠区域，如动脉极的初级折叠和静脉极的房室环（图11.1）。这些过渡区域最后形成室间隔和房室瓣。图11.1阐明了上述发展步骤[1]。在成攀和膨胀生长的过程中，原始心室下移到右侧，而原始心房向上移动到原始心室左后方。在此原始心管的基础上，其不同部位出现分隔以区分两个心房、两个心室、两个房室瓣和两个独立的流出道。成对的主动脉弓逐渐退化，最终形成一个左位主动脉弓及其相应的分支。静脉系统中，不同的成对静脉退化融合并与肝静脉及上、下腔静脉一起形成全身静脉系统。

原始心房被两层间隔一分为二，即原

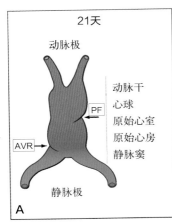
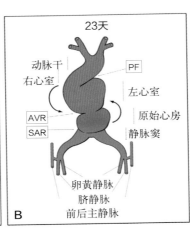
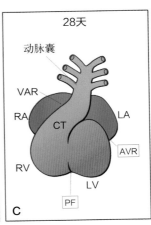

图11.1　不同发育阶段的心脏正面观：图A为原始心管形成阶段，图B为室壁袢形成阶段，图C为心房、心室及大血管间隔形成时期的心脏。A. 可识别两个过渡区域，房室环（AVR）形成未来的房室瓣，初级折叠（PF）形成未来的室间隔。B. 心管开始沿长轴向右侧和腹侧旋转折叠，导致心室右袢。原始心腔因为有窦房环（SAR）、AVR和PF的过渡区而更容易识别。C. 成袢后，几个可识别的过渡区分隔原始心腔，AVR位于共同心房（蓝色）和共同心室（红色）之间，PF位于原始左心室（LV）和右心室（RV）之间，VAR位于心脏流出道的圆锥动脉干（CT）区域

发隔和继发隔。除继发孔外，两层间隔融合，继发孔持续存在并形成卵圆孔，形成心房水平的右向左分流。心室间隔的形成则更为复杂，包括不同心脏区域间隔的融合（室间隔、流入道间隔、圆锥隔），这也解释了为什么室间隔缺损（VSD）是目前最常见的心脏异常（无论是孤立性还是复合性）。流出道间隔的形成涉及一个近180°的螺旋形旋转，从而形成了螺旋形的主动脉－肺动脉间隔。该间隔源于圆锥嵴与动脉干嵴的完全融合，将流出道分隔成两条动脉血管，即主动脉和肺动脉。因为此间隔的旋转，肺动脉也在升主动脉周围出现扭转。心球的发育负责将大血管与相应的心室连接起来。右心室的心球形成动脉圆锥，即右心室漏斗部；而左心室的心球则形成主动脉前庭壁，是室间隔－主动脉瓣与二尖瓣－主动脉瓣的纤维连接[1]。更多心脏胚胎发育的具体内容，我们推荐参考相关的专著和综述[1-4]。

正常超声解剖结构及检查技术

早期妊娠胎儿心脏检查的步骤与中、晚期妊娠心脏检查一样，推荐遵循心脏节段分析方法。中期妊娠心脏超声筛查可单独使用2D超声，但是在早期妊娠，应在2D超声的基础上辅以彩色多普勒模式作为补充，尤其在评估大血管时更是如此[1]。现在，通过经腹部线阵探头和经阴道探头可以获得高分辨率的2D超声图像。据我们的经验，当胎儿在宫内位置较低且为横位时，推荐使用经阴道超声检查，该检查方法使胎儿胸腔和探头之间的距离最近（详见第3章）。而且，经阴道超声检查对小于13周或者怀疑存在心脏畸形的胎儿很有帮助。

胎儿心脏超声成像的基本方法首先是进行2D超声检查，重点关注胎儿心脏位置、心尖指向及四腔心切面（图11.2）。早期妊娠2D心脏检查的超声最佳优化条

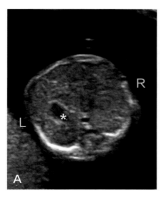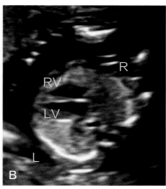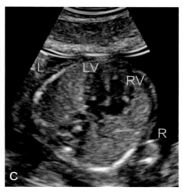

图11.2 早期妊娠心脏检查的典型2D平面包括上腹部横切面（A）观察胃泡位置（*）以及胸骨旁（B）或心尖四腔心切面（C）。LV—左心室；RV—右心室；L—左；R—右

件列于表 11.1中。虽然在早期妊娠2D超声可获得可靠的腹部横切面和四腔心切面图像，但是小于14周的胎儿因体积小，左右流出道的解剖结构常不能显示。因此我们推荐使用彩色或高分辨率（能量）多普勒作为早期妊娠2D超声评估心脏的一种辅助方法。因此，早期妊娠彩色多普勒主要用于间接评估四腔心和大血管的形状和大小。早期妊娠心脏彩色多普勒的最佳优化条件总结于表 11.2中。彩色多普勒应用于四腔心切面（图11.3）是确认心脏解剖结构正常与否的重要步骤，特别是对小于14周的胎儿来说尤为重要。彩色多普勒显示胸腔上部横切面包括三血管气管切面（3VT）和心底短轴切面（图11.4）对于大

血管的成像至关重要，并且远远优于仅使用2D超声对大血管的评估。早期妊娠，有些涉及流出道的心脏畸形可在三血管气管切面辨认。主动脉弓和动脉导管弓的位置、大小、通畅性和血流方向在彩色多普勒模式下更容易辨认（图11.4）。

所有中、晚期妊娠推荐的评估心脏解剖的超声平面在理想条件下也可在早期妊娠应用。然而，根据我们的经验，早期妊娠对四个基本平面——上腹部横切面、2D超声四腔心切面、彩色多普勒超声四腔心切面、彩色多普勒超声三血管气管切面（图11.5）——的观察能提供足够的信息以排除大部分严重心脏畸形。

表 11.2　早期妊娠心脏彩色多普勒检查最佳优化条件

使用彩色多普勒前调整2D超声至最佳优化条件
适当缩小彩色取样框
中等速度标尺
中通滤波
中至高度余辉
降低彩色增益
低能量输出
如果条件允许，使用双向彩色多普勒

表 11.1　早期妊娠心脏2D超声检查最佳优化条件

胎儿仰卧位（NT体位）
放大图像
缩小扇扫宽度
胎儿胸腔占图像的1/3
高对比度的图像设置
中-高频探头
从心尖到心底完整显示

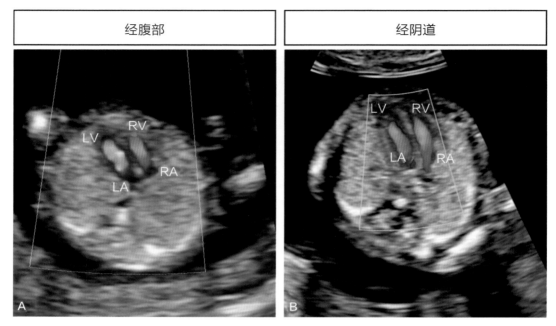

图11.3　经腹部（A）和经阴道（B）彩色多普勒超声获取孕12周胎儿心尖四腔心切面，可显示舒张期血流分别从左、右心房到左、右心室。值得注意的是，图B的较高分辨率图像是使用经阴道检查方法获取的。LV—左心室；RV—右心室；LA—左心房；RA—右心房

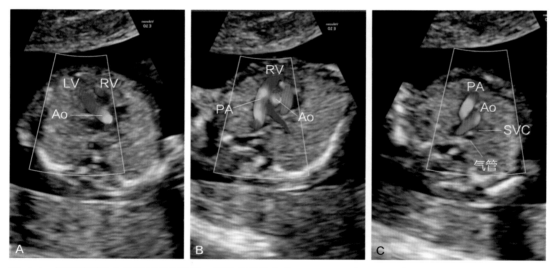

图11.4　经阴道彩色多普勒超声获取孕13周胎儿的流出道，可显示五腔心切面（A）、心底短轴切面（B）和三血管气管切面（C）。Ao—主动脉；LV—左心室；PA—肺动脉；SVC—上腔静脉；RV—右心室

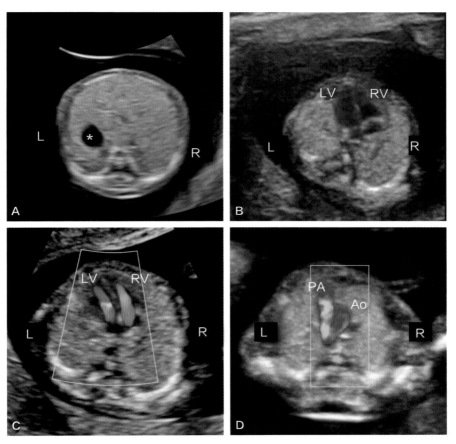

图11.5 早期妊娠心脏检查的四个基本平面包括：上腹部横平面（A），以观察腹腔脏器位置，胃泡（*）位于左侧；2D超声四腔心切面（B）；舒张期彩色多普勒超声四腔心切面（C）；收缩期彩色多普勒超声三血管气管切面（D）。LV—左心室；RV—右心室；PA—肺动脉；Ao—主动脉；L—左；R—右

早期妊娠先天性心脏病

先天性心脏病（CHD）是最常见的严重先天性异常[5,6]。约一半的CHD是严重的，占儿童因先天性异常死亡人数的一半以上[5]。此外，在美国，CHD在各种出生缺陷中住院费用最高[7]。CHD的发病率取决于初次检查人群的年龄和所使用的CHD的定义。大型人群研究报道了CHD在活产儿中的发病率为8/1000～9/1000[5,6]。人们普遍认为早期妊娠CHD的发病率更高，因为许多伴有复杂畸形的胎儿会出现宫内死亡，尤其是

当合并心外畸形或者水肿时，宫内死亡率更高。CHD出现不良预后的征象之一是合并心外畸形，包括遗传性疾病。因此胎儿每一项异常的检出都提示我们进行胎儿超声心动图检查以明确心脏是否存在异常。即使是孤立性的CHD也可以与非整倍体异常和某些遗传综合征相关。早期妊娠诊断CHD可进行产前咨询并为处理方式的选择和决策提供充足的时间[1]。早期妊娠通过一些间接征象，如颈项透明层（NT）增厚、存在心外畸形或者直接观察到心脏和大血管解剖结构异常均可怀疑存在CHD。

相关的心外畸形

心脏异常通常与心外畸形联系在一起，可能是某种特定遗传疾病的一部分，也可能是孤立存在的。心脏异常可与颅脑、腹部、泌尿生殖系统或骨骼畸形等相关。即使CHD孤立出现，也应在中期妊娠进行仔细的随访，以寻找相关的心外异常。无论是孤立存在还是合并其他的心外异常，CHD都可能是合并非整倍体异常或其他综合征的重要线索。CHD合并非整倍体异常的真实发病率尚不清楚，但在所有早期妊娠发现的CHD中，20%以上与染色体数量异常有关。在早期妊娠，很大一部分CHD是在诊断出NT增厚后发现的，因此这个比例可能被高估了。与CHD相关的非整倍体包括21、18和13三体综合征，以及Turner综合征和三倍体（详见第6章）。其他染色体异常也可能出现但是相当少见。一个主要的染色体异常与22q11缺失有关，尤其是发现动脉圆锥异常时（见下文），必须在进行有创产前诊断时对该位点进行检测。当今在早期妊娠诊断出CHD后，微阵列检查技术可检出更多的染色体缺失和重复，该技术作为一种产前诊断试验被广泛应用于绒毛膜绒毛活检术后。与心脏缺陷相关的单基因疾病通常不能在早期妊娠发现。有关心脏异常遗传学的更多具体内容，我们推荐与此相关的专著和论述[1,8]。

22q11.2缺失综合征 (DiGeorge 综合征)

22q11.2缺失综合征（又称为DiGeorge综合征或CATCH 22）是人类CHD中最常见的染色体缺失，也是婴幼儿CHD中第二常见染色体异常（仅次于21三体综合征）。活产儿中的发病率为1/4000～1/2000[9]。首字母缩略词CATCH 22是用于描述DiGeorge综合征的特征，包括心脏异常、面部异常、胸腺发育不全、腭裂、低钙血症和22号染色体微缺失[8]。其表型异常包括心脏异常，以流出道异常为主，伴胸腺发育不全或不发育，腭裂，腭闭合不全，以及面部畸形[9]。骨骼异常可影响四肢和脊柱。22q11.2缺失的成人中有30%患有精神障碍。这种缺失可以通过荧光原位杂交（FISH）技术或微阵列分析来诊断。对22q11.2缺失胎儿或婴儿的父母进行检查发现，约6%的患22q11.2缺失且有隐匿表现的父母有一半的概率遗传给后代[8]。22q11.2缺失综合征中的心脏异常主要包括动脉圆锥异常，如主动脉弓离断、共干畸形（CAT）、肺动脉瓣缺如综合征、肺动脉闭锁伴室间隔缺损（VSD）、法洛四联症（TOF）、圆锥动脉干下室间隔缺损等[8,10,11]。无论是孤立性右位主动脉弓还是合并其他心脏异常都会增加患22q11.2缺失的风险[12]。关于早期妊娠发现22q11.2缺失的报道极为罕见，但是我们认为，这主要是因为心脏及心外畸形在早期妊娠常常被漏诊而不是因为无法在早期妊娠做出诊断。22q11.2缺失在中期妊娠的一些超声特点，如胸腺小[10]、透明隔腔扩张[13]或者羊水过多[14]是在早期妊娠无法观察的。面部畸形作为22q11.2缺失的另一个特征，因太过隐匿以致在中期妊娠也无法作为可靠的超声指征。早期妊娠出现胎儿心脏或心外畸形，建议行绒毛膜绒毛活检或羊膜腔穿刺术等有创产前诊断进行遗传咨询。由于染色体微阵列检查技术广泛使用，将在早期妊娠更常检测出22q11.2缺失。图11.6示一例孕13周胎儿因早期妊娠检查发现多指及主动脉弓离断，经目标靶位FISH技术确诊为22q11.2缺失。

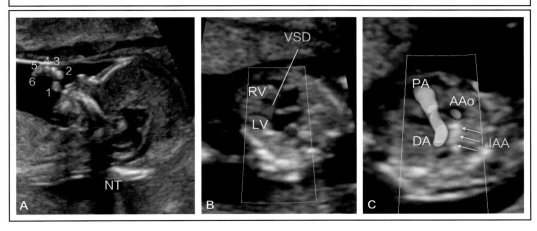

22q11缺失（DiGeorge综合征）

图11.6 孕13周的22q11缺失胎儿。值得注意的是，图A显示正常的胎儿颜面部轮廓和NT。也要注意图A中手部存在六指畸形（数字1～6）。图B中四腔心切面显示室间隔缺损（VSD）。图C中的三血管气管平面可显示主动脉弓离断（IAA）（箭头）。绒毛膜绒毛活检后经目标靶位FISH技术证实为22q11缺失。AAo—升主动脉；DA—动脉导管；LV—左心室；PA—肺动脉；RV—右心室；NT—颈项透明层

早期妊娠心脏异常的间接征象

早期妊娠，与CHD风险增加相关的几个超声指征在表11.3中列出，这些指征目前已成为早期妊娠胎儿超声心动图的部分指征。以下部分将讨论四个常见的超声指征。

NT增厚

除了染色体异常，一些报道指出NT增厚与严重胎儿畸形包括心脏缺陷有关（图11.7）。对低风险和高风险混合人群的前瞻性研究表明，NT大于第99百分位数的敏感性约为21%。关于NT与CHD相关性的研究表明，严重心脏缺陷的发生率随胎儿NT厚度的增加呈指数增长，而与特定的CHD无明显的相关性[15,16]。目前，我们对与胎儿心脏缺陷有关的NT增厚的病理生理机制尚不完全清楚。

表11.3	早期妊娠心脏超声检查的指征
母体指征	非整倍体风险增加(包括母亲或父亲的平衡易位)
	产妇糖尿病控制不良
	母体心脏致畸暴露
	孕育过患有复杂性心脏畸形的孩子
胎儿指征	NT增厚
	心轴异常
	静脉导管频谱A波反向
	三尖瓣反流
	胎儿心外畸形
	早期妊娠胎儿水肿

NT测值与先天性心脏病发病率（CHD/1000）关系

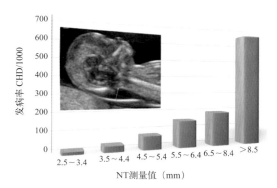

图11.7　基于包括12项研究的meta分析中关于颈项透明层（NT）厚度与先天性心脏病（CHD）风险关系示意图。请注意CHD发病率随着NT厚度的增加而增加。（经允许摘自Clur SA, Ottenkamp J, Bilardo CM. The nuchal translucency and the fetal heart: aliterature review. Prenat Diagn. 2009; 29:739–748.）

静脉导管频谱A波反向

正常情况下，静脉导管波形在整个心动周期呈双相模式。异常静脉导管波形的典型特征为心房收缩期A波消失或者反向（图11.8A）。早期妊娠静脉导管的这种血流模式与非整倍体异常的风险增加有关。在染色体正常的胎儿中，异常的静脉导管波形也与心脏结构异常有关[17]。静脉导管A波反向与胎儿CHD相关的病理生理机制尚不清楚，但是由于右心房体积、压力或者两者共同作用导致的右心房前负荷增加可能是CHD的发病机制之一。检测出静脉导管A波反向会增加胎儿CHD的风险[16]。

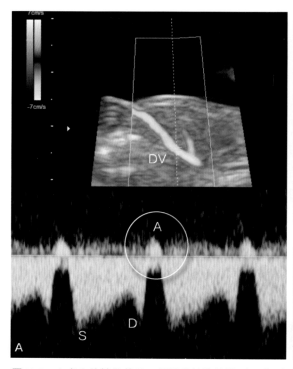
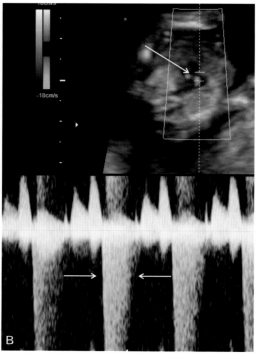

图11.8　A.有心脏缺陷的孕13周胎儿静脉导管（DV）脉冲多普勒频谱图显示静脉导管A波反向（圆圈）。出现该频谱提示相关心脏异常的风险增加。B.法洛四联症胎儿三尖瓣口脉冲多普勒图（长箭头）。请注意脉冲多普勒频谱图上的三尖瓣反流（相向箭头）。三尖瓣反流的出现增加了心脏异常的风险。S—收缩期峰值流速；D—舒张期峰值流速

三尖瓣反流

三尖瓣反流可以出现在整个妊娠的任何时期，并且可以是一过性的。孕11~13周出现的三尖瓣反流常见于21三体综合征、18三体综合征、13三体综合征及严重心脏缺陷的胎儿[16]。约1%的整倍体胎儿、55%的21三体综合征胎儿、1/3的18三体综合征和13三体综合征胎儿以及1/3的复杂心脏畸形胎儿中存在三尖瓣反流[18]。诊断三尖瓣反流的标准方法很重要，包括以下几个方面（另见第1章）：图像放大，获得胎儿心脏的心尖四腔心切面，脉冲多普勒取样容积为2.0~3.0mm，取样框放置于三尖瓣口处，取样线与室间隔的夹角小于30°。当有一半以上的收缩期出现，且反流速度超过60cm/s时，就可以诊断三尖瓣反流。三尖瓣反流的检出（图11.8B）增加了存在复杂心脏畸形的风险。

早期妊娠心脏轴线

一些研究已经证实中、晚期妊娠心轴异常与CHD之间存在联系，近期也证实了早期妊娠的心轴异常与CHD之间存在联系。在早期妊娠测量心脏轴线是很有挑战性的，要求使用高清彩色多普勒来清楚地勾勒出室间隔（图11.9）。在一个病例对照研究中，我们报道了197例11周0天至14周6天确诊为CHD的胎儿心轴，并与对照组进行比较[19]。对照组平均心轴角度为44.5°±7.4°，且在早期妊娠间没有明显变化[19]。在CHD组中，25.9%的胎儿心轴测量在正常范围内，74.1%的胎儿出现心轴异常。应用心轴测量检测严重CHD效果要明显优于单独或联合应用NT增厚、三尖瓣反流或静脉导管A波反向这些指标[19]。

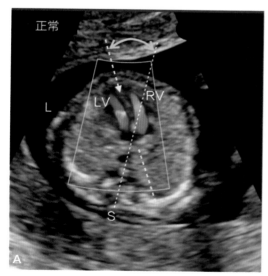 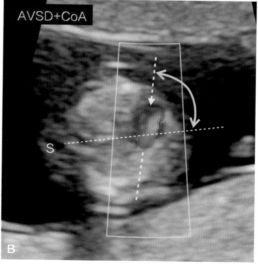

图11.9 在彩色多普勒血流图上测量两例孕13周胎儿的心轴（蓝色箭头）。A.心脏解剖结构正常的胎儿中，心轴是正常的。B.胎儿伴有房室间隔缺损（AVSD）和心室比例失调的主动脉缩窄（CoA），心轴增大。心轴是在四腔心切面上测量两条直线间的夹角：第一条线是脊柱（S）至前方的胸部正中的连线，把胸部平均分成两等份；第二条线是穿过室间隔的直线。RV—右心室；LV—左心室；L—左

常见胎儿心脏畸形

在下面的章节中，我们将介绍在早期妊娠可以诊断的CHD。对于每一种胎儿心脏异常，我们将对其定义、超声表现以及早期妊娠的最佳诊断平面进行介绍，并简要罗列一些相关的心内和心外畸形。表11.4列出了早期妊娠异常的超声表现与相应的心脏畸形。关于早、中、晚期妊娠产前心脏成像及CHD的更详细内容，请读者参阅我们的相关书籍[1]。

左心发育不良综合征

定义

左心发育不良综合征（HLHS）是一组涉及左心室和左心室流出道严重发育不良的复杂心脏畸形，从而导致全身心输出量受阻。一般来说，早期妊娠观察到的HLHS主要有两种类型：一种是二尖瓣和主动脉瓣均闭锁，左心房和左心室之间几乎不相通，左心室几乎不显示或是严重的发育不良（图11.10A）；另一种是左心室可显示，但室壁回声增强，心室腔呈球形，收缩功能极差，并伴有严重的二尖瓣发育不良以及主动脉重度狭窄或主动脉瓣闭锁（图11.10B）。据报道，在活产儿中HLHS的发病率为0.1/1000～0.25/1000[6]。

超声表现

在HLHS的病例中，四腔心切面的2D和彩色多普勒图像都可以出现异常。在二尖瓣和主动脉瓣均闭锁的病例中，可在孕12～13周时表现为左心室不显示（图11.11A，

表11.4　早期妊娠的异常超声表现与可疑心脏异常

四腔心切面的2D和彩色多普勒图像	心轴异常（TOF和CAT表现为心轴左偏，TGA、DORV及内脏异构的右位心表现为中位心）
	Ebstein畸形中三尖瓣重度关闭不全
	AVSD、单心室心脏、HLHS、三尖瓣闭锁伴室间隔缺损中的单心室
	主动脉缩窄、HLHS、HRHS、肺动脉闭锁伴室间隔缺损、二尖瓣闭锁和三尖瓣闭锁中的心室比例失调
三血管气管平面的彩色多普勒图像	TOF、主动脉缩窄、三尖瓣闭锁伴室间隔缺损中的大血管管径差异及小管径血管内为正向血流
	HLHS、HRHS、肺动脉闭锁伴室间隔缺损中的大血管管径差异及小管径血管内为反向血流
	CAT、肺动脉闭锁伴室间隔缺损中的单一大血管扩张
	TGA或DORV中单一的正常大小的大血管
	主动脉弓中断时主动脉弓峡部的血流中断
	在右位主动脉弓伴左位动脉导管、右位主动脉弓伴右位动脉导管和双主动脉弓中，主动脉弓位于气管右侧

TOF—法络四联症；CAT—共干畸形；TGA—大动脉转位；DORV—右心室双出口；AVSD—房室间隔缺损；HLHS—左心发育不全综合征；HRHS—右心发育不全综合征。

11.12A）。在2D图像上，四腔心切面表现为左心室小或不显示（图11.11A，11.12A），彩色多普勒图像上显示左心室内无流入道血流（图11.11B，11.12B）。早期妊娠2D和彩色多普勒图像同时出现单心室的典型表现，则提示为HLHS。若早期妊娠在四腔心切面上怀疑有HLHS，则还需要在三血管气管平面进行证实，可显示扩张的肺动脉、细小的主动脉弓及彩色多普勒模式下其内的反向血流。在早期妊娠偶尔可以观察到左心室呈球形（图11.13），代表着左心室已经发生改变（弹力纤维增生），类似于中、晚期妊娠的变化。值得注意的是，早期妊娠四腔心切面表现为"正常"并不能完全排除HLHS，因为已经证实了，HLHS是在妊娠早、中期之间发展而成的。

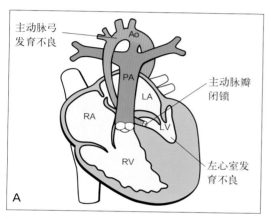
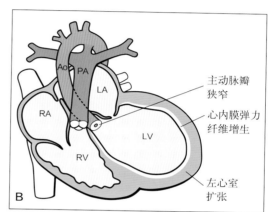

图11.10 左心发育不良综合征（HLHS）示意图。A. HLHS的典型特征，左心室（LV）发育不良且运动功能减退、二尖瓣发育不良、主动脉瓣闭锁及主动脉弓（Ao）发育不良。B. HLHS的罕见类型，早期妊娠可表现为左心室扩张、心室壁回声增强（弹力纤维增生），主动脉瓣水平狭窄以及左心室流出道梗阻，并伴有主动脉重度狭窄。RA—右心房；RV—右心室；PA—肺动脉；LA—左心房

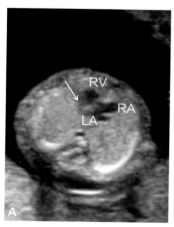
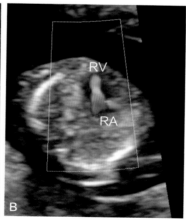
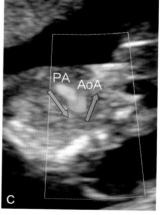

图11.11 经腹部超声显示孕13周胎儿左心发育不良综合征。A.在四腔心切面上左心室（箭头）缺如。B.彩色多普勒血流图显示右心房（RA）与右心室（RV）之间存在舒张期血流，而左心室舒张期未见血流。C.三血管气管平面彩色多普勒血流图显示肺动脉（PA）内为前向血流（蓝色箭头）和主动脉弓（AoA）内为反向血流（红色箭头）。LA—左心房

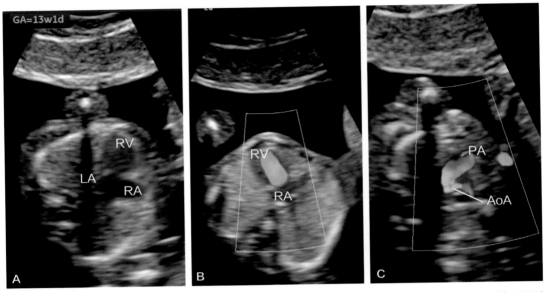

图11.12   经阴道超声显示孕13周胎儿左心发育不良综合征（与图11.11不是同一个胎儿）。A.在四腔心切面上左心室（LV）缺如。B.彩色多普勒血流图显示右心房（RA）与右心室（RV）之间有舒张期血流，而LV舒张期未见血流。C.三血管气管平面彩色多普勒血流图显示肺动脉（PA）内为前向血流和主动脉弓（AoA）内为反向血流。请注意与经腹部超声获取的图11.11相比，该图的超声图像分辨率有所增加。LA—左心房

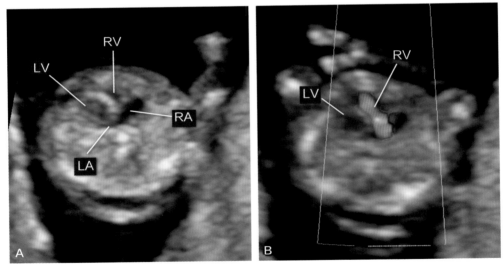

图11.13   孕13周左心发育不良综合征（HLHS）胎儿的四腔心切面2D（A）和彩色多普勒图像（B）。A.一个相对较小的内呈高回声的左心室腔。B.彩色多普勒血流图显示舒张期二尖瓣口无血流通过。与中期妊娠相比，早期妊娠不常发现HLHS的左心室（LV）腔内呈高回声。RA—右心房；RV—右心室；LA—左心房

相关畸形

4%～5%的HLHS与染色体异常有关[20]，如Turner综合征、13三体综合征和18三体综合征等。当早期妊娠怀疑有HLHS时，应进行遗传检测方面的咨询。据报道，在HLHS合并遗传综合征，如Turner综合征、Noonan综合征、Smith-Lemli-Opitz综合征和Holt-Oram综合征的患儿中，10%～25%存在心外畸形[21]。HLHS胎儿可能在中期妊娠末及晚期妊娠出现生长受限，这可能是由于联合心输出量减少20%所致[22]。当早期妊娠诊断了HLHS，建议进行后续的超声随访检查。

主动脉缩窄

定义

主动脉缩窄（CoA）包括主动脉弓狭窄，通常位于峡部，即左锁骨下动脉和动脉导管之间（图11.14）。CoA是一种常见的异常，在合并CHD的新生儿和婴儿中5%～8%可发现CoA[6,23]。当没有合并严重的心内异常时，CoA归类为单纯型。当其合并严重心内病变时，则归类为复杂型。

超声表现

早期妊娠出现左心室偏小的心室比例不平衡是CoA存在的指征之一。在2D图像上，心脏横切面可以最佳地显示心室比例不平衡（图11.15A）。在彩色多普勒模式下四腔心切面可显示心室充盈的差异，与左心室相比，通过右心室的血流量增加（图11.15B）。与肺动脉相比，在三血管气管平面显示出细小的主动脉弓可诊断为

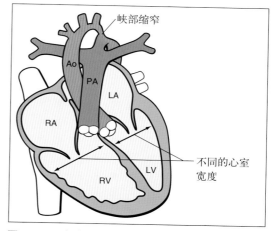

图11.14　主动脉缩窄示意图。详见正文。RA—右心房；RV—右心室；LA—左心房；LV—左心室；PA—肺动脉；Ao—主动脉

CoA（图11.16）。通常，在CoA中主动脉弓的血流是正向的（图11.16B），这可与HLHS鉴别，因为后者主动脉弓的血流是反向的（图11.12C）。当主动脉弓与降主动脉不连续时，应怀疑有主动脉弓离断。必须牢记于心的是，在中期妊娠确认是否存在CoA至关重要，因为早期妊娠的心室比例不平衡随着妊娠进展可能会得到改善。早期妊娠确诊CoA是非常困难的，并且常常会出现假阳性的诊断。

相关畸形

复杂型CoA中最常合并的心内异常包括较大的室间隔缺损、二叶主动脉瓣、主动脉瓣和瓣下狭窄、二尖瓣狭窄和永存左上腔静脉[24,25]。这些合并的心内异常，即使可能，也很难在早期妊娠发现。CoA通常与染色体异常有关，最常见的是Turner综合征[26]。如果在其他表现，如水囊瘤和（或）早期胎儿水肿的基础上怀疑存在CoA，则应考虑诊断为Turner综合征。CoA也可与其他染色体异常有关，如13三体综

合征或18三体综合征，特别是有多发心外畸形存在的情况下。CoA伴发心动过速、 生长发育受阻和（或）多发结构异常提示13三体综合征可能。

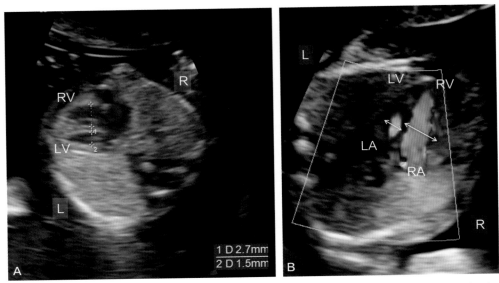

图11.15　两个孕13周怀疑为主动脉弓缩窄的胎儿（A和B）的四腔心切面图。图A中2D胸骨旁四腔心切面图和图B中心尖四腔心切面彩色多普勒图像均异常，可显示心室腔大小不一致，左心室（LV）缩小。RV—右心室；L—左；R—右；LA—左心房；RA—右心房

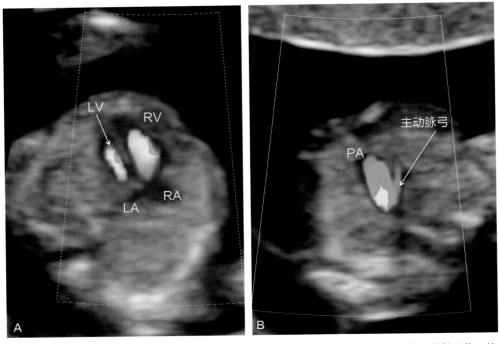

图11.16　孕14周主动脉弓缩窄胎儿的四腔心切面（A）和三血管气管切面（B）的彩色多普勒图像。注意四腔心切面（A）中有一个较小的左心室（LV），三血管气管切面（B）中有一个细小的主动脉弓。RV—右心室；RA—右心房；LA—左心房；PA—肺动脉

室间隔完整的肺动脉闭锁

定义

室间隔完整的肺动脉闭锁（PA-IVS）是一组右心室与肺动脉循环之间缺乏联系（肺动脉瓣闭锁）并伴有完整室间隔的心脏畸形。右心室腔可以发育不良伴右室壁肥厚（图11.17），或是右心室腔扩张伴明显三尖瓣反流和右心房扩张。大多数病例中存在右心室发育不良[27]。PA-IVS是一种罕见的疾病，在活产儿中的发病率为0.042/1000～0.053/1000[28]。

超声表现

早期妊娠在四腔心切面观察到一个小的发育不良的且运动功能减退的右心室（图11.18A）可疑诊为PA-IVS。其

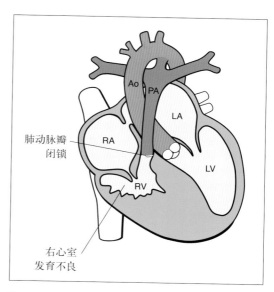

图11.17 室间隔完整的肺动脉闭锁（PA-IVS）示意图。详见正文。RA—右心房；RV—右心室；LV—左心室；LA—左心房；Ao—主动脉；PA—肺动脉

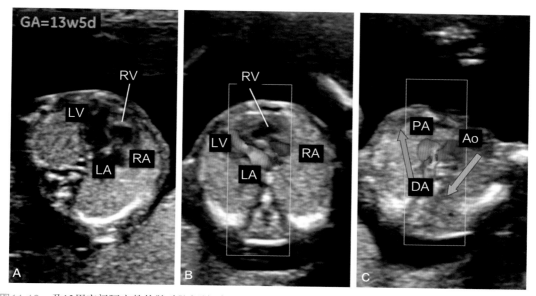

图11.18 孕13周室间隔完整的肺动脉闭锁（PA-IVS）胎儿的四腔心2D（A）、彩色多普勒图（B）和三血管气管切面（C）图像。A. 2D超声显示一个缩小的右心室（RV），室间隔膨隆突入左心室（LV）。B.彩色多普勒可显示舒张期无血流进入RV。C.三血管气管平面彩色多普勒可显示主动脉弓（Ao）（蓝色箭头）内正向血流与动脉导管（DA）内反向血流流入肺动脉（PA）（红色箭头）的典型征象。RA—右心房，LA—左心房

右心室的解剖表现与HLHS中的左心室相似。大多数情况下，四腔心切面彩色多普勒显示右心室血流充盈不足（图11.18B）以及三血管气管平面上动脉导管和肺动脉内血流反向（图11.18C）可为这一发现提供支持。一般情况下三尖瓣发育不良不明显，彩色和脉冲多普勒可显示瓣膜反流。

相关畸形

PA-IVS和右心室发育不良主要相关心脏异常之一是冠状动脉循环异常，即心室–冠状动脉瘘，在1/3的PA-IVS病例中可见，但在早期妊娠通常不能观察到。其他相关的心脏异常表现包括右心房扩大、三尖瓣畸形、主动脉瓣下梗阻、房间隔缺损、右位心和大动脉转位。应进行中期妊娠评估以除外内脏反位，特别是心脏位置异常。可以发现一些心外异常但没有器官特异性。染色体异常如21三体综合征或者22号染色体微缺失较罕见。

三尖瓣闭锁伴室间隔缺损

定义

三尖瓣闭锁伴室间隔缺损（TA-VSD）以缺乏右侧的房室连接为特征，导致右心房和右心室无法连通。因此右心室很小。流入道型的室间隔缺损通常位于膜周部，右心室的大小与室间隔缺损的大小有关。由于三尖瓣的阻挡，心房间的交通是以未闭的卵圆孔或房间隔缺损的形式进行的。根据大动脉的方位将TA-VSD分为3种类型[29]：1型TA-VSD大动脉连接关系正常，占70%～80%；2型TA-VSD合并D-大动脉转位，占12%～25%；3型TA-VSD为少见畸形，除1型和2型外其余的即为3型。通常伴有复杂的大动脉异常如永存动脉干或L-大动脉转位。TA-VSD非常罕见，在活产儿中的发病率只有0.08‰[30]。图11.19 为1型TA-VSD的示意图。

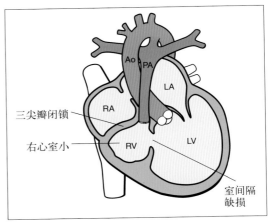

图11.19　三尖瓣闭锁伴室间隔缺损（TA–VSD）示意图。详见正文。RA—右心房；RV—右心室；LV—左心室；LA—左心房；Ao—主动脉；PA—肺动脉

超声表现

早期妊娠，四腔心切面的2D和彩色多普勒图像上可以检出TA-VSD。四腔心切面上的典型2D图像是左心室增大及右心室发育不良，经腹部彩色多普勒超声显示单心室内的血流。使用经腹部高频探头和经阴道探头可显示右心室发育不良，彩色多普勒可显示左向右分流的室间隔缺损（图11.20A）。在三血管气管切面（3VT），1型TA-VSD表现为肺动脉内径小于主动脉且两条大动脉内均为正向血流（图11.20B）。早期妊娠NT增厚与TA-VSD相关[31]。有报道称中、晚期妊娠静脉导管频谱A波反向与TA-VSD有关，因此这一发现也可在早期妊娠出现并可能是右心房前负荷增加的早期征象[32]。

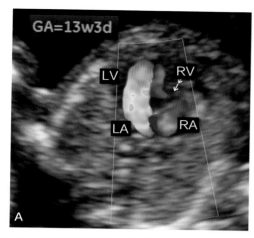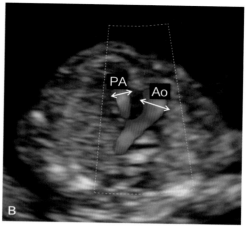

图11.20　经阴道超声彩色多普勒显示孕13周胎儿三尖瓣闭锁伴室间隔缺损（TA-VSD）。A. 四腔心切面上显示血流通过二尖瓣流入左心室（LV），通过VSD（箭头）到达右心室（RV）。B. 三血管气管平面上显示与主动脉（Ao）相比肺动脉（PA）内径较窄（伴有肺动脉瓣狭窄）。LA—左心房；RA—右心房

相关畸形

相关的心脏表现包括大的心房间的交通如卵圆孔未闭或房间隔缺损、室间隔缺损、大动脉转位以及不同程度的右心室流出道梗阻。TA-VSD也可以出现心外异常，尽管与TA-VSD相关的染色体异常包括22q11微缺失非常罕见，仍应进行胎儿染色体核型分析[33]。

房室间隔缺损

定义

房室间隔缺损（AVSD）是以房室分隔缺陷和房室瓣异常为特征的心脏异常，导致出现房室共同通道。AVSD又称为房室共道畸形或心内膜垫缺损。完全型AVSD包括了原发孔型房间隔缺损、流入道型室间隔缺损（带有连接左右心室的共同房室瓣）（图11.21）。共同房室瓣通常有5个瓣叶。部分型AVSD包括原发孔

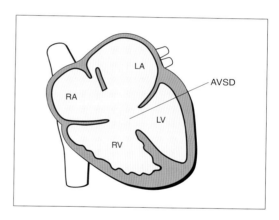

图11.21　四腔心切面完全型房室间隔缺损（AVSD）的示意图。LA—左心房；RA—右心房；LV—左心室；RV—右心室

型房间隔缺损、二尖瓣前叶裂（二尖瓣和三尖瓣均附着于室间隔的同一水平）。此型很难在早期妊娠检出。AVSD也可分为对位良好型和对位不良型。在对位不良型的AVSD中，房室连接处的血流主要流向两个心室中的一个，导致心室大小不成比例。对位不良型AVSD常见于内脏反位综合征中。AVSD是常见的心脏畸形，占所有CHD婴幼儿的4%～7.4%[34]。

超声表现

AVSD可在早期妊娠通过四腔心切面上2D图像显示舒张期心脏的中央缺损来识别（图11.22A）。在收缩期的心尖四腔心切面上，可见房室瓣呈线形分隔，虽然在早期妊娠很难识别。彩色多普勒可显示单一血流从共同房室口流入的典型征象（图11.22B和11.23），而不是如正常心脏所示的两束血流通过二尖瓣、三尖瓣分别流入两侧心室（图11.23）。有时，房室间隔缺损过大以致图像上看起来类似于单心室。彩色多普勒可出现共同房室瓣反流的典型表现（图11.24）。AVSD常合并NT增厚，如果两者同时存在则提示21三体综合征或者18三体综合征。AVSD伴心脏传导阻滞或右位胃泡须警惕内脏异构和内脏反位综合征。

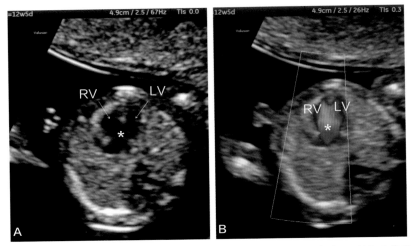

图11.22　孕12周完全型房室间隔缺损（AVSD）胎儿的心尖四腔心切面2D（A）和彩色多普勒图像（B）。AVSD在图A和图B中均用星号（*）标记。请注意图B中彩色多普勒图上显示仅有一股血流经共同房室瓣进入心室。LV—左心室；RV—右心室

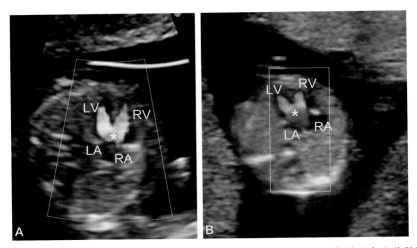

图11.23　两个孕12周完全型房室间隔缺损（AVSD）胎儿心尖四腔心切面舒张期的彩色多普勒图像。AVSD在图A和B中均用星号（*）标记。注意两图都显示了仅有一股血流经共同房室瓣进入心室。LA—左心房；RA—右心房；LV—左心室；RV—右心室

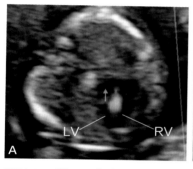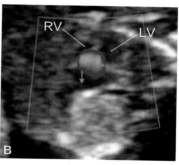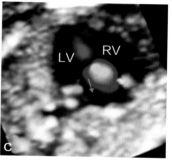

图11.24　图A～C依次显示三个分别为孕12、13和14周房室间隔缺损胎儿的四腔心切面收缩期彩色多普勒血流图。注意三个胎儿均存在共同房室瓣反流（箭头）。LV—左心室；RV—右心室

相关畸形

AVSD相关的心脏异常包括法洛四联症、右心室双出口、右位主动脉弓和其他圆锥动脉干畸形。AVSD可合并的心外异常主要包括染色体异常，主要是21三体综合征，其次是18三体综合征和13三体综合征。唐氏综合征患儿中40%～45%合并有CHD，其中40%为AVSD，通常为完全型AVSD[34]。产前诊断AVSD，如果是孤立性的，则58%合并有21三体综合征[35]。若AVSD合并有内脏反位，染色体异常的风险几乎为零，但是由于其伴发严重的心内和心外畸形，预后非常差。

室间隔缺损

定义

室间隔缺损（VSD）是室间隔上的一个缺口，导致左心室和右心室之间血流的交通。VSD是常见的CHD，仅次于二叶主动脉瓣[36]。通常根据室间隔缺损的解剖学位置进行描述。产前最常见的为肌部VSD，占80%～90%，其次是膜周部VSD[37]。

VSD常合并各种不同的心脏异常。

超声表现

单纯的小VSD在早期妊娠很难检出。早期妊娠诊断VSD应谨慎，因为由于2D图像上室间隔的回声失落及彩色多普勒图像上的彩色混迭很容易出现假阳性诊断。大多数情况下，当合并其他心脏畸形（图11.25A）或者四腔心切面解剖结构异常时，VSD的诊断较可靠。早期妊娠存在VSD处的过隔血流可证实VSD的诊断（图11.25B）。当早期妊娠怀疑有VSD但不能确诊时，建议孕16周后进行随访检查并详细评估室间隔。

相关畸形

VSD的相关心内畸形很常见，在早期妊娠，其相关心内畸形的诊断通常要早于VSD的诊断。VSD合并心外畸形增加了患遗传综合征或染色体异常的风险。在许多染色体异常，如21三体综合征、18三体综合征、13三体综合征中，VSD是最常见的异常[36]。单纯的肌部VSD染色体异常的风险和正常胎儿一样。

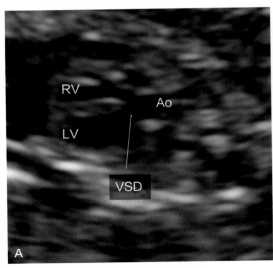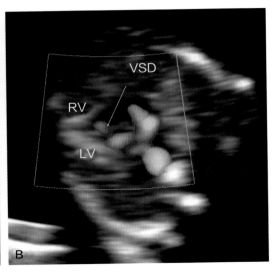

图11.25　图A为孕13周法洛四联症胎儿的五腔心切面图。请注意存在膜周部室间隔缺损（VSD）。图B为彩色多普勒模式下孕12周肌部室间隔缺损（VSD）胎儿的胸骨旁四腔心切面。注意观察彩色多普勒图像上室间隔缺损处的过隔血流。LV—左心室；RV—右心室；Ao—主动脉

埃勃斯坦畸形

定义

埃勃斯坦畸形（Ebstein畸形）三尖瓣隔瓣和后瓣从瓣环处下移至心尖部并附着于右心室心肌（图11.26）。三尖瓣前瓣正常附着于三尖瓣瓣环。因此右心室的近端与真正的右心房相连续，形成"房化"的右心室（图11.26）。Ebstein畸形严重程度不一，可从很小很轻微的三尖瓣下移伴微量三尖瓣反流到严重的整个右心室"房化"。Ebstein畸形是少见的心脏异常之一，在活产CHD患儿中的构成比为0.5%～1%[6]。

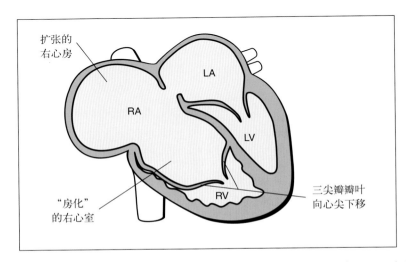

图11.26　Ebstein畸形示意图。详见正文。LA—左心房；RA—右心房；LV—左心室；RV—右心室

超声表现

早期妊娠Ebstein畸形通过三尖瓣重度反流检出。Ebstein畸形的主要其他表现如心脏增大和右心房扩张通常在晚期妊娠出现。2D超声在心尖四腔心或者胸骨旁四腔心切面上可显示向心尖移位的三尖瓣附着点位于右心室（图11.27A）。彩色多普勒和频谱多普勒可显示起源于右心室近心尖处的三尖瓣重度反流（图11.27B和C）。在早期妊娠，严重的Ebstein畸形表现为心脏增大，并可能伴发NT增厚和胎儿水肿，这预示着胎儿即将死亡。虽然一些严重的Ebstein畸形可能在早期妊娠检出，但轻度的Ebstein畸形容易漏诊，只能在中期妊娠检出。早期妊娠重度的三尖瓣反流可能是Ebstein畸形的一个指征，但通常在中期妊娠才能确诊。

相关畸形

Ebstein畸形相关的心内表现包括右心室流出道梗阻伴肺动脉狭窄或者闭锁，产前诊断的Ebstein畸形中超过60%合并有该畸形[38]。VSD是Ebstein畸形的另一个常见合并畸形，但在早期妊娠并不明显，据报道，高达60%的Ebstein畸形儿童合并VSD。大部分Ebstein畸形是孤立性的，但可能与一些染色体异常相关，如21三体综合征、13三体综合征，也有报道指出Ebstein畸形可以是家族遗传性的。Ebstein畸形的远期并发症包括新生儿肺发育不良和儿童心律失常。

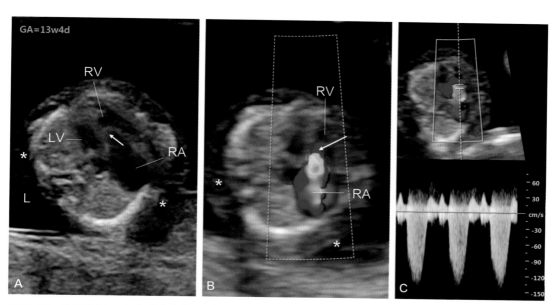

图11.27　孕13周Ebstein畸形胎儿的2D（A）和彩色多普勒图（B）。注意图A和图B中广泛的水肿（＊）。图A显示右心室（RV）三尖瓣的附着点向心尖下移（箭头）。图B显示了起源于右心室近心尖处（箭头）的重度三尖瓣反流。图C为穿过发育不良三尖瓣的反流束的脉冲多普勒频谱。RA—右心房；LV—左心室；L—左

单心室心脏

定义

单心室（SV）或者单心室房室连接畸形是一组心房完全或者主要与单心室腔相连的复杂心脏畸形。胚胎学上，这种畸形被认为是由于球室襟的发育失败所致。从临床的角度来看，CHD中单心室的描述是血流从一个或两个心房流入一个功能性心室。单心室可分3型：双流入道型，两个心房通过两组房室瓣连接单心室；单流入道型，只有一个心房连接单心室；共同流入道型，两个心房通过共同房室瓣连接单心室。单心室的形态主要为形态学左心室伴退化的右心室。图11.28为双流入道型单心室的示意图。

超声表现

在早期妊娠单心室的检出是相当常见的，并不是因为单心室很常见，而是因为

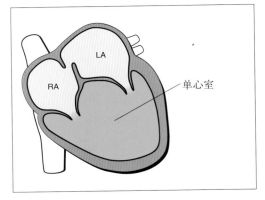

图11.28 双流入道型单心室心脏示意图。详见正文。LA—左心房；RA—右心房

一些严重的心脏异常在2D和彩色多普勒图像上表现为单心室。有趣的是，如图11.29所示，典型的单心室在早期妊娠很难检出。由于在彩色多普勒图像上可显示两股流入道的血流，因此常常被漏诊。由于早期妊娠胎儿心脏体积较小，一些心脏畸形如HLHS、三尖瓣闭锁、二尖瓣闭锁、巨大AVSD及严重的主动脉弓缩窄都可以表现为单心室，特别是在经腹部扫查时彩色多

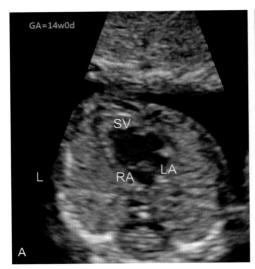
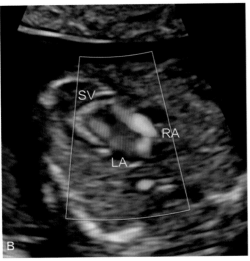

图11.29 孕14周的双流入道型单心室胎儿。注意在2D图像（A）和彩色多普勒图像中（B），左心房（LA）和右心房（RA）的血流通过两组房室瓣流入单心室（SV）。有趣的是，在彩色多普勒模式下（B），很容易被误诊为存在双侧心室。L—左

普勒更容易出现该表现（图11.11，11.12，11.22）。当早期妊娠彩色多普勒图像显示为可疑单心室时，建议使用经阴道超声对胎儿心脏进行详细完整的评估，以明确特定的心脏异常。在这种情况下，最好首先使用经阴道2D超声检查胎儿心脏，并在详细评估心腔和大血管的解剖结构后再使用彩色多普勒。图11.30显示了彩色多普勒最初疑诊为单心室的其他心脏畸形。

相关畸形

单心室的相关畸形包括房室瓣闭锁、发育不良或骑跨、肺动脉（或者肺动脉瓣下）流出道梗阻、主动脉（或者主动脉瓣下）流出道梗阻以及由于传导系统解剖阻断导致的心脏传导异常[39]。许多相关畸形在早期妊娠不是很明显或很难检出。

要排除的最重要的心外异常是右侧或左侧内脏异构，尤其是共同流入道型单心室[40]。单心室也可能合并染色体异常和其他心外畸形，但是相当少见。

内脏异构综合征、心房异构及内脏反位

定义

内脏异构综合征（在希腊语中，heteros表示不同，taxis表示排列）是一个用来描述一系列器官排列异常的通用术语[41]。左心房或者右心房异构（在希腊语中，iso表示正位，meros表示反位）这一术语已被建议用于内脏异构综合征中，因为心房的形态学可以很好地描述器官的排列[42]。胸腔脏器的异构主要是以不对称结构的相对对称排列为主要特征[43]，因此将其分为两大类：双侧均表现为形态学左侧，也称为左心房异构；双侧均表现为形态学右侧，也称为右心房异构。内脏异构综合征包括左心房异构和右心房异构，在CHD患儿占$2.2\% \sim 4.2\%$[6]。

内脏反位定义为胸腹腔脏器排列与正常解剖位置完全相反，呈镜像排列。部分内脏反位可仅限于腹腔脏器，通常称为内

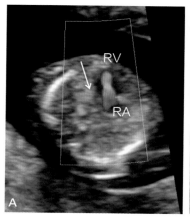
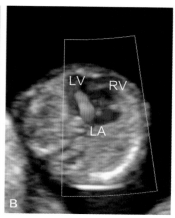
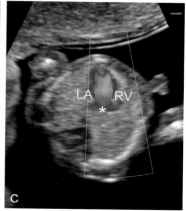

图11.30 孕12～13周的三个胎儿（A～C）的心尖四腔心彩色多普勒血流图均显示为心脏异常，拟疑为"单心室"。胎儿A患有左心室发育不良综合征（箭头指向缺如的左心室），彩色多普勒显示血流灌注单个心腔（右心室）。胎儿B患有肺动脉闭锁伴三尖瓣发育不良，可见血流流入一个心室，即左心室（LV），而舒张期没有血流流入右心室（RV）。胎儿C患有巨大的房室间隔缺损，心脏中央（*）（单一血流通道）可见缺损。RA—右心房；LA—左心房

脏反位伴左位心；也可仅限于胸腔脏器，称为右位心。

超声表现

由于存在NT增厚合并心脏异常或是胎儿水肿伴发完全型房室传导阻滞，右侧和左侧异构可在早期妊娠检出[43,44]。早期妊娠超声显示内脏位置异常可能是左侧和右侧异构的首要诊断线索（图11.31和11.32）。心轴偏转提示可能存在心脏异常（图11.31）[19]。早期妊娠出现完全型房室传导阻滞应警惕左心房异构，因为在孕16周前Sjögren抗体通常与缓慢性心律失常无关。早期妊娠若发现AVSD和单心室应怀疑存在右侧或左侧异构，尤其是合并胃泡在右侧时，应提示内脏异构综合征（图11.31）。腹主动脉与下腔静脉并列（右异构）或下腔静脉离断并异位连于奇（半奇）静脉（左异构）很难在早期妊娠诊断。然而，加用彩色多普勒可有助于诊断腹部血管的异常。在早期妊娠评估肺静脉的连接关系虽然可行但是相当困难。部分型和完全型内脏反位可在早期妊娠检出。由于经阴道超声无法进行定位，所以经阴道超声检查在确定胎儿内脏位置方面可能具有挑战性。若怀疑存在内脏位置异常应在晚期妊娠确诊。

相关畸形

内脏异构综合征有许多相关的心脏畸形，主要包括AVSD和单心室。其相关的心外畸形包括各种胃肠畸形与肝外胆道闭锁，通常无法在早期妊娠检出[45]。

在内脏反位中0.3%～5%可伴发心内畸形，包括VSD、TOF、右心室双出口（DORV）、完全型或矫正型大动脉转位[1]。原发性纤毛运动障碍可出现于内脏异构综合征和完全型内脏反位的患者中[46]。有趣的是，内脏异构综合征几乎不合并染色体异常，如三体综合征。

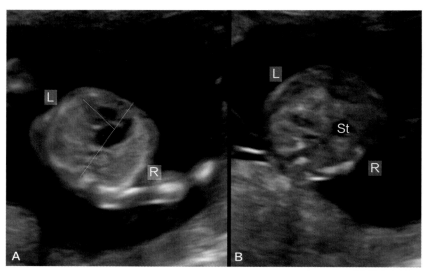

图11.31　孕13周异构胎儿的胸部（A）和腹部（B）横切面，因心脏位于胸腔左侧（A）以及胃泡（St）位于腹腔右侧而怀疑存在异构。请注意图A显示了异常的心轴和异常四腔心切面。L—左；R—右

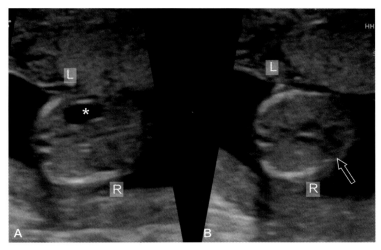

图11.32 孕13周异构胎儿腹部（A）和胸部（B）横切面，因心脏位于胸腔右侧（右位心）（A）而胃泡（*）位于腹部左侧而怀疑存在异构。L—左；R—右

法洛四联症

定义

法洛四联症（TOF）以主动脉瓣下（对位异常）的室间隔缺损、主动脉根部骑跨于室间隔缺损上以及肺动脉漏斗部狭窄为特征（图11.33）。右心室壁肥厚作为"四联症"的第四个解剖特征，但在产前通常不会出现。其典型类型为TOF合并肺动脉狭窄，但TOF的疾病谱也包括严重的类型，如TOF伴肺动脉闭锁及TOF伴肺动脉瓣缺如。TOF是最常见的发绀型CHD，在活产儿中的发病率约1/3600[5]。其典型类型的TOF合并肺动脉狭窄占所有TOF新生儿的80%。

超声表现

TOF的典型类型可能在早期妊娠很难诊断。除非合并心轴偏移，否则TOF的四腔心切面的超声解剖结构是正常的（图11.34A和B）。TOF的诊断线索包括在2D和彩色多普勒超声的五腔心切面上

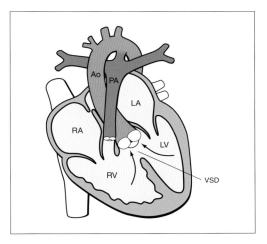

图11.33 法洛四联症示意图。LA—左心房；RA—右心房；LV—左心室；RV—右心室；VSD—室间隔缺损；PA—肺动脉；Ao—主动脉

可显示粗大的主动脉根部以及细小的肺动脉（图11.34C和11.35A）。虽然在五腔心切面上不太容易观察到主动脉骑跨，但是三血管气管切面的彩色多普勒图上很容易显示出细小的肺动脉（图11.34D和11.35B）。在三血管气管切面上出现主动脉与肺动脉管径大小不同及在彩色多普勒模式下两者管腔内血流呈正向是早期妊

娠诊断TOF的一个重要征象（图11.34D和11.35B）。根据我们的经验，早期妊娠异常的三血管气管切面比在五腔心切面发现主动脉骑跨更容易检出TOF。

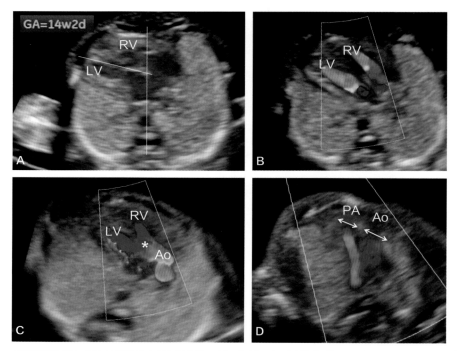

图11.34　经阴道超声检查孕14周法洛四联症胎儿。图A和图B分别为胸部横切四腔心切面的2D和彩色多普勒图。在图A和图B中，除心轴左偏外，四腔心切面显示正常（A），而且舒张期血流充盈正常（B）。图C为五腔心切面彩色多普勒血流图。注意在图C中扩张的主动脉骑跨于室间隔（*）之上。图D为三血管气管切面彩色多普勒血流图。注意在图D中血管内径大小不同，相对于扩张的主动脉（Ao）而言肺动脉（PA）细小。图D中两根大血管内均为正向血流。LV—左心室；RV—右心室

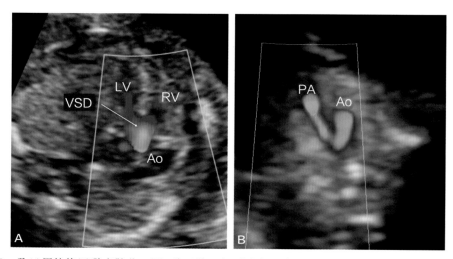

图11.35　孕13周法洛四联症胎儿。图A为五腔心切面彩色多普勒血流图。注意图A中大的室间隔缺损（VSD）以及骑跨的主动脉（Ao）。图B为三血管气管切面彩色多普勒血流图。注意图B中大血管内径大小不同，相对于扩张的Ao而言肺动脉（PA）较细小。图B中两根大血管内均为正向血流。LV—左心室；RV—右心室

相关畸形

　　TOF的相关心脏畸形包括右位主动脉弓，其发生率高达25%，TOF偶尔可合并AVSD，这增加了胎儿染色体异常的风险。TOF与一些心外畸形、染色体异常、遗传综合征等密切相关[47]。染色体异常的发生率在30%左右，其中21三体综合征、13三体综合征和18三体综合征占大多数[47]。10%～15%的TOF胎儿和新生儿伴有22q11微缺失[48]，这增加了胎儿在中期妊娠出现胸腺发育不良[10,49]、右位主动脉弓、心外异常或者羊水过多的风险。

室间隔缺损伴肺动脉闭锁

定义

　　室间隔缺损伴肺动脉闭锁（PA-VSD）的特征改变是肺动脉瓣闭锁、肺动脉发育不良、膜部或漏斗部的室间隔缺损和主动脉骑跨（图11.36）。肺动脉内血供来源于动脉导管的反向血流和（或）体–肺动脉侧支循环。体–肺动脉侧支循环通常包括从降主动脉到肺的侧支动脉，称为主动脉–肺动脉侧支动脉（MAPCAs）[50]。PA-VSD在活产儿中的发病率为0.07/1000[6]。母亲若患有糖尿病，婴幼儿患PA-VSD的风险增加10倍[6]。

超声表现

　　心轴异常可以是PA-VSD的首要诊断线索（图11.37A）。PA-VSD的四腔心切面通常是正常的，五腔心切面可显示扩张的主动脉根部骑跨于室间隔之上（图11.37A），而右心室流出道切面无法显示正常大小的肺动脉。三血管气管平面彩色

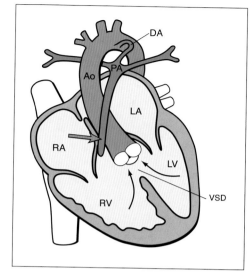

图11.36　室间隔缺损伴肺动脉闭锁（PA-VSD）示意图。详见正文。LA—左心房；RA—右心房；LV—左心室；RV—右心室；PA—肺动脉；Ao—主动脉；DA—动脉导管

多普勒显示主动脉弓扩张以及肺动脉内血流反向（图11.37B）。在主动脉弓下方的胸部斜切面上典型的彩色多普勒图像可显示迂曲的动脉导管和肺动脉内血流反向。在早期妊娠无法检出MAPCAs。

相关畸形

　　20%～50%的PA-VSD病例中可出现右位主动脉弓[51]，约一半的病例中报道了动脉导管缺如，约44%的病例伴发MAPCAs[50]，并通常于中期妊娠才可诊断。PA-VSD相关的心外畸形包括染色体异常，而且发病率较高。在Baltimore-Washington对婴幼儿的研究中，8.3%的PA-VSD儿童合并有染色体异常[6]。22q11微缺失的发病率很高，可见于18%～25%的PA-VSD胎儿[50]，而且对于存在MAPCAs和（或）右位主动脉弓或者胸腺发育不良的胎儿，其合并22q11微缺失的风险增加。

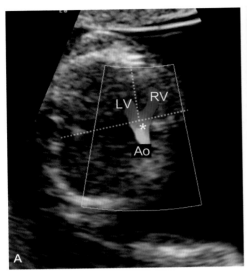
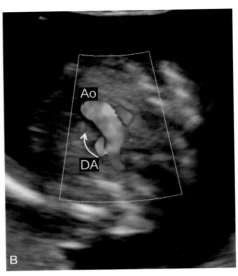

图11.37   经阴道超声检查孕12周室间隔缺损伴肺动脉闭锁胎儿的五腔心切面（A）和动脉导管横切面（B）。在五腔心切面上（A）可显示粗大的主动脉（Ao）骑跨（*）和心轴异常（虚线）。三血管气管切面彩色多普勒血流图（B）证实动脉导管（DA）内血流反向（弯箭头）。RV—右心室；LV—左心室

永存动脉干

定义

永存动脉干（CAT）的特征是起源于心底的单一动脉干并供应体循环、冠状动脉及肺循环（图11.38）。该畸形由于漏斗部缺如，通常存在巨大的VSD[52]。CAT的疾病谱非常广且主要与左右肺动脉的解剖起源有关，动脉干或降主动脉可以发出肺动脉主干，也可以直接发出肺动脉分支。CAT根部粗大，在大多数情况下从双侧心室发出（骑跨于室间隔缺损之上）。然而，在多达1/3的CAT病例中，其动脉干根部完全从右心室发出，仅有极少数病例完全从左心室发出。CAT的瓣膜分型中，3个瓣叶约占69%，4个瓣叶占22%，2个瓣叶占9%，极少数情况下是仅有1个、5个或更多瓣叶[53]。据报道CAT在活产儿中的发病率为1.07/10000[30]。

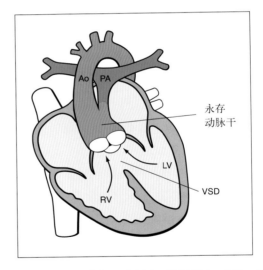

图11.38   永存动脉干示意图。详见正文。LV—左心室；RV—右心室；VSD—室间隔缺损；PA—肺动脉；Ao—主动脉

超声表现

早期妊娠很难观察到肺动脉直接起自动脉干，应用彩色多普勒有助于观察肺动脉的起源（图11.39）。CAT的一个典型特征是存在动脉干瓣膜的反流，这有助于

其与其他涉及主动脉骑跨的心脏畸形相鉴别。CAT与PA-VSD的鉴别要点是CAT的肺动脉直接起自动脉干而不是右心室。

相关畸形

CAT常合并心内畸形。50%的病例存在动脉导管缺如，即使有动脉导管，也有2/3的病例出现动脉导管未闭[54]。CAT常常出现主动脉弓的异常，其中右位主动脉弓占21%～36%[54]（图11.39）。CAT常合并动脉干瓣膜的发育不良伴关闭不全。高达40%的CAT存在心外结构畸形，并且通常缺乏特异性[10]。约4.5%的病例可出现染色体数量异常，包括21三体综合征、18三体综合征和13三体综合征。据报道，22q11微缺失可出现于30%～40%的病例中[55]。

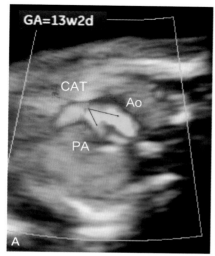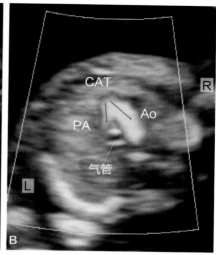

图11.39 孕13周永存动脉干（CAT）胎儿。注意图A和图B平面上，CAT分出主动脉（Ao）和肺动脉（PA）。还要注意的是主动脉弓位于气管右侧，为右位主动脉弓。R—右；L—左

大动脉转位

定义

大动脉转位（TGA）是一种房室连接一致，但心室与大动脉连接不一致的常见心脏畸形。也就是心房与心室连接正常，右心房通过三尖瓣连于右心室，左心房通过二尖瓣连于左心室，但是大血管位置交换，肺动脉起自左心室，主动脉起自右心室。两条大血管平行走行，主动脉位于肺动脉的右前方（图11.40），故又称为D-TGA（D意思是右侧）。D-TGA是相对常见的心脏异常，在活产儿中的发病率为

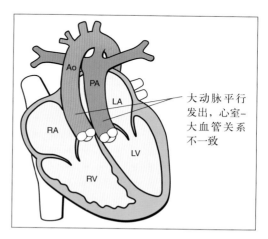

图11.40 D型-大动脉转位（D-TGA）示意图。详见正文。LA—左心房；RA—右心房；LV—左心室；RV—右心室；PA—肺动脉；Ao—主动脉

0.315/1000[56]。

超声表现

在TGA中，胎儿胸部的斜切面可显示两条大血管平行走行（图11.41B）。胸部斜切面并不是产科超声检查的标准切面，因此不用于常规超声扫查。早期妊娠在彩色多普勒模式下三血管气管切面上只显示一条大血管通常是存在TGA的首要线索（图11.41A）。在早期妊娠一旦在三血管气管切面上怀疑存在TGA，则可通过在胸部斜切面上（图11.41B）显示大血管平行发出来确诊TGA。除了在一些中位心的病例中存在心轴异常外，TGA病例中的四腔心切面一般是正常的。

相关畸形

VSD和肺动脉狭窄（左心室流出道梗阻）是D-TGA最常见的两个相关心内畸形。VSD很常见，发生率约为40%，并且通常为膜周部缺损，但也可以是位于室间隔上任何部位的缺损[56]。肺动脉狭窄伴VSD占D-TGA病例的30%，而且在D-TGA的病例中，伴VSD的肺动脉狭窄通常比室间隔完整的更加严重和复杂[56]。D-TGA可伴发心外畸形但很少见，并且D-TGA几乎不会出现染色体数量异常。D-TGA可以合并22q11微缺失，尤其在合并心外畸形或是表现为复杂性D-TGA时应排除22q11微缺失。

右心室双出口

定义

右心室双出口（DORV）是一组包括两条大血管均主要起源于形态学右心室（图11.42）的复杂心脏畸形，根据大血管空间关系的不同、VSD（在右心室双出口的病例中很常见）的位置、肺动脉以及主动脉出口梗阻（不常见）的存在与否进行分型。在DORV中，可根据主动脉和肺动

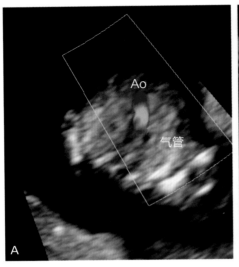
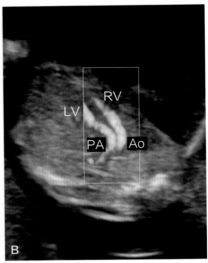

图11.41 孕12周完全型大动脉转位（D-TGA）胎儿三血管气管切面（A）和胸部斜切面（B）彩色多普勒图。三血管气管切面（A）仅显示一条大小正常的高位主动脉（Ao）。胸部斜切面（B）显示了主动脉（Ao）起源于右心室，肺动脉（PA）起源于左心室，两条大动脉平行走行。RV—右心室；LV—左心室

脉在瓣膜水平的排列关系分为4种类型，并且有4种VSD的解剖位置[57]。产前可能很难确定VSD的确切亚型，因为在胎儿超声心动图上VSD的位置很难明确。在活产儿中DORV的发病率约为0.09/1000[5]。

超声表现

早期妊娠可因偶然发现异常的四腔心切面或三血管气管切面而诊断出DORV。在DORV的病例中常常可发现心轴异常，并且可以在早期妊娠观察到（图11.43A和B）。三血管气管切面通常可显示为两条大动脉内径大小不一、仅有一条大血管（图11.43C）或是平行走行的两条大血管（图11.44）。如果四腔心切面显示为正常，则早期妊娠很难诊断DORV。

相关畸形

DORV常常合并其他心内异常，包括

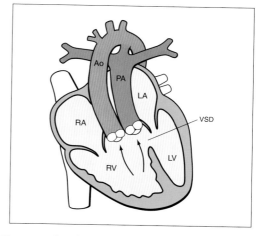

图11.42 右心室双出口示意图。详见正文。LA—左心房；RA—右心房；LV—左心室；RV—右心室；Ao—主动脉；PA—肺动脉；VSD—室间隔缺损

整个系列的心脏病变。肺动脉狭窄是最常见的合并畸形，发生率约为70%[58]。DORV胎儿也常合并心外异常，并且没有器官系统特异性[59]。12%～40%的DORV胎儿可出现染色体异常，主要包括18三体综合征、13三体综合征和22q11微缺失[60]。

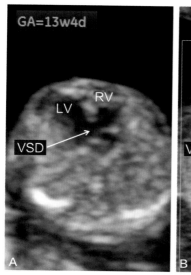
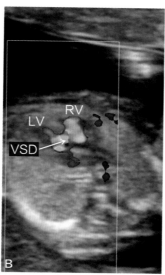
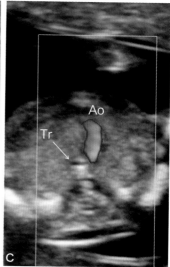

图11.43 孕13周右心室双出口胎儿的2D（A）、彩色多普勒（B）以及三血管气管切面（C）的四腔心视图。在图A和图B中，2D及彩色多普勒图像均可显示室间隔缺损（VSD）。值得注意的是，图A和图B中胸腔内心脏的位置异常，呈中位心。三血管气管切面（C）仅显示一条单一的主动脉（Ao）（位置高于肺动脉）。在该病例中主动脉位于气管（Tr）的右侧，为右位主动脉弓。RV—右心室；LV—左心室

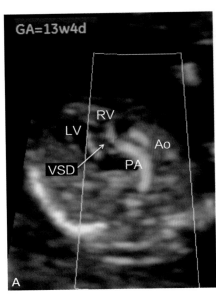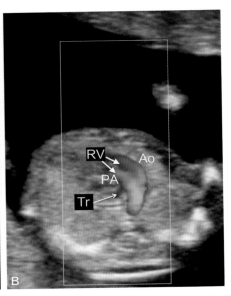

图11.44　孕13周右心室双出口胎儿（与图11.43为同一个病例）胸部斜切面（A和B）的彩色多普勒图像。值得注意的是，图A可显示室间隔缺损（VSD），图A和图B可显示主动脉（Ao）和肺动脉（PA）均起源于右心室。图A和图B还显示了主动脉弓和动脉导管弓均位于气管（Tr）右侧。LV—左心室；RV—右心室

右位主动脉弓和双主动脉弓

定义

在胸部横切面上，主动脉横弓位于气管的右侧时可诊断右位主动脉弓。右位主动脉弓可根据弓的异常分为三个亚组：右位主动脉弓伴右位动脉导管、右位主动脉弓伴左位动脉导管和双主动脉弓（图11.45）。右位主动脉弓可以是复杂心脏畸形的一部分，但常常也可以独立存在[61]。右位主动脉弓在普通人群中的发病率为$1/1000$[62]，但存在其他心脏异常时，其发病率可能更高。

超声表现

三血管气管切面彩色多普勒（图11.46和11.47）可以使早期妊娠诊断右位主动脉弓成为可能。通常若怀疑右位主动脉弓，经腹部扫查时应评估主动脉横弓和动脉导管弓的关系。经阴道扫查可有助于明确诊断。近年来，我们能够在早期妊娠诊断右主动脉弓的三个亚型（图11.46和11.47）。但在早期妊娠区分U形征的右位主动脉弓和双主动脉弓（"λ"征）可能还是有困难的。当早期妊娠怀疑存在右位主动脉弓时，可在中期妊娠的超声检查随访中明确右位主动脉弓的实际亚型。

相关畸形

即使超声发现为孤立性的右位主动脉弓，也应进行胎儿染色体核型分析以排除染色体异常，主要是22q11微缺失[12]、偶发的21三体综合征及其他非整倍体异常。与双主动脉弓或者U形征的右位主动脉弓相比，主动脉和动脉导管闭锁均位于气管右侧（V形征）的亚型更常合并心内畸形[1]。右位主动脉弓可合并的典型心脏异常包括法洛四联症、室间隔缺损伴肺动脉闭锁、

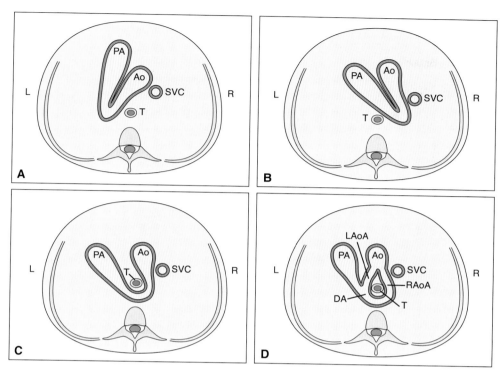

图11.45 正常胎儿三血管气管示意图（A），显示了主动脉横弓（Ao）与肺动脉（PA）和动脉导管（DA）位于气管（T）左侧呈"V形"在峡部汇入降主动脉。图B为右位主动脉弓伴右位动脉导管，两者呈"V形"位于气管右侧。图C为右位主动脉弓，主动脉横弓位于气管右侧，动脉导管位于气管左侧，主动脉和动脉导管绕气管形成"U形"血管环。图D为右位主动脉弓伴左位动脉导管的一个少见的亚型，主动脉横弓分叉成右主动脉弓（RAoA）、左主动脉弓（LAoA）环绕在气管和食管周围，形成双主动脉弓。L—左；R—右；SVC—上腔静脉

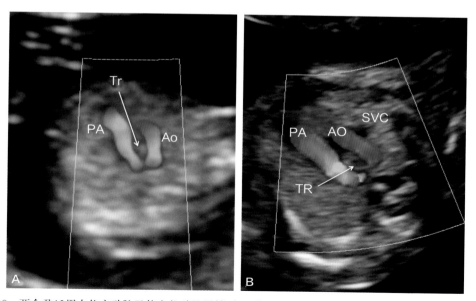

图11.46 两个孕13周右位主动脉弓伴左位动脉导管（U形）胎儿的经腹部（A）和经阴道（B）三血管气管切面彩色多普勒图像。PA—肺动脉；Ao/AO—主动脉；SVC—上腔静脉；Tr/TR—气管

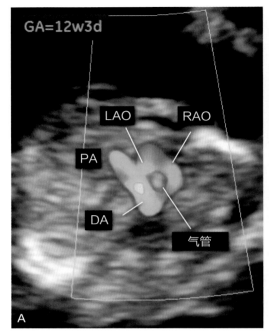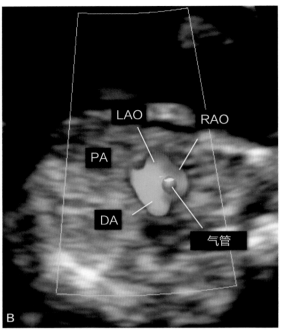

图11.47　孕12周双主动脉弓胎儿经阴道超声彩色多普勒图像（A和B）。值得注意的是，左主动脉弓
（LAO）和右主动脉弓（RAO）包绕气管。通常在中期妊娠对右主动脉弓和双主动脉弓进行区分。PA—肺动
脉；DA—动脉导管

永存动脉干、肺动脉瓣缺如、三尖瓣闭
锁和右心室双出口[61,63]。右位主动脉弓合
并圆锥动脉干畸形时患22q11微缺失的风
险增加。

体静脉和肺静脉异常

　　早期妊娠，因体静脉和肺静脉内径细
小通常难以在2D超声上清楚显示，使得
静脉畸形的检出非常困难。第12章讨论
了腹内静脉异常。早期妊娠很难发现左
上腔静脉。早期妊娠仍无法诊断肺静脉
系统异常，但若合并异构，可为存在肺
静脉回流异常提供线索。当早期妊娠怀疑
肺静脉异常时，建议在中期妊娠进行随访
检查。

迷走右锁骨下动脉

　　早期妊娠，在三血管气管切面的彩色
多普勒图像上，可以通过降低血流速度来
显示细小的锁骨下动脉，从而显示出迷
走右锁骨下动脉（ARSA）。经阴道超声
检查可更清楚地显示ARSA（图11.48）。
ARSA与21三体综合征及其他非整倍体异
常相关。当对孤立性ARSA进行遗传咨询
时应该首先考虑到非整倍体异常的风险。

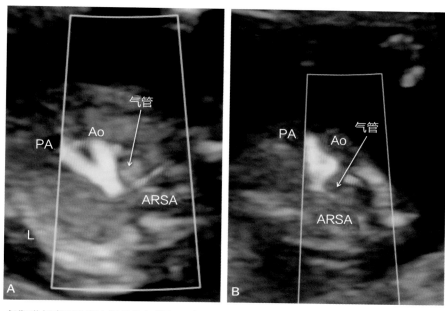

图11.48 经阴道超声获取两个胎儿胸部横切面中的三血管气管切面，可显示迷走右锁骨下动脉（ARSA），这两个胎儿均是在孕13周测量颈项透明层时发现的ARSA。Ao—主动脉；PA—肺动脉；L—左侧

曾 晴 秦 越 李胜利 译
文华轩 罗丹丹 罗国阳 校

参考文献

1. Abuhamad A, Chaoui R. A Practical Guide to Fetal Echocardiography: Normal and Abnormal Hearts. 3rd ed. Philadelphia, PA: Wolters Kluwer Health/Lippincott Williams & Wilkins; 2015.

2. Gittenberger-de Groot AC, Bartelings MM, DeRuiter MC, et al. Basics of cardiac development for the understanding of congenital heart malformations. Pediatr Res. 2005;57:169–176.

3. Groot ACG-D, Bartelings MM, Poelmann RE, et al. Embryology of the heart and its impact on understanding fetal and neonatal heart disease. Semin Fetal Neonatal Med. 2013;18:237–244.

4. Srivastava D. Making or breaking the heart: from lineage determination to morphogenesis. Cell. 2006;126:1037–1048.

5. Hoffman JI, Christianson R. Congenital heart disease in a cohort of 19,502 births with long-term follow-up. Am J Cardiol. 1978;42: 641–647.

6. Ferencz C. Epidemiology of Congenital Heart Disease: The Baltimore-Washington Infant Study, 1981–1989. 1st ed. Philadelphia, PA: WB Saunders; 1993.

7. Yoon PW, Olney RS, Khoury MJ, et al. Contribution of birth defects and genetic diseases to pediatric hospitalizations. A population-based study. Arch Pediatr Adolesc Med. 1997;151:1096–1103.

8. Jones KL, Jones MC, del Campo M. Smith's Recognizable Patterns of Human Malformation. 7th ed. Philadelphia, PA: Saunders; 2013.

9. Perez E, Sullivan KE. Chromosome 22q11.2 deletion

syndrome (DiGeorge and velocardiofacial syndromes). Curr Opin Pediatr. 2002;14: 678–683.

10. Chaoui R, Heling KS, Sarut Lopez A, et al. The thymic-thoracic ratio in fetal heart defects: a simple way to identify fetuses at high risk for microdeletion 22q11. Ultrasound Obstet Gynecol. 2011;37:397–403.

11. Besseau-Ayasse J, Violle-Poirsier C, Bazin A, et al. A French collaborative survey of 272 fetuses with 22q11.2 deletion: ultrasound findings, fetal autopsies and pregnancy outcomes. Prenat Diagn. 2014;34:424–430.

12. Perolo A, De Robertis V, Cataneo I, et al. Risk of 22q11.2 deletion in fetuses with right aortic arch and without intracardiac anomalies. Ultrasound Obstet Gynecol. 2016;48:200–203.

13. Chaoui R, Heling K-S, Zhao Y, et al. Dilated cavum septi pellucidi in fetuses with microdeletion 22q11. Prenat Diagn. 2016;36:911–915.

14. Lamouroux A, Mousty E, Prodhomme O, et al. La dysgénésie thymique: marqueur de microdélétion 22q11.2 dans le bilan d'un hydramnios. J Gynécol Obstét Biol Reprod. 2016;45:388–396.

15. Clur SA, Ottenkamp J, Bilardo CM. The nuchal translucency and the fetal heart: a literature review. Prenat Diagn. 2009;29:739–748.

16. Khalil A, Nicolaides KH. Fetal heart defects: potential and pitfalls of first-trimester detection. Semin Fetal Neonatal Med. 2013;18:251–260.

17. Maiz N, Nicolaides KH. Ductus venosus in the first trimester: contribution to screening of chromosomal, cardiac defects and monochorionic twin complications. Fetal Diagn Ther. 2010;28:65–71.

18. Huggon IC, DeFigueiredo DB, Allan LD. Tricuspid regurgitation in the diagnosis of chromosomal anomalies in the fetus at 11-14 weeks of gestation. Heart. 2003;89:1071–1073.

19. Sinkovskaya ES, Chaoui R, Karl K, et al. Fetal cardiac axis and congenital heart defects in early gestation. Obstet Gynecol. 2015;125:453–460.

20. Raymond FL, Simpson JM, Sharland GK, et al. Fetal echocardiography as a predictor of chromosomal abnormality. Lancet. 1997;350:930.

21. Natowicz M, Chatten J, Clancy R, et al. Genetic disorders and major extracardiac anomalies associated with the hypoplastic left heart syndrome. Pediatrics. 1988;82:698–706.

22. Rosenthal GL. Patterns of prenatal growth among infants with cardiovascular malformations: possible fetal hemodynamic effects. Am J Epidemiol. 1996;143:505–513.

23. Beekman RH. Aortic coarctation. In: Allen HD, Driscoll DJ, Shaddy RE, eds. Moss and Adams' Heart Disease in Infants, Children, and Adolescents. Baltimore, MD: Williams & Wilkins, 2012: 1044–1054.

24. Moene RJ, Gittenberger-de Groot AC, Oppenheimer-Dekker A, et al. Anatomic characteristics of ventricular septal defect associated with coarctation of the aorta. Am J Cardiol. 1987;59:952–955.

25. Rosenquist GC. Congenital mitral valve disease associated with coarctation of the aorta: a spectrum that includes parachute deformity of the mitral valve. Circulation. 1974;49:985–993.

26. Paladini D, Volpe P, Russo MG, et al. Aortic coarctation: prognostic indicators of survival in the fetus. Heart. 2004;90:1348–1349.

27. Todros T, Paladini D, Chiappa E, et al. Pulmonary stenosis and atresia with intact

ventricular septum during prenatal life. Ultrasound Obstet Gynecol. 2003;21:228–233.

28. Shinebourne EA, Rigby ML, Carvalho JS. Pulmonary atresia with intact ventricular septum: from fetus to adult: congenital heart disease. Heart. 2008;94:1350–1357.

29. Tandon R, Edwards JE. Tricuspid atresia. A re-evaluation and classification. J Thorac Cardiovasc Surg. 1974;67:530–542.

30. Hoffman JIE, Kaplan S. The incidence of congenital heart disease. J Am Coll Cardiol. 2002;39:1890–1900.

31. Galindo A, Comas C, Martínez JM, et al. Cardiac defects in chromosomally normal fetuses with increased nuchal translucency at 10–14 weeks of gestation. J Matern Fetal Neonatal Med. 2003;13:163–170.

32. Berg C, Kremer C, Geipel A, et al. Ductus venosus blood flow alterations in fetuses with obstructive lesions of the right heart. Ultrasound Obstet Gynecol. 2006;28:137–142.

33. Wald RM, Tham EB, McCrindle BW, et al. Outcome after prenatal diagnosis of tricuspid atresia: a multicenter experience. Am Heart J. 2007;153:772–778.

34. Cetta F, Minich LL, Maleszewski JJ. Atrioventricular septal defects. In: Allen HD, Driscoll DJ, Shaddy RE, eds. Moss and Adams' Heart Disease in Infants, Children, and Adolescents. Baltimore, MD: Williams & Wilkins, 2012:691–712.

35. Delisle MF, Sandor GG, Tessier F, et al. Outcome of fetuses diagnosed with atrioventricular septal defect. Obstet Gynecol. 1999;94:763–767.

36. Rubio AE, Lewin MB. Ventricular septal defects. In: Allen HD, Driscoll DJ, Shaddy RE, eds. Moss and Adams' Heart Disease in Infants, Children, and Adolescents. Baltimore, MD: Williams & Wilkins; 2012: 713–721.

37. Gómez O, Martínez JM, Olivella A, et al. Isolated ventricular septal defects in the era of advanced fetal echocardiography: risk of chromosomal anomalies and spontaneous closure rate from diagnosis to age of 1 year. Ultrasound Obstet Gynecol. 2014;43:65–71.

38. Sharland GK, Chita SK, Allan LD. Tricuspid valve dysplasia or displacement in intrauterine life. J Am Coll Cardiol. 1991;17:944–949.

39. Earing MG, Hagler DJ, Edwards WD. Univentricular Atrioventricular Connection. In: Allen HD, Driscoll DJ, Shaddy RE, eds. Moss and Adams' Heart Disease in Infants, Children, and Adolescents. Baltimore, MD: Williams & Wilkins; 2012:1175–1194.

40. Van Praagh R, Ongley PA, Swan HJ. Anatomic types of single or common ventricle in man: morphologic and geometric aspects of sixty necropsied cases. Am J Cardiol. 1964;13:367–386.

41. O Leary PM, Hagler DJ. Cardiac malpositions and abnormalities of atrial and visceral situs. In: Allen HD, Driscoll DJ, Shaddy RE, eds. Moss and Adams' Heart Disease in Infants, Children, and Adolescents. Baltimore, MD: Williams & Wilkins; 2012.

42. Sapire DW, Ho SY, Anderson RH, et al. Diagnosis and significance of atrial isomerism. Am J Cardiol. 1986;58:342–346.

43. Sharland GK, Cook AC. Heterotaxy syndromes/isomerism of the atrial appendages. In: Allan L, Hornberger L, Sharland G, eds. Textbook of Fetal Cardiology. London: Greenwich Medical Media; 2000:333–346.

44. Berg C, Geipel A, Kamil D, et al. The syndrome of right isomerism—prenatal diagnosis and outcome. Ultraschall Med. 2006;27:225–233.

45. Ticho BS, Goldstein AM, Van Praagh R.

Extracardiac anomalies in the heterotaxy syndromes with focus on anomalies of midline-associated structures. Am J Cardiol. 2000;85:729–734.

46. Nakhleh N, Francis R, Giese RA, et al. High prevalence of respiratory ciliary dysfunction in congenital heart disease patients with heterotaxy. Circulation. 2012;125:2232–2242.

47. Poon LCY, Huggon IC, Zidere V, et al. Tetralogy of Fallot in the fetus in the current era. Ultrasound Obstet Gynecol. 2007;29:625–627.

48. Boudjemline Y, Fermont L, Le Bidois J, et al. Prevalence of 22q11 deletion in fetuses with conotruncal cardiac defects: a 6-year prospective study. J Pediatr. 2001;138:520–524.

49. Chaoui R, Kalache KD, Heling KS, et al. Absent or hypoplastic thymus on ultrasound: a marker for deletion 22q11.2 in fetal cardiac defects. Ultrasound Obstet Gynecol. 2002;20:546–552.

50. Vesel S, Rollings S, Jones A, et al. Prenatally diagnosed pulmonary atresia with ventricular septal defect: echocardiography, genetics, associated anomalies and outcome. Heart. 2006;92:1501–1505.

51. Bharati S, Paul MH, Idriss FS, et al. The surgical anatomy of pulmonary atresia with ventricular septal defect: pseudotruncus. J Thorac Cardiovasc Surg. 1975;69:713–721.

52. Cabalka AK, Edwards WD, Dearani JA. Truncus arteriosus. In: Allen HD, Driscoll DJ, Shaddy RE eds. Moss and Adams' Heart Disease in Infants, Children, and Adolescents. Baltimore, MD: Williams & Wilkins; 2012:990–1002.

53. Fuglestad SJ, Puga FJ, Danielson GK, et al. Surgical pathology of the truncal valve: a study of 12 cases. Am J Cardiovasc Pathol.

1988;2:39–47.

54. Butto F, Lucas RVJ, Edwards JE. Persistent truncus arteriosus: pathologic anatomy in 54 cases. Pediatr Cardiol. 1986;7:95–101.

55. Volpe P, Paladini D, Marasini M, et al. Common arterial trunk in the fetus: characteristics, associations, and outcome in a multicentre series of 23 cases. Heart. 2003;89:1437–1441.

56. Wernovsky G. Transposition of the great arteries. In: Allen HD, Driscoll DA, Shaddy RE, eds. Moss and Adams' Heart Disease in Infants, Children, and Adolescents. Baltimore, MD: Williams & Wilkins; 2012:1097–1146.

57. Sridaromont S, Feldt RH, Ritter DG, et al. Double outlet right ventricle: hemodynamic and anatomic correlations. Am J Cardiol. 1976;38:85–94.

58. Bradley TJ, Karamlou T, Kulik A, et al. Determinants of repair type, reintervention, and mortality in 393 children with double-outlet right ventricle. J Thorac Cardiovasc Surg. 2007;134:967–973.e6.

59. Gedikbasi A, Oztarhan K, Gul A, et al. Diagnosis and prognosis in double-outlet right ventricle. Am J Perinatol. 2008;25:427–434.

60. Obler D, Juraszek AL, Smoot LB, et al. Double outlet right ventricle: aetiologies and associations. J Med Genet. 2008;45:481–497.

61. Berg C, Bender F, Soukup M, et al. Right aortic arch detected in fetal life. Ultrasound Obstet Gynecol. 2006;28:882–889.

62. Achiron R, Rotstein Z, Heggesh J, et al. Anomalies of the fetal aortic arch: a novel sonographic approach to in-utero diagnosis. Ultrasound Obstet Gynecol. 2002;20:553–557.

63. Zidere V, Tsapakis EG, Huggon IC, et al. Right aortic arch in the fetus. Ultrasound Obstet Gynecol. 2006;28:876–881.

第 12 章

胎儿胃肠道系统

简介

早期妊娠超声检查胎儿腹部内容包括评估膈肌至生殖器之间所有腹部器官。超声检查腹部要确定内脏是否正位，评估胃肠道系统及泌尿生殖系统主要器官解剖结构。这个章节我们主要讲述胃肠道系统，泌尿生殖系统将在后面章节讲述。

胚胎发育

孕6周（月经龄），当胚盘折叠形成管状结构并与卵黄囊的背侧部分一起形成胚胎时，原肠已形成（图12.1A～C）。原肠的头尾褶与侧褶向腹侧折叠形成前肠、中肠与后肠（图12.2）。在这个过程中，卵黄囊与中肠通过卵黄血管相连（图12.2）。原肠胚形成是建立三个主要胚层，即外胚层、中胚层、内胚层的过程。内胚层进一步形成黏膜层和黏膜下层；中胚层即形成肌肉组织、结缔组织和浆膜层；神经嵴即形成黏膜下层神经元、神经和肠肌层神经丛。原肠最初是一个中空管，但内胚层迅速增生，使管腔堵塞。2周后组织发生退化时出现再通，孕8周（月经龄）原肠又变为中空管。如果再通过程发生异常，会造成

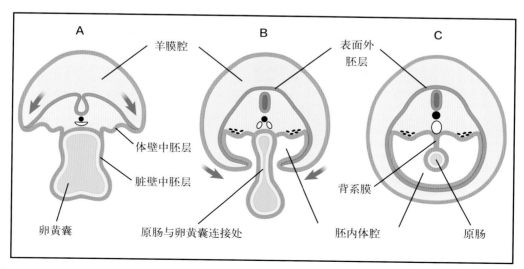

图12.1 胚胎发育第4周原肠形成过程横切面（A～C），A、B显示部分卵黄囊并入胚胎的过程，C显示原肠。详见正文

胃肠道闭锁、狭窄或重复畸形。

　　由腹腔动脉供血的前肠衍生为气管、呼吸道（见第10章）、食管、胃、肝、胰腺、十二指肠上段、胆囊和胆管。由肠系膜上动脉供血的中肠衍生为十二指肠下段、空肠、回肠、盲肠、升结肠和近端2/3的横结肠。由肠系膜下动脉供血的后肠衍生为远端1/3横结肠、降结肠、乙状结肠、直肠和泌尿生殖窦。由于消化道的增长和上腹部器官体积的不断增大，在胚胎发育第6周（月经龄第8周）来源于中肠的小肠袢会突入脐带插入腹壁部。在胚胎发育第10周（月经龄第12周）这些肠袢围绕肠系膜上动脉经历3次90°逆时针旋转并返回腹腔。

正常超声解剖结构

　　在早期妊娠，超声可通过胎儿横切面、矢状切面、冠状切面显示胎儿腹部解剖结构。我们建议读者复习第5章详细的早期妊娠超声检查。

横切面

　　笔者建议通过三个腹部横切面系统评估腹部器官，上腹部横切面（膈下，胃泡水平，图12.3）、中腹部横切面（脐带插入腹壁水平，图12.4和12.5）、盆腔横切面（膀胱水平，图12.6）。孕12周后，胃泡一般均能显示。在上腹部横切面，无回声胃泡在左上腹部，比肺稍低回声的肝占据右上腹（图12.3），该切面对判断内脏的位置非常重要（见后面章节）。内脏正位胎儿，胃泡位于左上腹，肝脏及胆囊位于右上腹，下腔静脉位于降主动脉右前方（图12.3B）。孕13周，50%的胎儿胆囊能显示，而至孕14周，100%均能显示[1]。中腹部横切

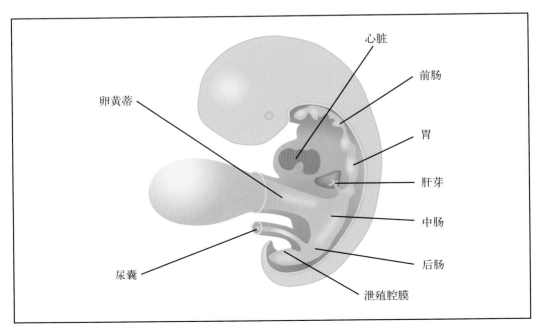

图12.2　孕5～6周（月经龄）胚胎矢状切面示意图，显示原始胃肠道（前肠、中肠、后肠）及肝芽的形成，请注意中肠和卵黄管的连接关系。详见正文

面对判断脐带腹壁插入及前腹壁的完整性是十分重要的（图12.4）。在该切面，肠道回声表现为比肝回声稍高（图12.4），背侧可以观察双肾横切面（图12.4A）。在孕12周前在此切面上应重点注意生理性中肠疝（图12.5）。研究发现无论在任何孕周，中肠疝直径不应超过7mm，头臀长超过45mm

胎儿几乎不再出现生理性中肠疝[2,3]。盆腔横切面上可以观察肠管及被肠管包围的膀胱（图12.6）。在这个切面上还可以看到位于盆腔后部的两个髂骨（图12.6B）。盆腔斜横切面彩色多普勒图可以显示包绕膀胱的双侧脐动脉及腹壁结构（图12.6B）。

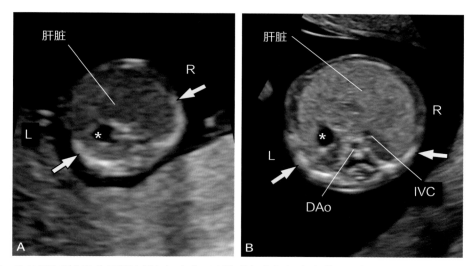

图12.3 孕13周的两个胎儿经腹超声检查（A）及经阴道超声检查（B）的上腹部横切面。请注意观察位于左上腹部的充盈液体的胃泡（*）、双侧肋骨（箭头）、右侧（R）腹部的肝脏和下腔静脉（IVC）。降主动脉（DAo）位于下腔静脉左后方。经阴道超声检查的图B分辨率明显优于经腹超声检查的图A，图B能分辨出降主动脉及下腔静脉。L—左侧

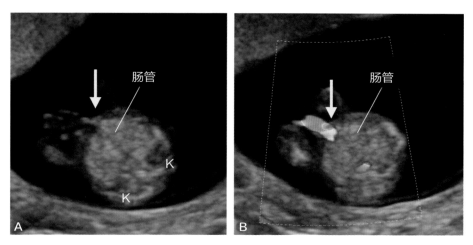

图12.4 孕12周胎儿中腹部横切面2D超声图（A）及彩色多普勒图（B）显示脐带腹壁插入（箭头）。在该切面请注意观察前腹壁（箭头）的完整性和略高于腹壁软组织回声的肠管回声。图A显示双肾（K）位于腹腔后方

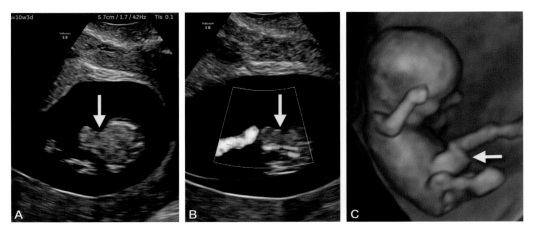

图12.5   孕10周胎儿腹部横切面2D超声图（A）及彩色多普勒图（B）显示生理性中肠疝（箭头），3D超声表面成像（C）中肠疝表现为脐带腹壁插入处的隆起样结构（箭头）

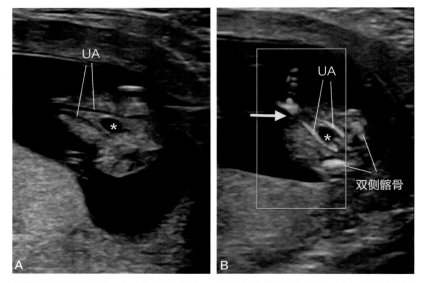

图12.6   孕13周胎儿下腹部斜横切面2D超声图（A）及彩色多普勒图（B）显示充盈液体的膀胱（*）被双侧脐动脉（UA）包绕。这个切面的彩色多普勒图能更好显示膀胱、双侧脐动脉及腹壁的完整性（箭头）。图B请注意位于后部的双侧髂骨

矢状切面

在胎儿的矢状切面或冠状切面图上可同时显示肺、腹部及盆腔器官。由于回声不同可将它们区分，肺和肠管是高回声的，肝脏是低回声的，胃泡和膀胱是无回声的（图12.7）。肺和肝被弧形的膈肌分隔（图12.7）。像中期妊娠一样旁

矢状切面并不能排除膈疝。腹部正中矢状切面图可显示前腹壁及腹壁脐带插入（图12.7B），此切面的彩色多普勒图或腹部3D成像图也可观察上述内容。腹部正中矢状切面彩色多普勒图能理想地显示出脐动脉、脐静脉及静脉导管（DV）的走行（图12.8），也是早期妊娠排除DV异常的最佳切面（图1.4）。

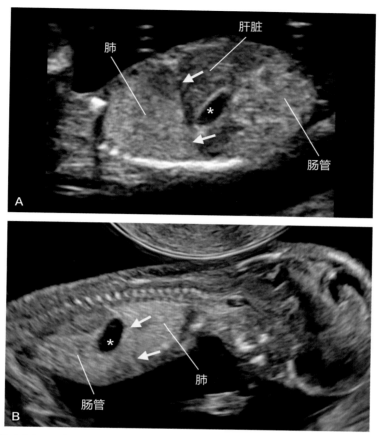

图12.7 孕13周仰卧位胎儿（A）及孕12周俯卧位胎儿（B）的旁矢状切面图同时显示胸部及腹部，充盈液体的胃泡（*）位于膈肌（箭头）下方，肺和肠管回声高，肝脏回声低，胃泡和膀胱呈无回声

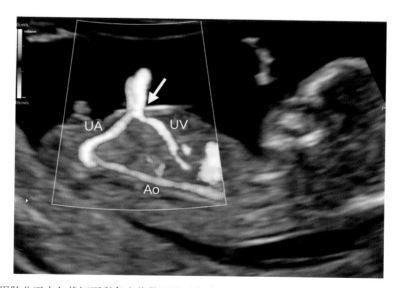

图12.8 孕13周胎儿正中矢状切面彩色多普勒图显示由脐动脉（UA）和脐静脉（UV）组成的脐带插入腹壁的位置（箭头）。Ao—降主动脉

冠状切面

早期妊娠显示腹部冠状切面非常必要，经验表明当怀疑膈疝时，腹部冠状切面对显示胃泡的位置非常有意义（见第10章）。早期妊娠经阴道超声检查胎儿腹部可以更好地显示腹部脏器，这对诊断腹壁脏器异常非常有帮助。但是经阴道超声检查胎儿肠管回声会较高，因此早期妊娠鉴别正常肠管回声还是病理性肠管回声增高较为困难，这将在后续章节讨论。

胎儿腹部三维超声检查

与中、晚期妊娠使用3D超声表面成像一样，早期妊娠3D超声成像是2D超声成像的辅助检查方法[4]。早期妊娠应用3D超声表面成像对显示胎儿腹壁是否完整非常有帮助（图12.9）。应用3D超声断层显像技术通过对感兴趣区域重建后获取横切面（图12.10）或冠状切面的方法对于腹内脏器显示也非常有用（图12.11）。对于早期妊娠3D超声的更多应用，可以查阅本书第3章和最近出版的一本关于3D超声在产前的临床应用的书[4]。图12.5C和12.9为3D超声表面成像模式显示胎儿前腹壁，图12.10和12.11为3D超声断层显像技术对感兴趣区域重建后显示横切面和冠状切面的超声断层。我们的经验是经阴道超声检查2D切面获取受限制时，3D超声断层显像技术可用于帮助获取（图12.10和12.11）。

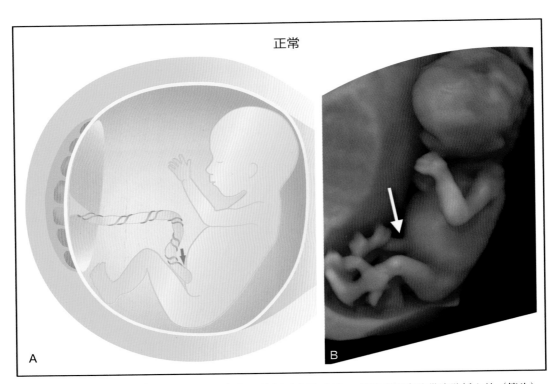

正常

图12.9　孕12周胎儿3D超声表面成像模式（B）及该图示意图（A），请注意观察脐带腹壁插入处（箭头）

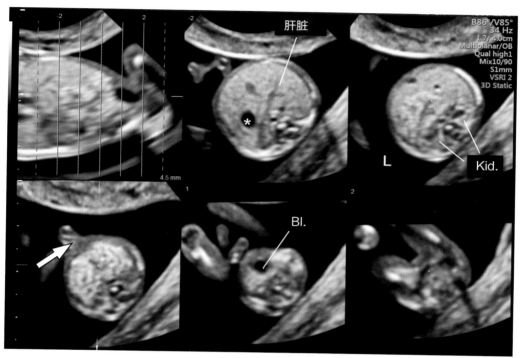

图12.10 孕12周胎儿腹部横切面的超声断层显示胎儿上腹部、中腹部、下腹部。请注意观察上腹部的胃泡（*）及肝脏，中腹部的肾脏（Kid.）、脐带腹壁插入（箭头），下腹部的膀胱（Bl.）。L—左侧

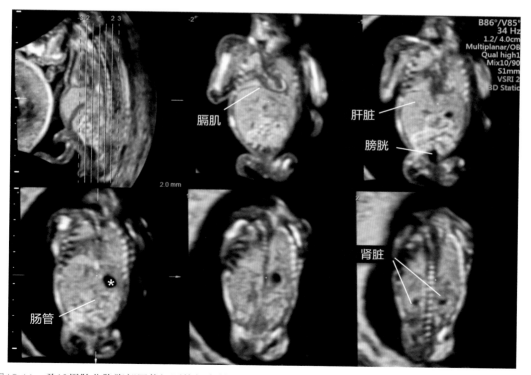

图12.11 孕13周胎儿胸腹部冠状切面的超声断层。在这些切面上可以显示肝脏、胃泡（*）、肠管、肾脏和膀胱。同时可以观察经阴道超声显示的肠管回声

腹壁缺陷

胎儿腹壁缺陷是常见的先天畸形，大的腹壁缺陷常常在早期妊娠被发现[5]。腹壁缺陷包括脐膨出、腹裂、Cantrell五联症、体蒂异常（表12.1）。膀胱外翻和泄殖腔外翻也常常被归入腹壁缺陷，但这两种畸形将在第13章泌尿生殖畸形再进行介绍。

脐膨出

定义

脐膨出是前腹壁中线处的先天缺陷并腹部内脏肠管和（或）肝脏从脐带根部向外膨出，胚胎学上，脐膨出是由于原条侧褶融合失败导致的。脐膨出有包膜包裹，包膜内层是腹膜、中层是脐带胶质、外层是羊膜。脐膨出常常位于腹壁中线脐带插入处，脐带插入常常位于膨出包块的顶部。少数情况下，膨出包块的包膜会在产前发生破裂。当包膜在产前发生破裂时，产前超声难以区分是脐膨出还是腹裂。脐膨出的大小取决于内容物，内容物可以是肠管或肠管和肝脏或其他脏器。脐膨出常常合并基因或结构异常。据报道，脐膨出在活产儿中发生率约为1.92/10000[6]。

超声表现

生理性中肠疝（图12.5）常发生在孕6~11周（头臀长小于45mm）胎儿[2]。因此，孕12周前诊断脐膨出是不可靠的。脐膨出表现为脐带插入腹壁处的包块，包块表面有包膜包裹，在超声上包块边界清晰。在中腹部的横切面或矢状切面上，脐膨出容易显示（图12.12~12.16）。图12.12是3D超声表面成像显示脐膨出及该图示意图。

表12.1　早期妊娠超声腹壁缺陷的鉴别	
生理性中肠疝	腹中线部位小部分肠管膨出，膨出包块直径＜7mm，且一般出现在孕12周前
脐膨出	腹壁缺陷，内脏膨出并被包膜包裹，脐带插入位于膨出包块的顶部，膨出物可大可小，小的只有肠管内容物，大的内容物可有肠管、肝脏、胃泡和其他脏器
腹裂	腹壁缺陷常位于脐带插入的右侧伴肠管外翻，包块表面无膜包裹
Cantrell五联症	五大特征：①高位腹壁缺陷；②膈前部缺陷；③远端胸骨缺陷；④心包缺陷；⑤部分或完全心脏异位伴心脏畸形
心脏异位	胸骨缺陷伴心脏部分或完全外翻，伴或不伴心内畸形
体蒂异常（肢体体壁综合征）	前腹壁较大的缺陷，胎儿由于脐带短或无脐带而贴附于胎盘，躯体、脊柱、肢体缺陷，脐带正常的羊膜带综合征也可以导致体蒂异常。OEIS联合征也可见体蒂异常
膀胱外翻	脐带插入下方腹壁缺陷。脐带腹壁插入位置较低，脐带插入下方为外翻膀胱组织。膀胱不可显示。生殖器畸形。膀胱外翻也可以是泄殖腔外翻畸形的一个表现
泄殖腔外翻（OEIS联合征）	除了膀胱外翻，还有低位脐膨出、直肠或肛直肠畸形、脊柱末端畸形和生殖器畸形。OEIS联合征少见，特征性改变是脐膨出、膀胱外翻、肛门闭锁、脊柱缺陷。体蒂异常也可以表现为OEIS联合征，常常合并肢体完全或部分缺如

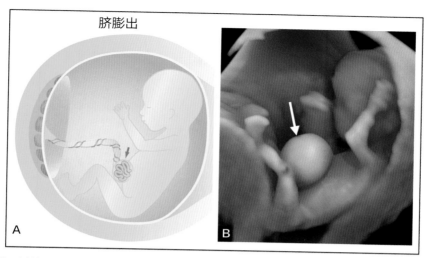

图12.12　孕12周胎儿3D超声表面成像显示脐膨出（箭头）（B）及该图示意图（A）。请注意观察图A膨出的腹腔脏器（肠管，合并或不合并肝脏），有膜包裹，脐带插入位于脐膨出包块的顶部。B由于被下肢遮盖没能显示脐带插入

早期妊娠，脐膨出包块可以是小的（内容物为肠袢）（图12.13A），也可以是大的（内容物是肝脏和肠管）（图12.13B）。图12.14是孕12周胎儿腹部旁矢状切面和横切面显示大的脐膨出，膨出物为肝脏。图12.15是孕12周和13周胎儿大的脐膨出，膨出物为肠管、肝脏和胃泡。脐膨出包块的大小与染色体异常呈负相关关系。早期妊娠胎儿有小的脐膨出和颈项透明层增厚应高度怀疑胎儿有结构异常或非整倍体染色体异常（图12.13A和12.16）。彩色多普勒有助于显示脐带附着于脐膨出包块顶部的位置，这可以用于鉴别腹裂畸形（图12.17）。3D超声表面成像有助于显示脐膨出的大小（图12.12）。经阴道超声可更清楚显示膨出的内容物和其他结构异常，如心、脑、肾、脊柱。有时，脐膨出可以很大，大到比胎儿腹围还大（图12.15）。大约58%的早期妊娠有小的脐膨出的胎儿（染色体正常、颈项透明层正

常）追踪至中期妊娠末脐膨出会消失[7]。膨出物有肝脏的一般不会消失。

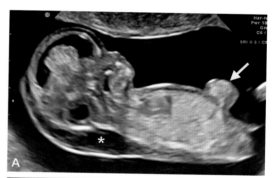

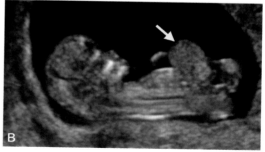

图12.13　孕12周两个脐膨出胎儿的正中矢状切面图（A和B）。A为小的脐膨出，膨出物仅含肠管（箭头）。B脐膨出相对较大，膨出物含有肝和肠管（箭头）。请注意观察A胎儿增厚的颈项透明层（*），追踪发现该胎儿为18三体综合征患儿

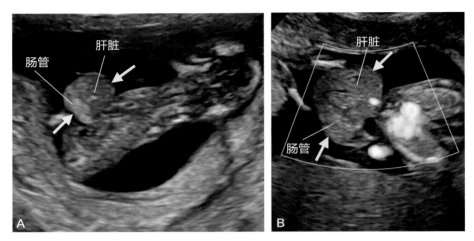

图12.14　孕12周胎儿的旁矢状切面图（A）及横切面图（B）显示大的脐膨出（箭头），膨出包块内含有肝脏和肠管

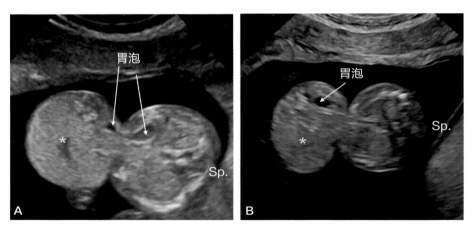

图12.15　孕12周胎儿（A）及孕13周胎儿（B）脐带插入腹壁水平横切面显示大的脐膨出（*），膨出物含肝脏及肠管，A胎儿的胃泡部分进入膨出包块内，B胎儿的胃泡全部进入膨出包块内。Sp.—脊柱

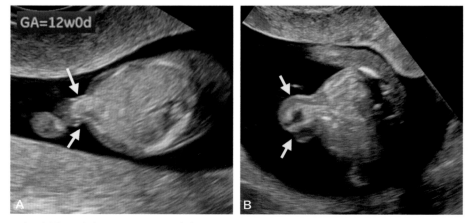

图12.16　孕12周胎儿（A）及孕13周胎儿（B）脐带插入腹壁水平横切面显示小的脐膨出（箭头），膨出物均只有肠管，两个胎儿均为18三体综合征患儿

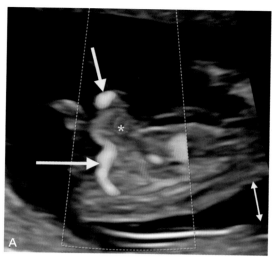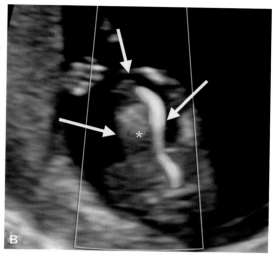

图12.17　孕12周18三体综合征胎儿中腹部矢状切面（A）及横切面（B）彩色多普勒图示小的脐膨出（*），图A还可观察到颈项透明层增厚（双向箭头）。彩色多普勒通过显示图A的膨出包块顶部的脐带插入（箭头）（请参照图12.12A的示意图）及图B的单脐动脉（箭头）有助于脐膨出的诊断

合并畸形

大多数脐膨出会合并其他结构异常[6]，心脏畸形是最常见的。因此早期妊娠被诊断有脐膨出的胎儿应建议行详细的心脏超声检查[6,8]（见第11章）。早期妊娠诊断为脐膨出的胎儿，50%有染色体异常，常见的有18三体综合征、13三体综合征和21三体综合征，其中，最常见的是18三体综合征[8]。合并染色体异常的脐膨出一般是小的，且常合并颈项透明层增厚和其他结构异常。内容物为肝脏的大的脐膨出一般认为不合并染色体异常[9]，但是最近的研究并不支持这一观点。最近发表的一项大型研究，108982例胎儿中有870例染色体异常，其中260例有脐膨出，脐膨出发生率达1/419[10]，87.3%（227/260）的脐膨出内容物仅有肠管，12.7%（33/260）

内容物为肝脏。在这个研究中，脐膨出（不按内容物分类）胎儿非整倍体的发生率为40%（106/260），最多的是18三体综合征（55%），其次是13三体综合征（24%）、21三体综合征（6%）、三倍体（5%）和其他异常（7%）[10]。以下情况应考虑遗传综合征，单发的脐膨出且染色体正常。20%的单发脐膨出是Beckwith-Wiedemann综合征胎儿，因此，如果早期妊娠非整倍体的生化指标，如β-hCG、PAPP-A升高，应考虑胎儿合并Beckwith-Wiedemann综合征的可能[11]（图12.18）。中、晚期妊娠，如果脐膨出胎儿合并巨舌、羊水过多、肾大、肝大、胎盘增厚（胎盘间充质发育不良），应高度怀疑Beckwith-Wiedemann综合征。提示遗传综合征相关超声征象在早期妊娠超声是难以发现的。关于腹壁缺陷的鉴别诊断总结在表12.1。

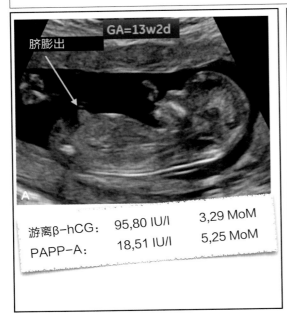
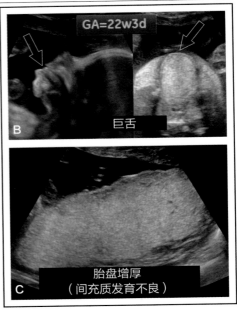

图12.18　孕13周Beckwith-Wiedemann综合征胎儿。胎儿正中矢状切面（A）显示小的脐膨出（箭头），膨出物为肠管。此外，游离 β–hCG、PAPP-A升高，绒毛膜穿刺标本检查证明核型正常。孕22周超声检查没有再发现脐膨出，但是面部正中矢状切面和横切面（B）发现巨舌（空心箭头）。图C示胎盘增厚提示间充质发育不良。这些超声征象提示胎儿为Beckwith-Wiedemann综合征，并由产后分子遗传学诊断证实

腹裂

定义

腹裂是脐周腹壁的全层缺陷致肠管外翻入羊膜腔的畸形（图12.19和12.20）。腹壁缺陷常位于脐带插入的右侧（图12.21）。外翻的肠管没有包膜包裹，漂浮于羊膜腔内。传统上认为腹裂是由于右脐静脉或肠系膜动脉的退化导致的腹壁缺血性损害。但最近的理论质疑这一致病学说，认为腹裂是胚胎发育在将卵黄囊和卵黄结构并入脐带环节错误导致的腹壁缺陷，中肠管通过该缺陷进入羊膜腔[12]。腹裂在年轻的孕妇中较为常见[13]。与脐膨出不同的是腹裂极少合并染色体或其他结构畸形。在世界范围内，腹裂发生率有增高趋势[13]。

超声表现

孕11周后，通过显示外翻入羊膜腔、没有包膜包裹而自由漂浮于羊水中的肠管，超声可以诊断腹裂畸形（图12.19～12.23）。在声像图上腹裂畸形外翻的肠管表面不平滑，像菜花样结构，这是与脐膨出鉴别的要点，后者膨出物表面平滑（对比图12.12和12.19）。彩色多普勒有助于显示脐带的腹壁插入，一般位于外翻肠管的左侧（图12.21）。3D和经阴道超声通过显示腹裂的详细解剖信息有助于显示和证实腹裂（图12.19，12.22，12.23）。

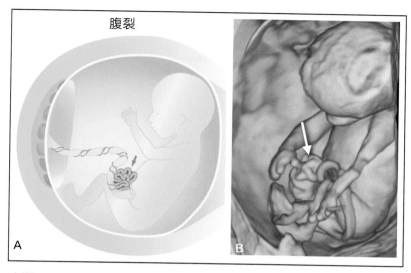

图12.19 孕13周胎儿3D超声表面成像显示腹裂（B）及示意图（A）。请观察图A及图B上腹壁前方的肠袢（箭头），这些肠管没有包膜包裹，表面不平滑

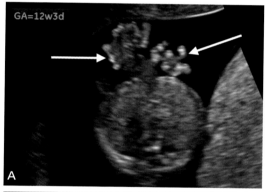

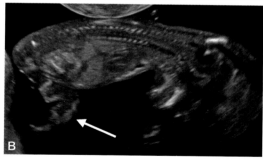

图12.20 孕12周腹裂胎儿的横切面（A）及矢状切面图（B），请注意观察图A、图B上腹腔外肠管回声（箭头），这些肠管表现不平滑（箭头）

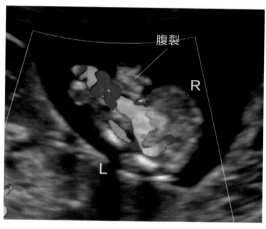

图12.21 孕12周腹裂胎儿横切面彩色多普勒图，请观察脐带插入处位于腹裂畸形的左侧。L—左侧；R—右侧

相关畸形

系列胎儿腹裂数据显示12%的腹裂合并其他不相关畸形、1.2%合并非整倍体染色体异常[14]。早期妊娠肠管回声增高可能是血流灌注不足引起的，至中、晚期妊娠时建议对这些病例评估是否合并肠道闭锁[15]。考虑到腹裂畸形可合并宫内生长发育迟缓和无羊水，建议对腹裂胎儿进行超声追踪复查。

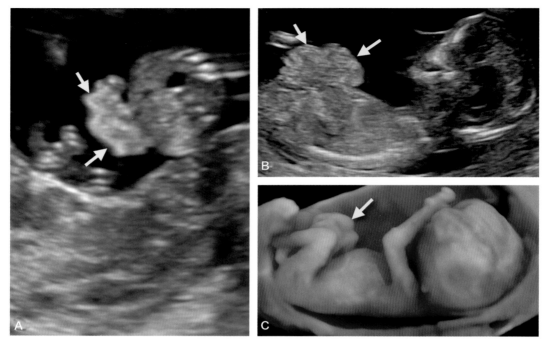

图12.22　孕13周腹裂胎儿2D超声横切面（A）、矢状切面（B）及3D超声表面成像（C），请注意观察包块表面不平滑这一腹裂特征性改变

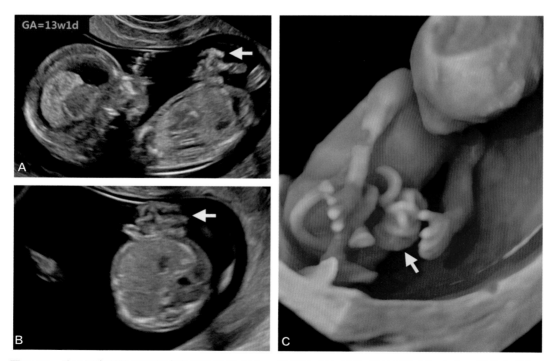

图12.23　孕13周腹裂胎儿2D超声旁矢状切面（A）、横切面（B）及3D超声表面成像（C），请注意观察图A、图B上外翻的肠管回声及3D表面成像（C）显示的自由漂浮肠袢回声。腹裂胎儿至中期妊娠肠管扩张才变得明显

Cantrell五联症和心脏异位

定义

Cantrell五联症是一个包含有5个结构异常的综合征：脐上中线处的腹壁缺损、胸骨下部缺损、心包膈面的缺损、前膈缺损、心内畸形。高位脐膨出和心脏部分或全部异位于胸腔外是该综合征的特征性表现（图12.24）。Cantrell五联症结构异常范围较广，结局主要取决于胸、腹壁缺损的大小和心脏畸形的类型。腹壁脐膨出的位置是重要的诊断信息，超声检查时应特别留意这个。典型的脐膨出是位于中腹部脐带插入部位。高位脐膨出提示脐上腹壁缺损，即使没有心脏异位的情况下，这也很有可能是Cantrell五联症的一个表现。

心脏异位是心脏部分或全部位于胸廓外，它常常伴发于Cantrell五联症、体蒂异常，但在以下情况也可以单独发生，如腹壁完整的胸骨分裂、羊膜带综合征。

超声表现

早期妊娠诊断Cantrell五联症是容易的，因为脐膨出和心脏外翻较容易显示（图12.24和12.25）。胸腹矢状切面可以同时显示腹壁缺损和心脏异常，因此是理想的显示切面（图12.26～12.28）。大的脐膨出、高位脐膨出、内容物包含肝脏是该综合征的典型表现（图12.24～12.28）。下腹壁正常。矢状切面或横切面上，心脏部分或全部突向脐膨出（图12.24和12.25）。3D超声透明成像可显示高位脐膨出及心脏异位（图12.24）。一旦Cantrell五联症的诊断成立，确定心内畸形对患者的咨询非常重要。但是在早期妊娠诊断心内畸形是非常有挑战性的。孕14～15周超声复查对于确

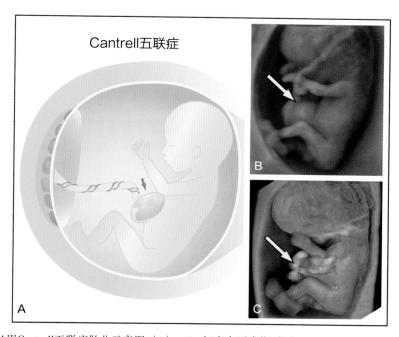

图12.24　孕11周Cantrell五联症胎儿示意图（A）、3D超声表面成像（B）及透明成像（C）。请注意观察高位脐膨出和心脏异位（箭头），心脏异位可以是部分或全部（本例是全部），Cantrell五联症常合并心内结构畸形（详见正文）

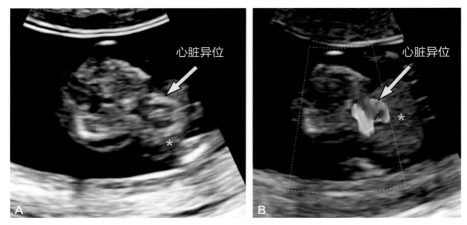

图12.25　孕11周Cantrell五联症胎儿胸部横切面2D超声图（A）及彩色多普勒图（B），请注意观察看脐膨出（*）及心脏异位（箭头）

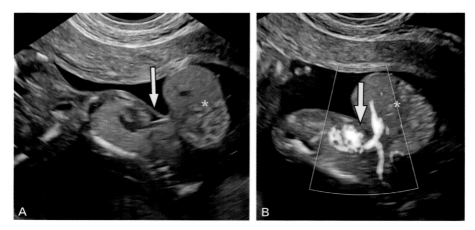

图12.26　孕13周Cantrell五联症轻型胎儿（心脏部分异位）胸腹部矢状切面2D超声图（A）及彩色多普勒图（B）。请注意观察高位脐膨出（*）、心脏低位、心包缺损和前胸壁缺损（箭头）

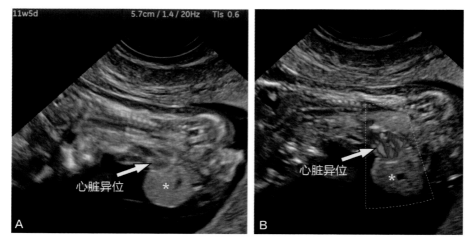

图12.27　孕11周Cantrell五联症胎儿胸腹部矢状切面2D超声图（A）及彩色多普勒图（B）。请注意观察高位脐膨出（*）及心脏异位（箭头）

定心内畸形的类型是非常有帮助的。一个研究表明心脏外凸的程度会随着孕周的进展而减轻（图12.28）[17]。

早期妊娠诊断心脏异位也有报道，但是很少见。Sepulveda等报道了7例心脏异位，只有1例是单发的心脏异位，其他的均伴发Cantrell五联症或体蒂异常。孕11周前也可诊断心脏异位于胸腔外。心脏异位合并心内外畸形是常见的[18]。

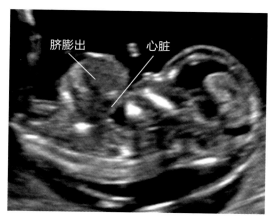

图12.28 孕12周Cantrell五联症胎儿胸腹部矢状切面示高位脐膨出和心脏异位。这例胎儿还有法洛四联症，中期妊娠末和晚期妊娠超声复查发现胎儿心脏又退回胸腔内。新生儿期行修复手术，目前存活，状况良好

相关畸形

有Cantrell五联症并发颈项透明层增厚和颈部水囊瘤的报道。其他报道的并发畸形还有神经管缺陷、脑膨出、颅面部畸形、肢体缺陷。染色体异常也可发生，因此应建议进行有创产前诊断。当Cantrell五联症的五大特征均出现时，预后是不佳的，新生儿期死亡率在60%～90%。Cantrell五联症的变异型患儿，预后较佳。

体蒂异常

定义

体蒂异常是由于体蒂发育失败所导致累及多器官的严重畸形，包括胸腹壁（图12.29和12.30）、颅面结构、脊柱和肢体等结构的畸形[19]。该异常脐带非常短或者根本没脐带（图12.31）。典型表现是腹部器官膨出腹腔外并被羊膜和胎盘组织包裹（图12.29和12.30）。在一项包含17例体蒂异常胎儿的研究中，体蒂异常平均诊断孕周为12^{+3}周，所有的胎儿均有以下特征性表现：肝和肠管疝出位于胚外体腔，而胎儿其他的组织则位于完整的羊膜囊内，羊水量正常[20]。此外，脐带过短或根本没有脐带、严重脊柱侧凸、下肢姿势异常是常见的伴发畸形[20]。作者认为观察羊膜的连续性、羊膜囊和胚外体腔的内容物、脐带过短或根本没有脐带有助于与其他腹壁缺陷进行鉴别诊断[20]。

虽然体蒂异常不是主要与胃肠畸形相关，但是体蒂异常的腹/胸壁缺损很大，这也是怀疑胎儿体蒂异常的最初线索。体蒂异常的胚胎发育主要是与胚盘发育异常相关，可能是一根血管受损导致羊膜破裂、羊膜带缺陷[19,21]。体蒂异常有三大异常表现，包括体壁缺陷、肢体畸形/截断畸形、颅面部畸形。累及脊柱的异常主要表现尾部发育不全或脊柱侧凸（将在第14章详述）。

超声表现

超声较易诊断体蒂异常，孕11周前也可检出。超声容易发现大的胸腹壁缺陷并

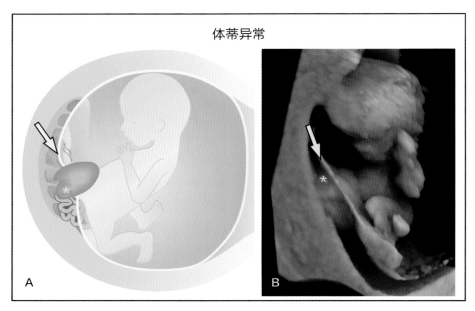

图12.29　孕11周体蒂异常胎儿示意图（A）和3D超声表面成像（B），请注意观察体前壁的大缺损，无脐带，胎儿贴附于胎盘，整个躯体严重变形（图12.30也可见）。胎儿肝脏和肠管（＊）位于羊膜腔外，箭头所示为羊膜

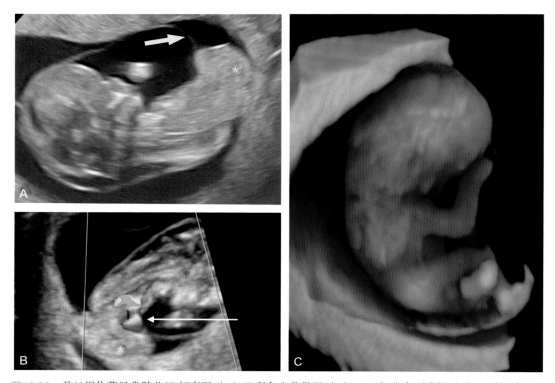

图12.30　孕11周体蒂异常胎儿2D超声图（A）及彩色多普勒图（B）、3D超声表面成像（C），请注意观察肝脏位于羊膜腔外（＊），A的黄色箭头所示为羊膜，彩色多普勒（B）还可以显示心脏异位（长白箭头），3D超声图（C）还可以观察胎儿躯体变形

大的内脏膨出包块和脊柱畸形（侧凸畸形）（图12.29和12.30）。因为胎儿严重结构畸形，要获取胎儿正中矢状切面是不可能的（图12.30）。脐带很短或没有脐带、胎儿贴近胎盘有助于该畸形的诊断（图12.31）。为了显示这个严重的畸形，运用3D超声表面成像和多平面成像对胎儿进行3D成像是理想的（图12.29和12.30）。多数情况下，早期妊娠超声更容易诊断体蒂异常。中、晚期妊娠，由于伴发羊水过少、胎儿拥挤使得诊断更为困难。有时，体蒂异常会伴发羊膜带，经阴道超声可显示羊膜带与体壁缺损相连。

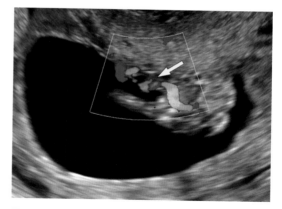

图12.31 孕12周体蒂异常胎儿腹部横切面彩色多普勒图显示短脐带（箭头），这个胎儿还有其他的多发畸形

相关畸形

体蒂异常伴发畸形较多，几乎包括了各系统器官，这也是这一畸形的特点。神经管缺陷、面部畸形和骨骼系统畸形较为常见。有时，下肢表现为部分或完全缺如，几乎都伴发胸腹壁缺陷。此外，大多数病例还可发现颈项透明层增厚。胎儿染色体检查结果一般是正常的，体蒂异常是致死性畸形。

泄殖腔外翻和OEIS

泄殖腔外翻包括一系列的畸形谱，畸形的程度与泌尿生殖系统胚胎发育发生阻断的时间有关。在畸形谱上，尿道上裂是较轻的畸形，膀胱/泄殖腔外翻是较严重的畸形。泄殖腔外翻伴发肛门闭锁、脐膨出、脊柱畸形被称为OEIS（图12.32和12.33）。因早期妊娠超声较难诊断严重的尾部发育不全、脊柱裂、泄殖腔外翻，OEIS常被认为是体蒂异常。

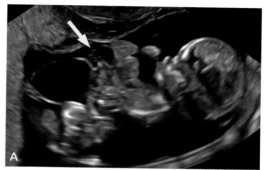

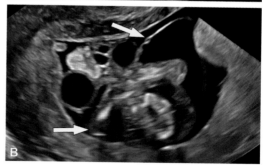

图12.32 孕12周OEIS胎儿声像图（A和B），OEIS的O是脐膨出，E是膀胱外翻，I是肛门闭锁、S是脊柱缺陷，OEIS伴躯体部分缺如和躯体部分位于羊膜腔外，是最严重的体蒂异常。请注意观察图A和图B胎儿躯体严重变形，部分位于羊膜腔外，箭头所示为羊膜

在一个包含12例OEIS的报道中，全部病例均有膀胱外翻畸形，10例有神经管缺陷，脐膨出和肛门闭锁畸形各9例，少于一

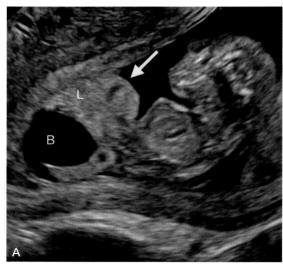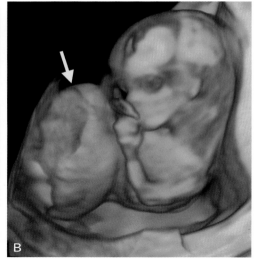

图12.33　孕13周OEIS胎儿（见图12.32解释）的2D矢状切面图（A）及3D超声表面成像图（B），请注意观察躯体严重变形和下肢大部分缺如，前腹壁大的缺陷（箭头），肝（L）和膀胱（B）疝出并贴附于子宫壁

半的病例有椎体畸形和下肢畸形，其他合并畸形还有神经系统、心脏或肾脏畸形，这个报道的12例胎儿均染色体正常[22]。OEIS少见，发生率在1/400000～1/200000[23,24]，几乎所有的病例均为散发病例[25]。

胃肠道梗阻

　　胃肠道梗阻一般是在中期妊娠诊断，孕14周前声像图上难以发现。虽然有早期妊娠诊断胃肠道畸形的报道，但笔者认为这是例外而不是常规的，因为大多数的胃肠道梗阻早期妊娠超声检查时表现正常。详细的超声表现、合并畸形和结局将不在本章详述。

食管闭锁

　　中、晚期妊娠食管闭锁的典型声像表现是胃泡小和羊水过多，这在早期妊娠是表现不出来的。早期妊娠胃泡因为胃分泌功能常是充盈的，羊水过多也只是中、晚

期妊娠才表现出来。因此，早期妊娠超声检查在胎儿左上腹发现充盈的胃泡并不能排除食管闭锁。实际上，笔者也见过一些早期妊娠超声表现胃肠道正常而中期妊娠诊断食管闭锁的胎儿。因此，有食管闭锁高危因素的胎儿，如有食管闭锁家族史、伴发畸形等，我们建议早期妊娠超声直接显示胎儿食管（声像图上表现为连续的高回声结构）（图12.34），而不是寻找胃泡小的间接征象。报道的早期妊娠超声诊断的2例食管闭锁，均合并有十二指肠闭锁[26,27]。

十二指肠闭锁

　　早期妊娠诊断胎儿十二指肠闭锁有时是可能的，为数不多的个案报道早期妊娠和中期妊娠初诊断十二指肠闭锁表现双泡征（扩张的胃和十二指肠上段）[28]。还见有十二指肠闭锁合并食管闭锁的报道[26,27]。由于有关这方面的追踪资料不足，笔者在

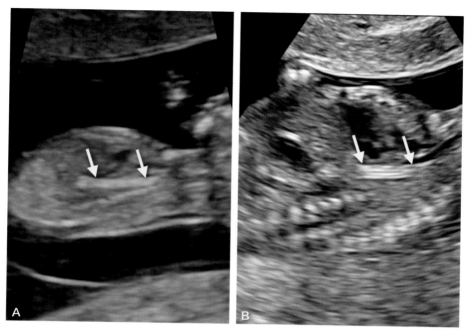

图12.34 孕13周两个胎儿的经腹（A）和经阴道（B）胸及上腹部旁矢状图显示食管回声（箭头），高分辨率超声探头可以在较早的孕周显示食管回声

早期妊娠诊断十二指肠闭锁是非常小心的。当早期妊娠超声怀疑十二指肠闭锁（图12.35），建议进行非整倍体风险评估及超声复查至中期妊娠直至最终诊断。我们的经验是孕23周后，大多数的十二指肠闭锁超声表现较明显。

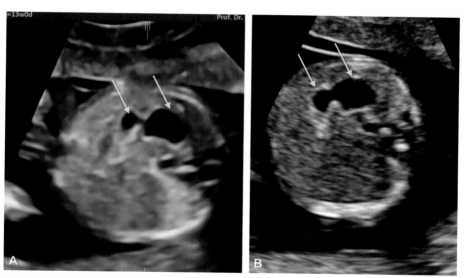

图12.35 孕13周胎儿腹部横切面显示"双泡征"（箭头），图A和图B是胃泡蠕动的两个时相。孕17周超声复查没有发现"双泡征"，追踪发现胎儿核型正常。请注意观察图A和图B的"双泡征"没有超越腹中线

肛门直肠闭锁

中、晚期妊娠产前超声诊断肛门直肠闭锁是富有挑战性的，因为一些病例产前难以识别。有趣的是，肛门直肠闭锁的早期妊娠声像图特征已见报道[29-32]。早期妊娠超声发现下腹部无回声腊肠形的结构是扩张的结肠和直肠（图12.36），这一征象可提示胎儿肛门直肠闭锁[29-31,33]。通常这一征象会在

中期妊娠消失，在晚期妊娠又重新出现。其他畸形的出现特别是VATER联合征（椎体畸形、肛门直肠闭锁、气管食管瘘和肾脏畸形），会增加肛门直肠闭锁的风险。当超声发现单脐动脉、肾脏缺如、半椎体和（或）其他畸形时，伴发其他胃肠道梗阻的风险会增加[33]（图12.36）。在一个meta分析中，33例早期妊娠超声检查有腹部囊性包块的胎儿，4例出生时发现有肛门直肠闭锁[33]。

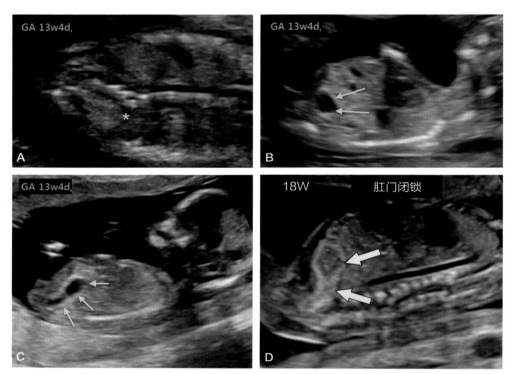

图12.36　VATER联合征胎儿超声图，孕13周超声检查就已怀疑。A.孕13周超声检查时发现半椎体畸形。B.孕13周超声检查时发现下腹部有一囊性结构。C.腹部和盆腔矢状切面显示囊性结构为扩张的直肠，管壁回声增强（箭头）。D.孕18周盆腔矢状切面显示结肠和直肠壁回声增强（箭头），提示直肠闭锁。更大月份超声复查肠管回声增强消失。产后证实为VATER联合征并肛门闭锁

其他胃肠道系统畸形

腹部脏器位置异常

早期妊娠超声检查建议对胎儿腹部脏器位置进行准确的评估（图12.37）。腹部脏器位置是否异常是胎儿结构检查的重要内容，因为这是内脏反位和严重心脏畸形的诊断线索（图12.38）。当胃泡不是位于左上腹（图12.38）或静脉连接异常（图12.39）时，首先应怀疑胎儿腹部脏器位置异常。

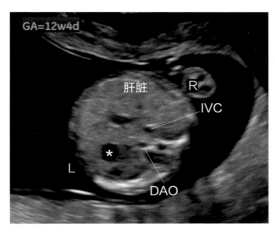

图12.37 经阴道高分辨率超声显示孕12周胎儿上腹部横切面，胃泡（*）和降主动脉（DAO）位于左侧，下腔静脉（IVC）和肝脏位于右侧。这一切面是常规显示用于排除腹部脏器位置异常的切面，特别是怀疑有心脏畸形的病例。L—左侧；R—右侧

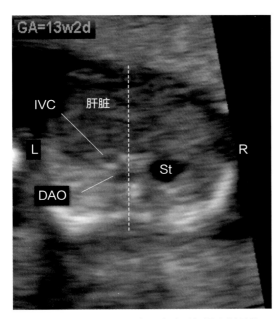

图12.38 孕13周胎儿因为心脏畸形怀疑右侧异构，上腹部横切面显示胎儿腹部脏器位置异常，请注意观察胃泡（St）位于右侧，而降主动脉（DAO）和下腔静脉（IVC）、肝脏位于左侧。L—左侧；R—右侧

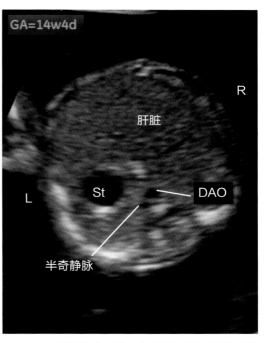

图12.39 经阴道高分辨率超声显示孕14周腹部位置异常胎儿上腹部横切面，本例因复杂心脏畸形怀疑左侧异构，请注意观察胃泡（St）位于左侧，下腔静脉离断，半奇静脉异常连接走行于降主动脉（DAO）的左侧。L—左侧；R—右侧

肠道回声增强

早期妊娠诊断肠道回声增强的标准与中期妊娠一样，即肠管回声强度与骨骼回声强度相等（图12.40）。这是主观判断，在早期妊娠很困难，特别是经阴道超声检查，因为组织分辨率增高，在正常条件下肠管的回声也会增高（图12.41）。为了避免假阳性，笔者建议早期妊娠诊断肠管回声增强要有所保留，只诊断与骨骼回声等同的，而且要对这些病例进行超声复查。后续检查包括基因异常的风险评估和（或）诊断性试验，感染性疾病的筛查和详细的结构性检查。

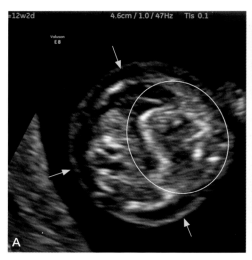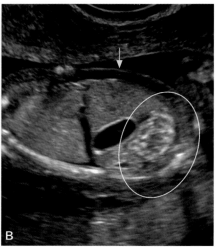

图12.40　孕12周21三体综合征胎儿的腹部横切面（A）和孕13周21三体综合征胎儿旁矢状切面（B）显示肠道回声增强（圆圈）。请注意观察两个胎儿肠管回声增强等同于骨骼回声，皮肤水肿（箭头）。21三体综合征胎儿极少只表现为肠管回声增强，一般还有其他表现

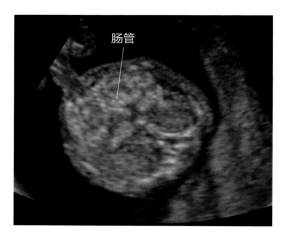

图12.41　孕13周胎儿经阴道超声显示腹部横切面，请注意观察胎儿肠管回声因探头分辨率增高而增强。鉴别肠管回声是增强还是正常在早期妊娠比较困难，特别是在经阴道高频探头超声检查的情况下

腹内囊性占位

　　胎儿腹内囊性占位在早期妊娠超声表现为与胃、膀胱有明显区别的无回声结构而能被检出（图12.42）[34-36]。从囊性占位的形状、位置、大小、内容物可以大致判断出它的来源。肝内囊性占位典型表现是圆形的，常在中期妊娠自发吸收（图12.43），有时，会留下一个高回声点（图12.43）。下腹部的囊性包块，特别是形状不规则、透声较差者，一般来源于肠管，且可能与泌尿生殖系统异常有关，如泄殖腔外翻（图12.44～12.46）和肛门直肠闭锁[33]（图12.36）。通常，追踪与泌尿生殖系统异常有关的下腹部囊性占位，会发现囊内的碎片状回声原是肠内结石（图12.46）。如果腹内囊性占位有蠕动，提示来源于胃肠系统。下腹部大的扩张的囊性结构可能是尿道闭锁导致的增大的膀胱（参见第13章）。脐肠系膜囊肿可以起源于腹内并移位至脐带（参见第15章）[35]。早期妊娠胎儿腹内囊性占位是少见的，且大多数不合并其他异常。腹内单发囊性占位预后良好，80%会在后续的超声复查中吸收[33]（图12.42和12.43）。考虑到有报道它可能与肛门直肠闭锁和其他胃肠道畸形有关，我们建议中、晚期妊娠也要进行超声复查，即使囊性占位已经消失[33,36]。

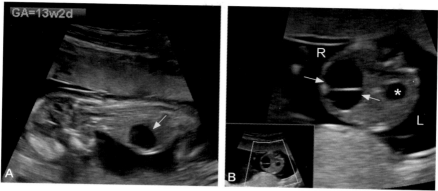

图12.42 孕13周胎儿腹部矢状切面（A）和横切面（B）显示肝内大的囊性占位（箭头）。图B可显示胃泡结构（*）。这例采取期待疗法，孕16周超声复查囊性占位吸收消失（图12.43）。L—左侧；R—右侧

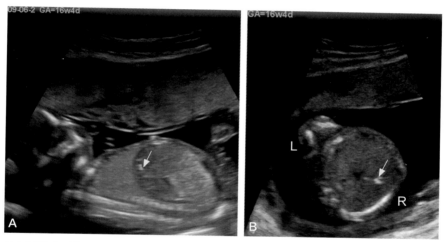

图12.43 孕16周胎儿（与图12.42为同一胎儿）腹部矢状切面图（A）和横切面图（B），请注意观察肝内大的囊性占位在3周内吸收不见。仅在肝内留下一高回声点（箭头）。L—左侧；R—右侧

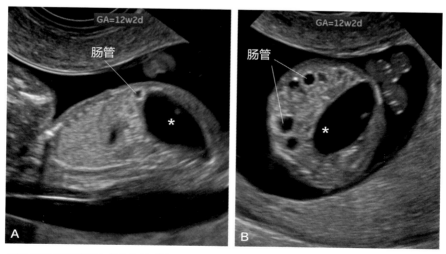

图12.44 孕12周胎儿下腹部矢状切面和横切面显示巨膀胱（*）及旁边肠管扩张、肠壁回声增强。胎儿可能有肠管梗阻并有瘘管进入泄殖腔。见图12.45和图12.46

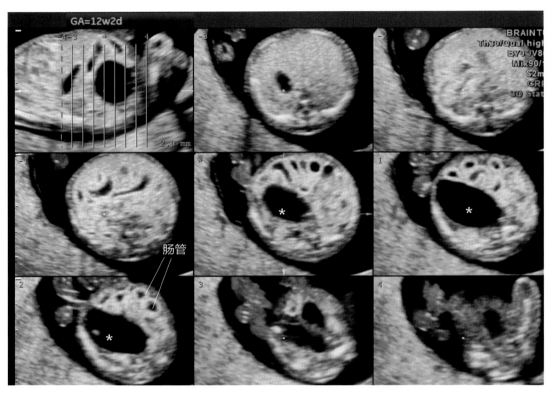

图12.45　孕12周胎儿（与图12.44为同一胎儿）3D超声断层显像显示增大的膀胱（*）和肠管扩张。请注意观察肠管多处扩张并肠壁回声增强

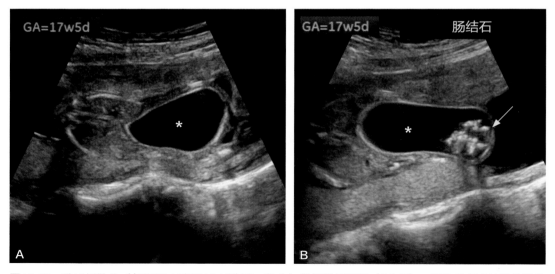

图12.46　孕17周胎儿（与图12.44和图12.45为同一胎儿）腹部横切面图（A和B），请注意观察扩张的泄殖腔（*）及回声增强的壁。图B显示的碎片状强回声为肠结石（箭头）

腹内动脉和静脉异常

正常超声解剖结构

胎儿血管解剖结构复杂，包括脐带的、肝脏的、门静脉系统的，以及下腔静脉，且血管细小，存在正常变异，在空间位置上离得较近。

脐静脉在中线部进入腹部，在肝外走行一小段行程后进入偏右侧肝内（图12.47）。脐静脉与门静脉窦相连。静脉导管是一个薄的、沙漏样管状结构，连接脐静脉与心脏。静脉导管起自门静脉窦，并于膈肌下腔静脉裂孔连接下腔静脉（图12.47）。肝静脉是肝内固有的静脉，汇合成3支肝主要静脉与下腔静脉、静脉导管在膈肌下腔静脉裂孔相连，最后汇入右心房。下腔静脉腹腔段位于脊柱右前方，沿着肝脏表面后方进入膈肌下腔静脉裂孔。

降主动脉在腹部发出几个分支，其中四大分支包括T_{12}水平发出的腹腔干（图12.47）、L_1水平发出的肠系膜上动脉（图12.47）、$L_1 \sim L_2$水平发出的肾动脉和L_3水平发出的肠系膜下动脉。腹腔干又发出三大分支：肝总动脉、脾动脉和胃左动脉。肠系膜上动脉发出数个分支营养小肠及部分大肠。

文献报道腹腔血管的超声显像大多数是中、晚期妊娠的。因为早期妊娠胎儿腹部血管较小，超声较难显示，只有在较理想的体位下行彩色多普勒检查才能显示。探头稍稍指向左肩部，在肝脏水平获取腹部斜切面是显示3支肝静脉的最佳切面。虽然上腹部横切面可以显示静脉导管，但是早期妊娠显示血管的最佳切面是腹部正

中矢状切面（图12.47）。在这个切面上可见静脉导管与脐静脉的连接以及静脉导管内径情况，一般较窄（图12.47）。因为静脉导管管径较窄且较短，需要运用彩色多普勒才能显示。在彩色多普勒图上，静脉导管血流信号会出现混叠效应，这也是识别它的重要特点（图12.47和3.11）。在腹部正中矢状切面上向右偏斜一定的角度可见显示下腔静脉，如图3.12。当胎儿处于仰卧位时，是显示腹腔干及肝动脉分支、肠系膜上动脉的最好时机，此时，腹主动脉呈水平走向（图12.8和12.47）。在这样的胎方位下，胎儿腹

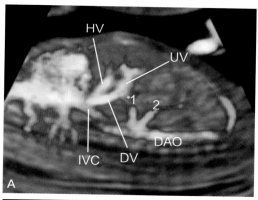

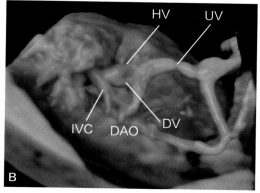

图12.47　孕13周正常胎儿胸腹部矢状切面彩色多普勒图（A）及3D透明成像图（B）显示腹内主要血管。请注意观察静脉导管（DV）、下腔静脉（IVC）、左肝静脉（HV）汇合并注入右心房。还可以观察到由降主动脉（DAO）发出的腹腔干（1）及肠系膜上动脉（2）。UV—脐静脉

腔干及肠系膜动脉内血流方向与声束方向平行，有利于这些血管的显示（图12.47）。我们的经验是胎儿腹部正中矢状切面彩色多普勒显像低流速模式下是显示腹部血管（包括UV、DV、IVC和肝动脉）的最佳切面。关于腹部静脉系统声像解剖的更详细的论述，建议阅读我们发表的两篇相关综述[37,38]。

腹内静脉和动脉畸形

关于早期妊娠产前超声诊断胎儿腹部静脉系统异常的报道比较少见。腹内静脉系统异常通常有两类：一类与静脉导管异常有关，如静脉导管缺如或异常连接；另一类是下腔静脉离断后与奇静脉连接。我们将在后续部分进行简要的介绍。

静脉导管缺如或静脉导管异常连接

从中期妊娠的报道我们可以了解到静脉导管的异常有完全缺如（图12.48），或与下腔静脉、肝静脉系统、其他腹部血管异常连接，或直接汇入右心房或其他地方[37,38]。

通常，当超声检查者在腹部正中矢状切面彩色多普勒没有找到静脉导管以行脉冲多普勒检查时开始怀疑静脉导管异常。虽然没有大样本的有关静脉导管异常的研究报道，但是静脉导管异常与心脏畸形、非整倍体（21三体综合征、13三体综合征、18三体综合征）、Turner综合征、Noonan综合征或其他有关（图12.49和12.50）。当静脉导管异常连接于下腔静脉（在肝内连接，而不是在正常的膈肌下腔静脉裂孔处），非整倍体的风险增高（图12.49和12.50）[39]。脐静脉与下腔静脉的异常连接也与非整倍体异常风险相关[39]。一项包含有37例21三体综合征胎儿的研究发现11%的病例合并有静脉导管在肝内直接连接于下腔静脉[39]，这个研究结果反映出的经验结论与我们发现的它与非整倍体和Noonan综合征的关系相似（图12.49和12.50）。因为早期妊娠静脉导管的异常可以与心脏畸形和其他脐静脉系统异常有关（图12.51），因此应对这两个区域进行详细的超声检查并建议中期妊娠进行超声复查。

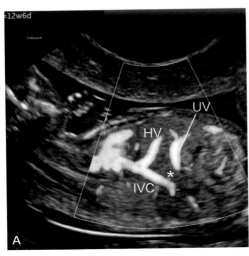
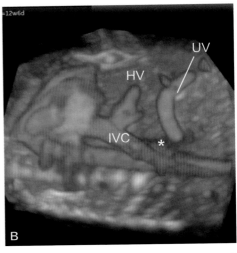

图12.48　孕12周静脉导管缺如胎儿胸腹部矢状切面彩色多普勒图（A）和3D透明成像图（B），*示导管缺如，请与图12.47所示正常胎儿腹部血管图进行对比。IVC—下腔静脉；HV—左肝静脉；UV—脐静脉

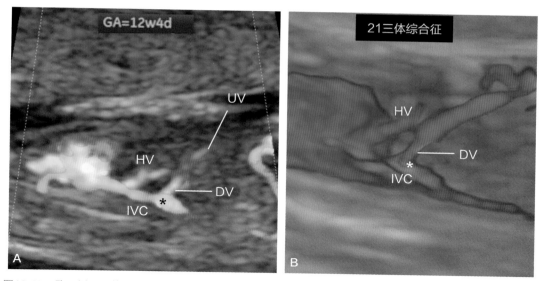

图12.49 孕12周21三体综合征胎儿的胸腹部矢状切面彩色多普勒图（A）及3D透明成像图（B），请注意观察静脉导管（DV）在肝内直接连于（*）下腔静脉（IVC），以及肝静脉（HV）与IVC的单独连接。这个胎儿还合并有颈项透明层增厚（没在此处展示）。UV—脐静脉

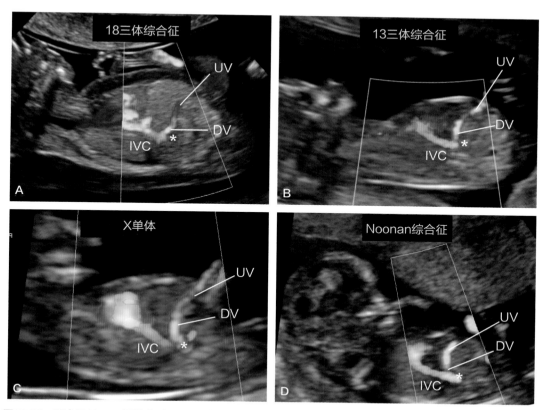

图12.50 四个孕12~13周胎儿（A. 18三体综合征；B. 13三体综合征；C. X单体；D. Noonan综合征）腹部矢状切面彩色多普勒图，请注意观察所有四个胎儿静脉导管（DV）或脐静脉（UV）直接连于（*）下腔静脉（IVC）。在所有胎儿中都发现了非整倍体的其他标记

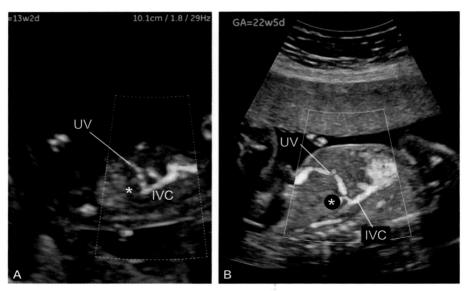

图12.51　孕13周（A）及孕22周（B）腹部矢状切面彩色多普勒图显示脐静脉（UV）直接与下腔静脉（IVC）连接（＊）。超声没有发现其他并发畸形，胎儿染色体检查正常。孕22周超声复查证实上述发现。门静脉系统正常，产后腹部超声检查这一连接已闭合，没有门体分流声像表现

表12.2　静脉导管和（或）脐静脉异常的诊断检查

评估静脉导管（如果存在）或脐静脉连接下腔静脉的位置（肝内、肝外、髂部、右心房等）

染色体检查排除非整倍体异常，如21三体综合征、13三体综合征、18三体综合征、X单体、三倍体或其他

寻找综合征的声像标记，如内脏反位、Noonan综合征等

胎儿超声心动图检查排除心脏畸形，包括大静脉畸形

排除其他结构畸形，如肾、胃肠道、骨骼、中枢神经系统

检查是否存在早期的水肿表现，超声复查水肿的发展情况

中期妊娠超声评估是否存在门静脉系统异常

如果不存在上述表现，预后良好。建议产后超声复查肝内血管情况

摘自Chaoui, R, Heling, KS, KarlK. Ultrasoundofthefetalveins. Part1:Theintrahepaticvenoussystem. Ultrasound in Med. 2014.35:208-238, with permission, Copyright by Thieme Publishers.

我们在表12.2中列出了早期妊娠超声诊断的静脉导管和脐静脉异常胎儿需做的诊断检查。

下腔静脉离断

下腔静脉离断并奇静脉连接是内脏异构综合征常见的一个异常表现，特别是左房异构，但也可以单独发生[40]。这种异常因奇静脉太细小在早期妊娠很难被检出。但是早期妊娠因复杂的心脏畸形或内脏位置异常怀疑下腔静脉离断时，彩色多普勒超声检查可帮助证实诊断，表现为下腔静脉缺如，取而代之是与主动脉平行走向的扩张的奇静脉（图12.52）。笔者注意到早期妊娠下腔静脉离断并奇静脉连接的病例，三血管气管切面彩色多普勒检查可显示上腔静脉（SVC）的血流速度增快或永存左上腔静脉（有可能是奇静脉引流入上腔静脉）（图12.52）。

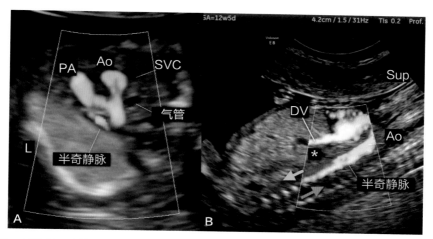

图12.52　孕12周胎儿三血管气管切面（A）及矢状切面（B）彩色多普勒图显示半奇静脉异常连接。胎儿心脏和胃位于左侧（L），但是四腔心切面（没有展示出来）发现心脏异常。三血管气管切面（A）发现肺动脉（PA）左侧出现异常血管，这根血管连接扩张的半奇静脉和永存左上腔静脉。矢状切面图（B）显示主动脉（Ao）与扩张的半奇静脉平行排列，而下腔静脉没有显示（*）。彩色多普勒通过显示主动脉与半奇静脉的血流方向相反（分别为蓝和红箭头）而判断是半奇静脉或奇静脉。这个胎儿最后证实是左心房异构综合征。Sup—上腔静脉；Sup—上。

腹部动脉异常

　　除了单脐动脉，尚未见有关于早期妊娠发现的其他腹部动脉异常的报道。但是，早期妊娠超声可能更容易发现肝动脉和腹腔干的异常。前面[41]（第6章）讲述过早期妊娠超声评估肝动脉的内容。我们团队报道过1例存在着脐静脉与肝动脉瘘的21三体综合征胎儿在早期妊娠出现水肿[42]。此外，我们观察过3例发自腹主动脉的迷走肝动脉，位于腹腔干上方，沿着膈面走行从肝的头侧进入肝脏（图12.53和12.54），其中1例为21三体综合征儿，另外2例超声复查迷走肝动脉未显示，可能是自行闭合。单脐动脉的内容将在第15章讲述。

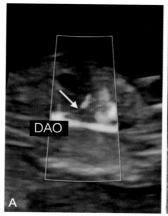
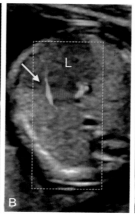
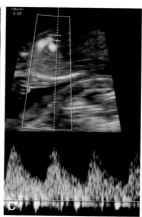

图12.53　A. 孕14周胎儿腹部矢状切面彩色多普勒图显示迷走肝动脉（箭头），起自降主动脉（DAO），沿着肝脏表面走行。B. 同一胎儿在膈水平横切面图显示迷走肝动脉（箭头）在肝脏（L）上方走行。C.迷走血管的脉冲多普勒超声检查显示高速动脉血流信号。我们在21三体综合征胎儿也发现过这种异常。有时，中期妊娠超声追踪复查会发现这些迷走的动脉消失不见，如本例一样（见图12.54）

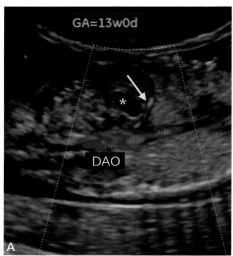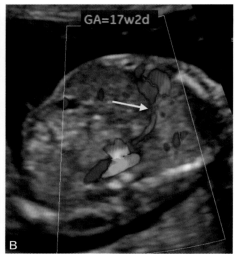

图12.54　A. 孕13周胎儿腹部矢状切面彩色多普勒图显示迷走肝动脉（箭头）起自降主动脉（DAO），走行于肝脏表面。胃泡（＊）可清楚显示。B. 孕17周超声复查显示迷走肝动脉（箭头）。这例迷走肝动脉至晚期妊娠仍持续显示，但对孩子出生后状况没有不良影响

陈秀兰　梁美玲　李胜利　译
钟晓红　秦　越　李胜利　校

参考文献

1. Bronshtein M, Weiner Z, Abramovici H, et al. Prenatal diagnosis of gall bladder anomalies—report of 17 cases. Prenat Diagn. 1993;13:851–861.

2. Bowerman RA. Sonography of fetal midgut herniation: normal size criteria and correlation with crown-rump length. J Ultrasound Med. 1993;12:251–254.

3. Blaas HG, Eik-Nes SH, Kiserud T, et al. Early development of the abdominal wall, stomach and heart from 7 to 12 weeks of gestation: a longitudinal ultrasound study. Ultrasound Obstet Gynecol. 1995;6:240–249.

4. Chaoui R, Heling K-S. 3D-Ultrasound in Prenatal Diagnosis: A Practical Approach. 1st ed. New York, NY: DeGruyter; 2016.

5. Syngelaki A, Chelemen T, Dagklis T, et al. Challenges in the diagnosis of fetal non-chromosomal abnormalities at 11–13 weeks.

Prenat Diagn. 2011;31:90–102.

6. Marshall J, Salemi JL, Tanner JP, et al. Prevalence, correlates, and outcomes of omphalocele in the United States, 1995–2005. Obstet Gynecol. 2015;126:284–293.

7. Khalil A, Arnaoutoglou C, Pacilli M, et al. Outcome of fetal exomphalos diagnosed at 11–14 weeks of gestation. Ultrasound Obstet Gynecol. 2012;39:401–406.

8. Kagan KO, Staboulidou I, Syngelaki A, et al. The 11–13-week scan: diagnosis and outcome of holoprosencephaly, exomphalos and megacystis. Ultrasound Obstet Gynecol. 2010;36:10–14.

9. Groves R, Sunderajan L, Khan AR, et al. Congenital anomalies are commonly associated with exomphalos minor. J Pediatr Surg. 2006;41:358–361.

10. Syngelaki A, Guerra L, Ceccacci I, et al. Impact of holoprosencephaly, exomphalos, megacystis and high NT in first trimester

screening for chromosomal abnormalities. Ultrasound Obstet Gynecol. 2016. doi:10.1002/uog.17286.

11. Wilkins-Haug L, Porter A, Hawley P, et al. Isolated fetal omphalocele, Beckwith-Wiedemann syndrome, and assisted reproductive technologies. Birth Defects Res Part A Clin Mol Teratol. 2009;85:58–62.

12. Stephenson JT, Pichakron KO, Vu L, et al. In utero repair of gastroschisis in the sheep (Ovis aries) model. J Pediatr Surg. 2010;45:65–69.

13. Fillingham A, Rankin J. Prevalence, prenatal diagnosis and survival of gastroschisis. Prenat Diagn. 2008;28:1232–1237.

14. Mastroiacovo P, Lisi A, Castilla EE, et al. Gastroschisis and associated defects: an international study. Am J Med Genet A. 2007;143A:660–671.

15. Fratelli N, Papageorghiou AT, Bhide A, et al. Outcome of antenatally diagnosed abdominal wall defects. Ultrasound Obstet Gynecol. 2007;30:266–270.

16. Sepulveda W, Wong AE, Simonetti L, et al. Ectopia cordis in a first-trimester sonographic screening program for aneuploidy. J Ultrasound Med. 2013;32:865–871.

17. Zidere V, Allan LD. Changing findings in pentalogy of Cantrell in fetal life. Ultrasound Obstet Gynecol. 2008;32:835–837.

18. Humpl T, Huggan P, Hornberger LK, et al. Presentation and outcomes of ectopia cordis. Can J Cardiol. 1999;15:1353–1357.

19. Sahinoglu Z, Uludogan M, Arik H, et al. Prenatal ultrasonographical features of limb body wall complex: a review of etiopathogenesis and a new classification. Fetal Pediatr Pathol. 2007;26:135–151.

20. Panaitescu AM, Ushakov F, Kalaskar A, et al. Ultrasound features and management of body stalk anomaly. Fetal Diagn Ther. 2016;40:285–290.

21. Daskalakis G, Sebire NJ, Jurkovic D, et al. Body stalk anomaly at 10–14 weeks of gestation. Ultrasound Obstet Gynecol. 1997;10:416–418.

22. Mallmann MR, Reutter H, Müller AM, et al. Omphalocele-exstrophy-imperforate anus-spinal defects complex: associated malformations in 12 new cases. Fetal Diagn Ther. 2016;41(1):66–70.

23. Ebert A-K, Reutter H, Ludwig M, et al. The exstrophy-epispadias complex. Orphanet J Rare Dis. 2009;4:23.

24. Carey JC. Exstrophy of the cloaca and the OEIS complex: one and the same. Am J Med Genet. 2001;99:270.

25. Boyadjiev SA, Dodson JL, Radford CL, et al. Clinical and molecular characterization of the bladder exstrophy-epispadias complex: analysis of 232 families. BJU Int. 2004;94:1337–1343.

26. Tsukerman GL, Krapiva GA, Kirillova IA. First-trimester diagnosis of duodenal stenosis associated with oesophageal atresia. Prenat Diagn. 1993;13:371–376.

27. Marquette GP, Skoll MAL, Yong SL, et al. First-trimester imaging of combined esophageal and duodenal atresia without a tracheoesophageal fistula. J Ultrasound Med. 2004;23:1232.

28. Petrikovsky BM. First-trimester diagnosis of duodenal atresia. Am J Obstet Gynecol. 1994;171:569–570.

29. Lam YH, Shek T, Tang MHY. Sonographic features of anal atresia at 12 weeks. Ultrasound Obstet Gynecol. 2002;19:523–524.

30. Taipale P, Rovamo L, Hiilesmaa V. First-trimester diagnosis of imperforate anus.

Ultrasound Obstet Gynecol. 2005;25:187–188.

31. Chen M, Meagher S, Simpson I, et al. Sonographic features of anorectal atresia at 12 weeks. J Matern Fetal Neonatal Med. 2009;22:931–933.

32. Dhombres F, Friszer S, Castaing O, et al. Images kystiques abdominales foetales du premier trimestre. Gynecol Obstet Fertil. 2015;43:491–495.

33. Khalil A, Cooke PC, Mantovani E, et al. Outcome of first-trimester fetal abdominal cysts: cohort study and review of the literature. Ultrasound Obstet Gynecol. 2014;43:413–419.

34. Zimmer EZ, Bronshtein M. Fetal intra-abdominal cysts detected in the first and early second trimester by transvaginal sonography. J Clin Ultrasound. 1991;19:564–567.

35. McCalla CO, Lajinian S, DeSouza D, et al. Natural history of antenatal omphalomesenteric duct cyst. J Ultrasound Med. 1995;14:639–640.

36. Ghezzi F, Raio L, Di Naro E, et al. Single and multiple umbilical cord cysts in early gestation: two different entities. Ultrasound Obstet Gynecol. 2003;21:215–219.

37. Sinkovskaya E, Klassen A, Abuhamad A. A novel systematic approach to the evaluation of the fetal venous system. Semin Fetal Neonatal Med. 2013;18:269–278.

38. Chaoui R, Heling K, Karl K. Ultrasound of the fetal veins. Part 1: The intrahepatic venous system. Ultraschall Med. 2014;35:208–228.

39. Achiron R, Gindes L, Gilboa Y, et al. Umbilical vein anomaly in fetuses with Down syndrome. Ultrasound Obstet Gynecol. 2010;35:297–301.

40. Abuhamad A, Chaoui R. A Practical Guide to Fetal Echocardiography: Normal and Abnormal Hearts. 3rd ed. Philadelphia, PA: Wolters Kluwer Health/Lippincott Williams & Wilkins; 2015.

41. Zvanca M, Gielchinsky Y, Abdeljawad F, et al. Hepatic artery Doppler in trisomy 21 and euploid fetuses at 11–13 weeks. Prenat Diagn. 2011;31:22–27.

42. Hartung J, Chaoui R, Kalache K, et al. Prenatal diagnosis of intrahepatic communications of the umbilical vein with atypical arteries (A-V fistulae) in two cases of trisomy 21 using color Doppler ultrasound. Ultrasound Obstet Gynecol. 2000;16:271–274.

第 13 章

胎儿泌尿生殖系统

简介

早期妊娠胎儿泌尿生殖系统检查的重点在于显示充盈的膀胱。在技术允许或某些高危妊娠时，尽可能地观察到胎儿两侧肾脏和胎儿性别。孕12周之后，高质量超声图像可以评估胎儿泌尿生殖系统，但是该阶段未见泌尿生殖系统异常时，尚不能诊断泌尿生殖系统正常，因为有些畸形可能直到中期妊娠甚至晚期妊娠才能有所表现。然而，早期妊娠可以怀疑或者诊断一些严重的泌尿生殖系统畸形，本章节将对这些知识进行介绍。一项大型前瞻性非整倍体的筛查研究对45191名孕妇进行胎儿解剖结构的检查，该研究发现，早期妊娠泌尿生殖系统异常的检出率是各类胎儿畸形检出率中最低的[1]。

胚胎发育

了解泌尿生殖系统的胚胎发育非常重要，因为它关系到我们对正常和异常解剖结构的评估。泌尿生殖系统是由间介中胚层发育而来，在主动脉的两侧形成尿生殖嵴。尿生殖嵴由头侧向尾侧分别发育为前肾、中肾和后肾，代表了肾小管结构的三个部分。前肾是小管结构的头侧部分，在胚胎期的第3周开始发育，并于1周后退化。中肾位于胚胎的中段，发育成中肾小管和中肾管（午非管）。中肾小管退化，但双侧的中肾管持续存在，并开口于泄殖腔。中肾管发育成为输尿管、肾盂和膀胱三角。在男性中，中肾管也发育成输精管、附睾和精囊。两侧中肾管的尾部区域发育形成输尿管芽，它朝向由密集的间充质细胞构成后肾胚基生长（图13.1）。成人最终的肾脏由输尿管芽诱导形成，输尿管芽发育成肾盂、漏斗部、集合管、肾盏和后肾小管，后肾小管形成毛细管内陷的肾单位。随着胚胎

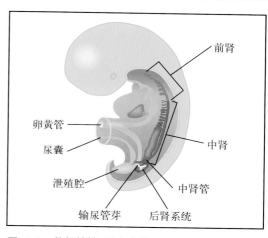

图13.1 月经龄第7周左右的泌尿生殖系统胚胎发育示意图。详见正文

的发育，肾脏从盆腔上升到腹膜后上部，而肾脏迁移的失败导致了盆腔异位肾。

在胚胎发育的第7周左右，尿生殖膈在尾部发育，将泄殖腔分成腹侧（尿生殖窦）和背侧（直肠）两部分。尿道起源于腹侧尿生殖窦的内胚层。在男性中，尿道最远端的外胚层内陷与尿道近端的内胚层上皮相连形成一个连续的管道。男性和女性外生殖器的区别分化发生在胚胎发育的第8~11周。详细的关于生殖腺和外生殖器的发育内容超出了本章的范围。

正常超声解剖

早期妊娠胎儿泌尿生殖系统可以通过识别膀胱以及在可能的时候识别肾脏进行观察。胎儿肾脏最早可以在孕10周的时候通过高分辨率的经阴道超声探头进行观察。

尿道膀胱

胎儿膀胱表现为盆腔前下部的无回声结构。膀胱在测量头臀长的矢状切面上容易显示（图13.2）。胎儿盆腔横切面的中前部也可显示胎儿膀胱（图13.3）。早期妊娠可以在彩色多普勒超声通过识别周边的脐动脉来观察膀胱（图13.4）。早期妊娠胎儿胃部几乎总是充满液体，但胎儿膀胱偶尔会排空，此时便很难显像。若早期妊娠胎儿膀胱没有清晰显示，超声检查者应等待几分钟待膀胱充盈后再重新评估膀胱的存在与否。因此，笔者建议在早期妊娠超声检查开始时就扫查膀胱，以便在膀胱不显示的情况下有时间让膀胱

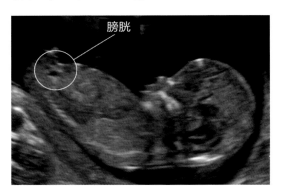

图13.2　孕13周胎儿的正中矢状切面显示膀胱。这个平面在早期妊娠也用于测量头臀长

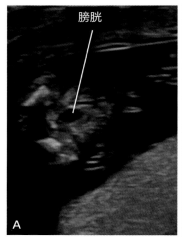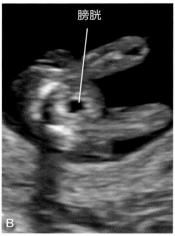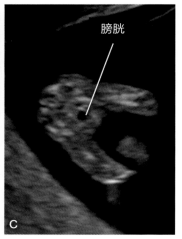

图13.3　三个分别孕13、13、12周胎儿（A~C）的下部盆腔横切面。注意膀胱的充盈程度；图A中的胎儿膀胱比图B和图C中的更加充盈。盆腔水平横切面是膀胱的最佳显示平面。如图13.4所示，使用彩色多普勒可以提高膀胱的显示

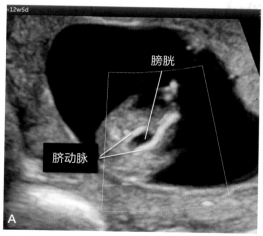
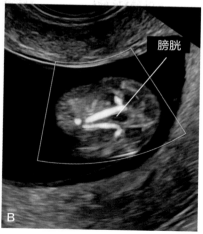

图13.4　彩色多普勒显示两个孕12周胎儿的下部盆腔横切面（A和B）。注意彩色多普勒显示了膀胱周围的脐动脉。这个横切面有助于显示膀胱，也有助于证实脐带存在3条血管。对比图3.10、图13.33A和13.34A

充盈。早期妊娠正常膀胱的上下径应该小于7mm（图13.5）[2,3]。孕12周时约88%的胎儿可以通过超声观察到胎儿膀胱，而孕13周时可达到92%～100%。

肾脏和肾上腺

经腹部超声检查时，早期妊娠很难观察到胎儿肾脏，也很难与周围的肠管区分。早期妊娠通过经腹部超声检查时，使用高分辨率探头以及在最佳扫查条件下可

以提高胎儿肾脏的显示率（图3.2，图3.4，图13.6和图13.7）。经阴道超声由于探头靠近胎儿腹部且分辨率高，该检查方法大大提高了早期妊娠胎儿肾脏的显示率（图3.2和13.8）[4]。早期妊娠胎儿肾脏位于腹部后方的脊柱两侧，为回声稍强的圆形结构，肾盂为肾脏组织中心的无回声结构（图13.7和13.8）。在两个肾脏的上方可见较大的稍低回声的肾上腺（图13.7）。肾上腺的长度小于肾脏长度的一半[5]。胎儿腹

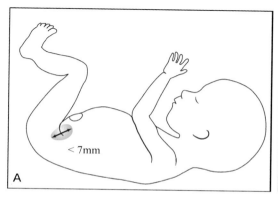
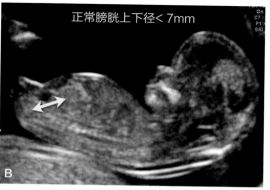

图13.5　胎儿正中矢状切面的示意图（A）和超声图像（B）显示下部盆腔的膀胱。图B胎儿为孕12周大小。膀胱的上下径应在正中矢状切面上测量。早期妊娠正常膀胱的上下径应该小于7mm

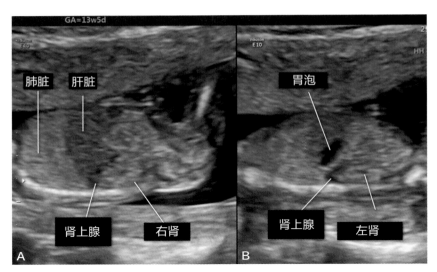

图13.6　利用腹部高分辨率探头获得孕13周胎儿的右侧（A）和左侧（B）旁矢状切面以显示胎儿肾脏。在右侧旁矢状切面上，右肾可见，其回声与肺脏相似并被低回声的肾上腺分开。在左侧旁矢状切面上，左肾位于肾上腺和胃泡下方。早期妊娠也可以在腹部和盆腔的冠状切面上显示肾脏（见图13.7和13.8）

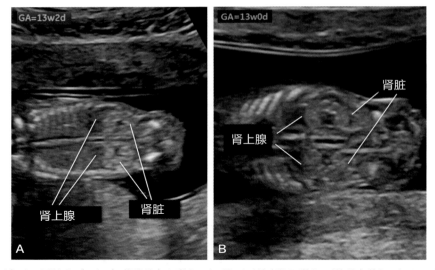

图13.7　两个孕13周胎儿（A和B）的胸腹部冠状切面，该平面是脊柱冠状切面稍前方的切面。图A中的冠状切面是由经腹部凸阵探头获得的，而图B是由经腹部高频线阵探头获得的。值得注意的是，肾脏组织的回声较周围结构更高使得双肾的边界很清晰。请注意两个肾上腺位于肾脏的上极，呈三角形的低回声结构

部冠状切面、矢状切面或横切面（图13.9）都可以用于显示胎儿肾脏。在我们的经验中，胎儿腹部冠状切面是早期妊娠显示胎儿肾脏的最佳切面（图13.7，13.8B，13.10）。冠状切面不仅可以用于证实单侧或双侧肾脏不发育，当显示肾脏更靠前时还可以证实马蹄肾的存在（见下文）。彩色多普勒显像还可以辅助显示右、左肾动脉起源于腹主动脉（图13.10）。孕12周时86%～99%的胎儿可以显示胎儿肾脏，孕13周时胎儿肾脏的显示率为92%～99%。

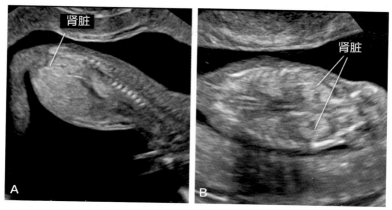

图13.8 利用经阴道超声检查获得孕13周胎儿（A）和孕11周胎儿（B）的腹部和盆腔的旁矢状切面（A）和冠状切面（B）。注意观察，在图A和图B中经阴道超声检查可以更好地显示肾脏。早期妊娠胎儿肾脏回声通常均稍强，特别是通过经阴道超声检查方法观察时，因此在早期妊娠很难区分正常和异常的肾脏回声（见图13.28）

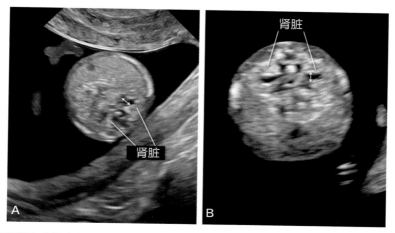

图13.9 利用经阴道超声检查获得孕12周胎儿（A）和孕13周胎儿（B）的腹部横切面。注意胎儿肾脏位于后腹部。横切面非常适合评估肾盂的大小，可测量肾盂前后径（双向箭头）。使用经阴道超声检查方法可以更容易地显示腹部横切面中的肾脏。图A中的胎儿是仰卧位，图B中的胎儿是俯卧位

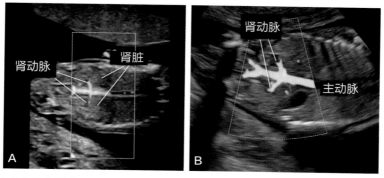

图13.10 彩色多普勒显像模式下孕13周胎儿（A）和孕12周胎儿（B）的腹部和盆腔冠状切面。图A由经腹部超声检查获得，而图B由经阴道超声检查获得。如图A和图B所示，在腹部和盆腔的冠状切面上利用彩色多普勒显像模式可显示主动脉发出的2条肾动脉。这种检查方法有助于诊断单侧或双侧肾不发育，因为肾脏缺如时常合并相应的肾动脉缺如（见图13.33和13.34）

生殖器

尽管在盆腔的横切面或测量头臀长的正中矢状切面都可以显示生殖器，但早期妊娠区分胎儿性别的准确性不高。胚胎学上，性别的分化直到孕11周才完成，因此，在孕12周前利用超声测定性别是相对不准确的。超声识别胎儿性别的能力随孕周的增长而增加，孕13周或头臀长大于70mm后其准确性有所提高。正中矢状切面是早期妊娠识别胎儿性别最可靠的切面，因为在该切面上可以观察到外生殖器，女性的阴蒂指向尾侧（图13.11A和B），而男性的阴茎指向头侧（图13.11C和D）。与男性阴囊的无分隔膜的圆顶状结构相比，女性的大阴唇和小阴唇呈平行线状。早期妊娠胎儿性别测定的准确性在60%～100%之间，孕12周前准确性低，孕13周后可达到95%以上[7]。

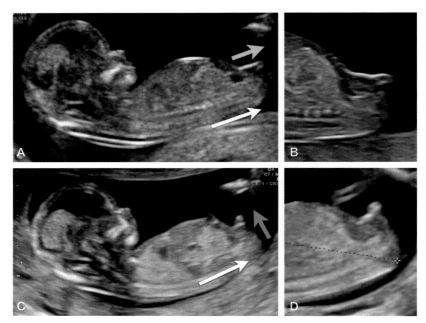

图13.11　在一些临床情况下，早期妊娠确定胎儿性别是很重要的。早期妊娠生殖器与脊柱（白色箭头）解剖方位的关系对胎儿性别的识别有帮助。在女性胎儿（A和B）中，发育中的阴唇和阴蒂（粉红色箭头）与脊柱长轴相平行。在男性胎儿（C和D）中，发育中的阴茎（蓝色箭头）几乎与脊柱相垂直。在孕12周后，头臀长大于65mm时，性别判定更为准确

泌尿生殖系统异常

巨膀胱与下尿路梗阻

定义

巨膀胱这个词是用来形容异常增大的膀胱（图13.12和13.13）。早期妊娠巨膀胱是指在胎儿正中矢状切面上测量膀胱的上下径等于或大于7mm[2,3]。当膀胱的上下径小于15mm且不伴有相关染色体异常时，有些巨膀胱可以自发性恢复[8]。在首个对孕10～14周胎儿巨膀胱的大型研究中[3]，共纳入膀胱上下径大于等于7mm的胎儿145例，膀胱上下径为7～15mm的亚组（图13.12）与膀胱上下径大于15mm的亚组（图13.13和13.14）相比，染色体异

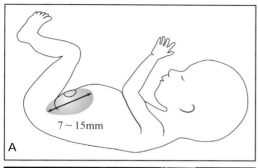

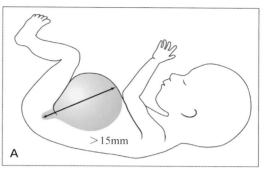

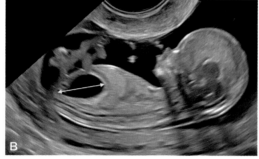

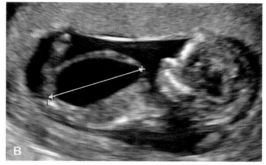

图13.12　胎儿正中矢状切面示意图（A）和相应的超声图像（B），显示膀胱增大，膀胱上下径大于7mm。早期妊娠胎儿膀胱增大是指膀胱上下径等于或大于7mm，也称为巨膀胱（详见正文）。膀胱上下径在7～15mm之间的巨膀胱与胎儿非整倍体和肾脏异常有关，但也有许多膀胱上下径在7～15mm之间的正常胎儿

图13.13　胎儿正中矢状切面示意图（A）和相应的超声图像（B），可显示一个增大的膀胱（巨膀胱），膀胱上下径大于15mm。膀胱上下径大于15mm的巨膀胱与胎儿非整倍体和肾脏异常有关，并且合并前腹壁的扩张。详见正文

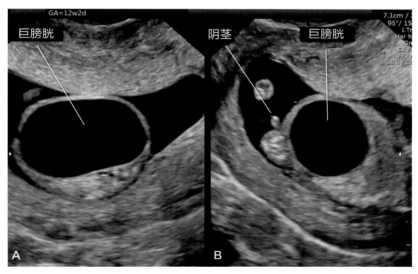

图13.14　经阴道超声检查获得孕12周胎儿的盆腔横切面（A）和矢状切面（B），可明显显示巨膀胱。巨膀胱更常见于男性胎儿。详见正文

常的发生率分别为23.6%和11.4%[3]。在余下的膀胱上下径为7～15mm且染色体正常的胎儿中，90%的巨膀胱可自发性恢复，只有10%发展为肾脏问题。相反，在所有膀胱上下径大于15mm且正常染色体的胎儿中，巨膀胱多发展成为梗阻性尿路疾病（图13.14）[3]。

如前所述，早期妊娠的巨膀胱可能是一过性的（图13.15和13.16），但也可能是下尿路梗阻（LUTO）的一个信号。下尿路梗阻曾被称为膀胱出口梗阻，是由后尿道的膜样结构（瓣膜）或尿道闭锁所造成的、位于尿道水平的下尿路梗阻。下尿路梗阻通常是散发的，严重的下尿路梗阻可导致羊水过少、肺发育不良和肾损害。后尿道瓣膜（PUV）在下尿路梗阻中最常见，几乎只在男性胎儿中出现，可造成不同程度的梗阻。而尿道闭锁在男性和女性中均非常罕见。

后尿道瓣膜在男性中的发生率是1∶25000～1∶8000[9,10]，它的病因被认为是由于尿道皱襞的过度生长（1型和2型）或是因为永久性梗阻性尿生殖膈使尿道无法形成一个连续的通道（3型）[10]。产前干预治疗是在胎儿中期妊娠通过实施膀胱－羊膜腔分流术或是通过膀胱镜消融梗阻性组织。一过性巨膀胱和后尿道瓣膜将是本部分讨论的重点。

超声表现

巨膀胱是早期妊娠泌尿生殖系统最容易诊断也最常见的异常。超声检查发现膀胱增大，矢状切面上测量上下径等于或大于7mm时（图13.12～13.15），应考虑该诊断。在一些恢复了的巨膀胱病例中，仍可观察到较厚的膀胱壁（图13.16C和D）。当膀胱上下径大于15mm时，容易出现进行性梗阻性尿路病变（图13.13和13.17）[3]。

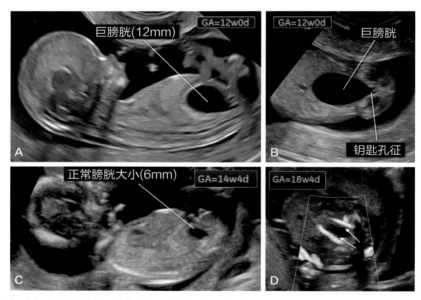

图13.15　A.孕12周巨膀胱胎儿的正中矢状切面，膀胱上下径为12mm。B.孕12周胎儿相应的盆腔水平横切面，可显示钥匙孔征，提示存在后尿道瓣膜。胎儿没有其他解剖结构或染色体异常。C.孕14周的超声随访显示，膀胱上下径为6mm，巨膀胱恢复正常。D.孕18周胎儿的盆腔水平横切面，彩色多普勒可显示正常膀胱和脐动脉，脐动脉和膀胱内壁（箭头）相邻近，证实了膀胱壁无增厚。早期妊娠巨膀胱恢复正常是很常见的。与图13.16比较

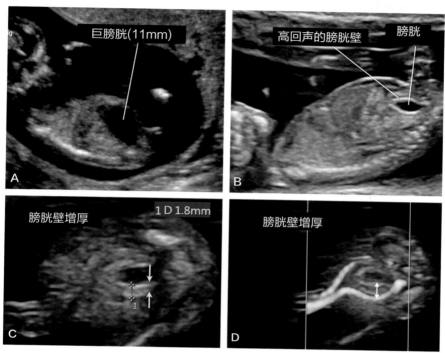

图13.16 A.孕12周胎儿旁矢状切面，膀胱上下径11mm。B.同一胎儿孕13周的旁矢状切面，显示正常的膀胱大小和高回声的膀胱壁。该男性胎儿的绒毛标本未显示出非整倍体。C.孕13周胎儿的盆腔水平横切面显示膀胱壁增厚，厚度为1.8mm。D.彩色多普勒显示孕13周胎儿的盆腔水平横切面，脐动脉与膀胱内壁之间存在距离（双向箭头）证实了膀胱壁增厚

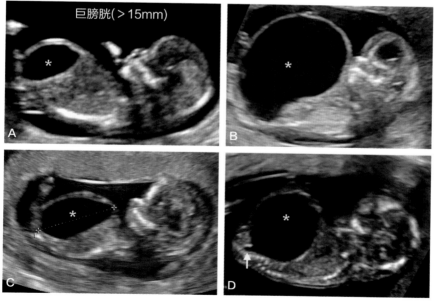

图13.17 早期妊娠四个巨膀胱（＊）胎儿（A~D）的腹部和盆腔矢状切面，膀胱上下径超过15mm。这一发现与非整倍体和肾脏异常的高风险相关。所有胎儿的羊水量都是正常的，尽管早期妊娠可出现严重的尿道疾病，孕16周前也不会出现羊水过少。值得注意的是图D中显示有钥匙孔征（箭头）。超声随访检查通常可显示肾脏异常和肺发育不良，预测图B、图C和图D中的胎儿会出现以上异常是因为存在明显的巨膀胱和腹壁扩张

早期妊娠超声可以诊断后尿道瓣膜，特别是在一些严重的病例中（图13.17和13.18）。在早期妊娠，大部分后尿道瓣膜病例的羊水量是正常的，当出现增大的膀胱（巨膀胱）时通常可考虑该诊断（图13.17和13.18）。在一些严重的早期妊娠后尿道瓣膜的病例中，常出现肾盂积水和肾发育不良（图13.19和13.20）。后尿道瓣膜预后不良的征象包括肾皮质囊肿和肾回声增强（图13.19），均可在早期妊娠出现，但没有这些征象也不代表预后良好。钥匙孔征是近端尿路扩张的表现，可支持早期妊娠后尿道瓣膜的诊断（图13.15B，13.17D，13.20B，13.21B）。

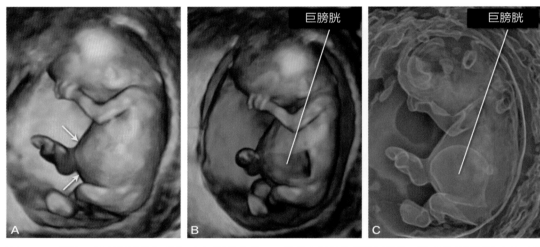

图13.18　利用3D超声表面成像对孕13周巨膀胱合并13三体综合征的胎儿进行显像。注意胎儿周围羊水量正常（A～C）。还值得注意的是，图A出现腹壁扩张（箭头）。在图B中，运用容积后处理切割技术将前腹壁与膀胱数字化地切割开以观察扩张的膀胱。图C为后处理的透明模式（silhouette®），从而使巨膀胱可视化

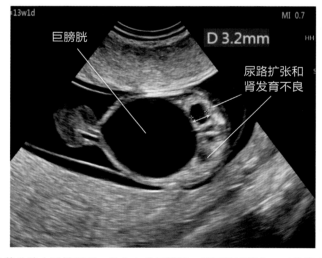

图13.19　孕13周胎儿的盆腔水平横切面，胎儿合并巨膀胱、后尿道瓣膜和13三体综合征。值得注意的是，胎儿存在尿路扩张（UTD）（双向箭头）和肾实质回声增强，提示肾发育不良。在这种情况下，不应该把肾实质回声增强与尿路梗阻或13三体综合征联系在一起

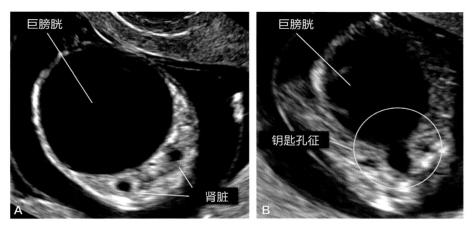

图13.20 孕14周胎儿的盆腔上部和下部横切面，胎儿因后尿道瓣膜引起巨膀胱。注意图A和图B中有巨大的膨胀的膀胱（巨膀胱）和钥匙孔征（图B中的圆圈），这是尿道梗阻的典型表现

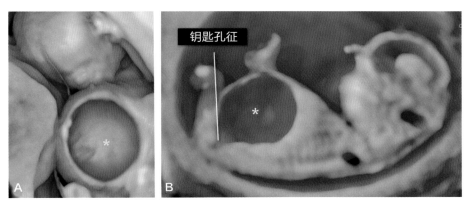

图13.21 利用3D超声表面成像对孕14周（A）和孕13周（B）的巨膀胱胎儿进行显像。图A和图B是运用容积后处理切割技术来显示扩张的膀胱（*）。应注意的是，图B中的胎儿出现钥匙孔征，提示存在后尿道瓣膜

相关畸形

早期妊娠巨膀胱与染色体异常有关，主要是13三体综合征和18三体综合征[3]。与中、晚期妊娠相比，早期妊娠出现的持续性的巨膀胱预后较差[11,12]。40%患有后尿道瓣膜的胎儿可出现相关畸形，10%~24%出现染色体异常[3]。在染色体异常的胎儿中，常伴有颈项透明层增厚以及颅脑、颜面部或心脏异常。在最近发表的一个大型研究中，共纳入108982名胎儿，其中870例胎儿伴有染色体核型异常，81例胎儿诊断为巨膀胱，其发病率为1：1345[13]。

在所有巨膀胱的胎儿中，63/81（77.7%）的膀胱上下径在7~15mm之间，余下胎儿（18/81；22.3%）的膀胱上下径大于15mm。在这个研究中，巨膀胱胎儿中非整倍体的概率为18%（15/81），且两个亚组之间非整倍体的发生率相近[13]。有趣的是，与巨膀胱相关的非整倍体发生概率非常接近：18三体综合征为33%，13三体综合征为27%，21三体综合征为27%，其他异常为20%[13]。巨膀胱的鉴别诊断包括尿道闭锁、巨膀胱小结肠蠕动迟缓综合征（75%发生在女性胎儿中）、泄殖腔畸形以及其他盆腔囊性异常（图13.22和13.23）。

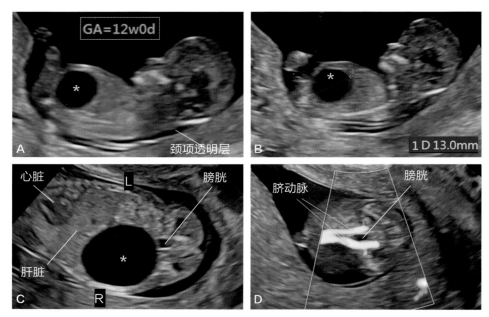

图13.22　孕12周胎儿的矢状切面（A和B）显示疑似存在巨膀胱（*），"膀胱"上下径为13mm（B）。胎儿出现颈项透明层（NT）增厚（3mm）和三尖瓣反流（未在图中显示）。经阴道超声（C和D）可以更好地评估胎儿泌尿生殖器官。并未发现钥匙孔征或肾脏异常，囊样结构位于右中腹部，在肝脏下方和膀胱上方（C）。图D中彩色多普勒显像证实2条脐动脉之间存在一个小的充盈的膀胱。囊样结构被归类为"来源不明的囊肿"。绒毛膜绒毛活检显示为21三体综合征。由于最后终止妊娠，所以未发现腹部囊肿的病因。L—左侧；R—右侧。见图13.23

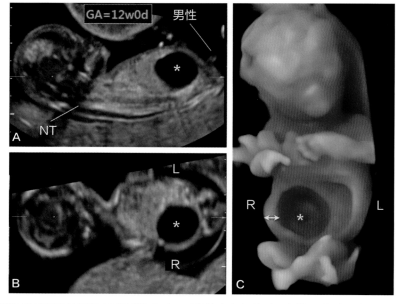

图13.23　经阴道超声获得与图13.22相同胎儿（21三体综合征）的孕12周的3D超声成像。图A和图B 为多平面成像，图C为表面成像模式显像。图A为正中矢状切面，显示了与巨膀胱相似的大囊肿（*）。图B为与之对应垂直的冠状切面，显示了囊样结构（*）位于右侧腹腔，而不是与巨膀胱一样位于中线。在图C中，运用容积后处理切割技术来显示囊肿（*），并观察到其靠近右侧腹壁（双向箭头）。NT—颈项透明层；L—左侧；R—右侧

尿路扩张

定义

尿路扩张（UTD）是一个用来描述存在肾盂扩张的术语，偶尔也可以用来描述输尿管扩张。肾盂分离、肾盂扩张和肾盂积水等术语常被用来描述尿路系统扩张。由于这些术语间容易出现混淆，一个多学科共识小组最近建议：统一使用尿路扩张一词，即"尿路扩张"[15,16]，该术语也适用于早期妊娠，并避免在描述尿路扩张时使用非特定的术语。一般认为，正常胎儿孕28周前肾盂前后径应小于4mm，孕28周后肾盂前后径应小于7mm[16]。虽然在早期妊娠并没有肾盂前后径的正常范围，但在一项研究中提出了将1.5mm作为临界值（图13.24）[17]。当发现尿路扩张时，应注意观察其他异常征象，包括肾盏扩张、肾实质的回声和厚度、输尿管扩张和膀胱异常（见前一节）。评估这些额外的超声征象非常重要，因为上述征象可以对尿路扩张的严重程度进行进一步分类。但是，最值得注意的是，这些征象在早期妊娠很难评估，而且一些征象直到中、晚期妊娠才较为明显。产前尿路扩张的发生率为1%～5%[15,18,19]，男女比例为2：1[19]。

早期妊娠出现的尿路扩张多是一过性的，大量的病例随访至中、晚期妊娠时均恢复正常[18]。早期妊娠出现尿路扩张会轻微增加染色体异常的风险（图13.25和13.26）[17]；早期妊娠的尿路扩张可以是一过性的，也可以持续至晚期妊娠（图13.27）。因此建议在中期妊娠密切随访，以观察是进一步扩张或是恢复正常。若尿路扩张持续到新生儿期，最常见的相关异常是肾盂输尿管连接部梗阻，其次是膀胱输尿管反流（VUR）[15,16]。

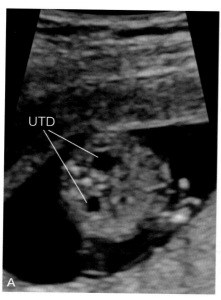
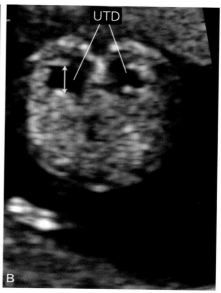

图13.24　两个分别孕12周（A）和孕13周（B）尿路扩张（UTD）胎儿的腹部横切面。如图B所示，在腹部横切面（A和B）通过测量肾盂前后径来评估尿路扩张（双向箭头）。早期妊娠还没有一个明确定义的尿路扩张的临界值，也有人提出超过1.5mm为异常。早期妊娠的尿路扩张可自行恢复正常，或是成为尿路异常或非整倍体的一个指征

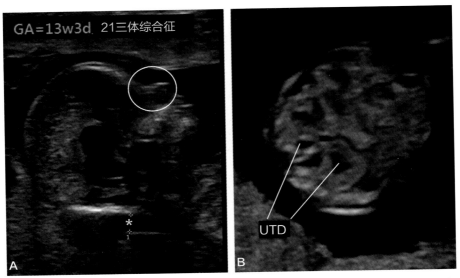

图13.25　孕13周21三体综合征胎儿的头部正中矢状切面（A）和腹部横切面（B）。请注意图A中胎儿颈项透明层增厚（3.3mm）（*）和鼻骨缺如（圆圈），在图B中，尿路扩张（UTD）的前后径为3.6mm（未显示测量值）

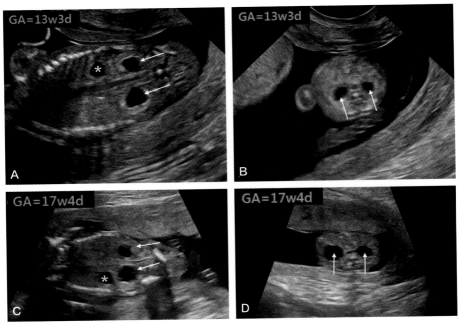

图13.26　经阴道超声检查获得孕13周尿路扩张胎儿的腹部冠状切面（A）和横切面（B）。由于母亲染色体平衡易位，被建议行产前诊断检查。孕妇决定等待行羊膜腔穿刺术。在孕17周随访行经腹部超声检查（C和D）显示了持续性的尿路扩张（箭头）。羊膜腔穿刺术发现胎儿存在不平衡易位。图A和图C中星号（*）是指胎儿的胃泡

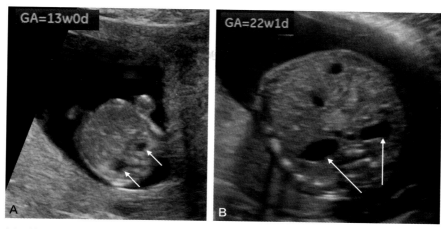

图13.27 同一胎儿孕13周（A）和孕22周（B）的腹部横切面，均显示肾盂积水（箭头）。肾盂内的液体有助于早期妊娠经腹部超声检查明确肾脏（A）。该胎儿未伴有其他相关异常，并于产后证实为孤立性尿路扩张

超声表现

利用经阴道超声的检查方法，早期妊娠可观察到肾盂位于肾的中央呈无回声，周边被肾实质包绕。当早期妊娠出现尿路扩张时，经腹部超声检查也可以观察到肾盂扩张（图13.26）。肾盂分离测量最佳切面是胎儿前后方向上的肾脏水平横切面，并可在脊柱位于12点或6点的位置获取最佳测量值（图13.9和13.24）。此外，应在肾盂的前后方向上测量肾盂扩张最大前后径[16]。游标应该放置于积液的内缘上。另外，冠状切面和旁矢状切面也可以用于评估胎儿肾脏，尤其是在胎儿脊柱的声影遮挡远场的肾脏时（图13.26）。早期妊娠很少见到输尿管扩张，若出现输尿管扩张应怀疑存在下尿路梗阻。早期妊娠典型的肾盂扩张多是轻度扩张且与肾盏异常无关，因此肾盂扩张的分级不适用于早期妊娠。早期妊娠存在肾盂扩张的胎儿羊水量多为正常。

相关畸形

与肾盂扩张相关的畸形通常包括染色体异常和泌尿生殖系统异常。与中期妊娠一样，早期妊娠出现肾盂扩张也是21三体综合征的软指标[17,20]。当早期妊娠发现尿路扩张后，应进一步评估胎儿非整倍体风险，包括颈项透明层、生化标志或游离DNA，以及全面的解剖结构检查，这些措施也是妊娠期管理的一个重要步骤。中期妊娠的超声随访是必不可少的，该检查能更详细地评估胎儿解剖结构。尿路扩张的鉴别诊断包括一过性的尿路扩张、肾盂-输尿管或膀胱-输尿管连接部的梗阻、膀胱输尿管反流、后尿道瓣膜，或其他泌尿生殖系统畸形。

肾脏回声增强

定义

"肾脏回声增强"这个术语是用于中期妊娠描述肾脏实质回声增高的，通常表现为肾组织的回声高于周围肝脏的回声。正如正常解剖章节所述，早期妊娠的肾脏回声较中、晚期妊娠的稍高。目前还没有关于早期妊娠肾脏回声增强的客观定义，

其诊断多是基于有经验的操作者的主观评估（图13.28）。事实上，超声技术的进步强化了早期妊娠的组织特征，使肾脏回声在某些情况下看起来较强。超声考虑肾脏回声增强时，尤其是发现其他的超声指征（图13.28～13.30）或是既往家族史（图13.30～13.32）的情况下，胎儿患有肾脏疾病的风险增高。与中期妊娠一样，肾脏回声增强可以是一过性的，也可能是肾脏异常的指征。当早期妊娠发现肾脏回声增强时，建议进行胎儿详细的超声评估以及随访检查。

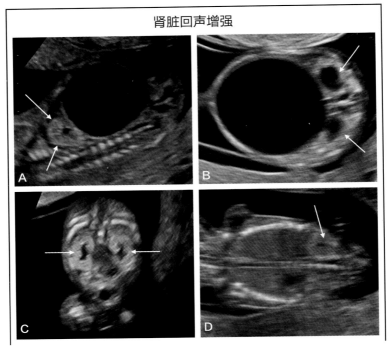

图13.28 如前所述，早期妊娠正常的胎儿肾脏可以呈稍高回声，尤其是通过经阴道超声检查（见图13.6～13.8）。早期妊娠胎儿肾脏回声增强可能是肾脏发育不良、非整倍体或肾囊性疾病的一个征象。图A和图B为早期妊娠胎儿肾脏回声增强伴后尿道瓣膜。图C和图D为早期妊娠肾脏回声增强伴13三体综合征。另见图13.29～13.32

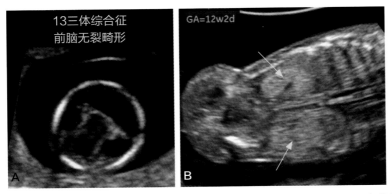

图13.29 孕12周13三体综合征胎儿的头部横切面（A）和腹部冠状切面（B）。值得注意的是，图A中显示的是前脑无裂畸形。超声还发现了面部畸形、心脏异常以及其他异常（未显示）。图B中显示了肾脏回声增强，这是13三体综合征的常见表现

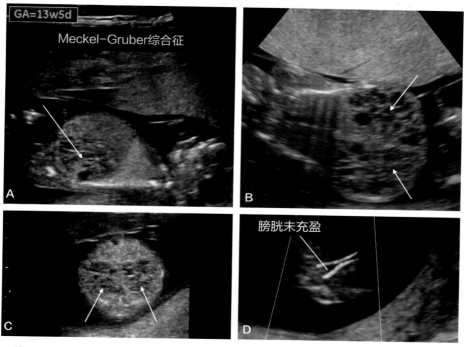

图13.30　孕13周Meckel-Gruber综合征胎儿双肾多囊性增大，图A和图C是经腹部扫查的图像，图B是经阴道扫查的图像。增大的肾脏使得腹部增大（A～C）。图D 彩色多普勒下部盆腔横切面可发现2条脐动脉中间的膀胱未充盈。羊水在这个孕周仍然正常并通常在16周左右减少。本次妊娠是近亲结婚的结果，复发率为25%

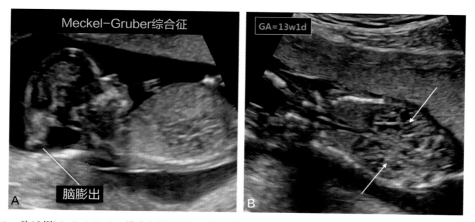

图13.31　孕13周Meckel-Gruber综合征胎儿的正中矢状切面（A）和冠状切面（B）。注意图A显示了枕部脑膨出，图B显示了双侧多囊肾（箭头）。与图13.30相似，胎儿的羊水仍然存在

超声表现

在理想情况下，肾脏应该在矢状切面或冠状切面上观察，可以显示肾脏大部分的皮质结构，也能够与周围的肺、肝脏及肠管进行对比。早期妊娠发现增大且回声增强的肾脏要特别引起注意，因为可能是多囊性肾脏疾病或与非整倍体有关（图13.29）。肾脏回声增强合并尿路扩张是中期妊娠随访的指征，上述患者可在中期妊娠的随访中观察到巨膀胱或后尿道瓣膜（图13.28 A和B）。

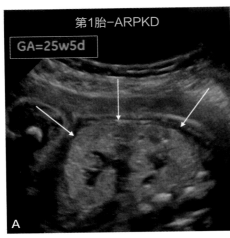
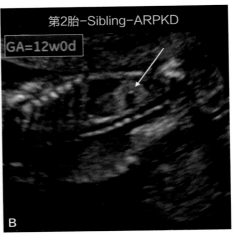

图13.32　A.孕25周常染色体隐性遗传性多囊肾（ARPKD）胎儿的腹部旁矢状切面，显示了其中一个增大且回声增强的肾脏，具有多发小囊样发育不良（箭头）的典型结构。患儿出生后不久死亡，父母双方被证实携带ARPKD致病基因。B.下一次妊娠时胎儿孕12周的腹部冠状切面，显示肾脏大小正常（箭头显示一侧肾脏）、回声轻度增高，在早期妊娠正常肾脏回声的范围内（与图13.8相比）。基因检测证实胎儿为ARPKD并终止妊娠

相关畸形

早期妊娠的肾脏回声增强被认为是存在常染色体显性遗传性多囊肾（ADPKD）的一个指征[21]。我们见过一个患有ADPKD的母亲孕有一胎儿，在13周时已表现为肾脏增大且回声增强。但值得注意的是，患有ARPKD的胎儿在早期妊娠通常不会出现肾脏增大或回声增强。图13.32显示的是一例ARPKD的病例，胎儿肾脏在孕12周时表现为"正常"，但因为其母亲之前生育过患有ARPKD的孩子，该胎儿进行分子遗传学检查，并证实为ARPKD。有趣的是，其他多囊肾，如Meckel-Gruber综合征（图13.30和13.31），可在早期妊娠发现肾脏增大、实质回声减低且伴有囊肿。早期妊娠出现与后尿道瓣膜、13三体综合征或18三体综合征相关的肾发育不良时，也可以表现为肾脏回声增强（图13.28和13.29）。*HNF1B*（或*TCF2*）基因突变与孤立性的肾脏回声增强有关，但据报道，

迄今为止最早诊断该病的孕周是18周[22]。

常染色体隐性遗传性多囊肾

定义

常染色体隐性遗传性多囊肾（ARPKD）又称婴儿型多囊肾，是一种常染色体隐性遗传病，可累及肾集合管囊性扩张并伴有先天性肝纤维化。ARPKD是由位于6号染色体短臂上的*PKHD1*基因突变引起的，由于*PKHD1*基因的基因片段较大，具有完全的外显性和多变的表型。ARPKD的发病率约为1：20000[23]。该病通常在儿童期或成年期表现出来[24,25]。因此，通常只有30%的ARPKD在产前孕20周后或新生儿期被诊断出来[24,25]。ARPKD可以单发，也可以与纤毛类疾病有关。除了纤毛病外，ARPKD还可以与Meckel-Gruber综合征有关，该综合征包括多囊肾、脑膨出和多指/趾（图13.30和13.31）。

超声表现

中期妊娠末ARPKD的典型超声表现为双肾对称性增大且回声增强（图13.32A），双肾充满胎儿腹部，可伴有羊水过少和膀胱不显示。早期妊娠孕14周左右可以因为观察到肾脏回声增强而做出ARPKD的产前诊断[21]，但大多数病例是在孕25周之后肾脏出现增大时才可以明确诊断（图13.32A）。然而，早期妊娠肾脏表现为正常并不能排除ARPKD，即使先前存在家族病史也是如此（图13.32B）。在高危家族中，当早期妊娠发现正常或回声轻度增高的肾脏时，中、晚期妊娠的超声随访是很重要的，因为超声图像的变化往往发生于中期妊娠末。早期妊娠多次超声检查发现膀胱未充盈也是ARPKD的一个重要征象，中期妊娠的随访检查可以明确诊断[1]。在Meckel-Gruber综合征的胎儿中，早期妊娠通常可以发现增大的囊性肾脏，同时伴有枕部脑膨出和多指/趾[21]（图13.30和13.31）。由于中期妊娠前ARPKD多缺乏形态学表现，而且表型多变，所以早期妊娠ARPKD的总检出率仍然很低[1]。

相关表现

早期妊娠肾脏增大且回声增强的鉴别诊断包括正常变异、13三体综合征、18三体综合征、成人型多囊肾、Meckel-Gruber综合征和（或）其他纤毛类疾病。

常染色体显性遗传性多囊肾

常染色体显性遗传性多囊肾（ADPKD）的特点是肾脏增大并伴有多个大小不等的囊肿。ADPKD是最常见的遗传性疾病之一，复发风险为50%，是肾功能不全的常见原因之一。ADPKD多在成年后发病，产前诊断通常需要依据ADPKD的家族史。早期妊娠偶尔可表现出肾脏增大、回声增强，但通常在伴有家族史时。然而，ADPKD在妊娠早、中期肾脏无异常表现的状况也很常见。

多囊性肾发育不良

多囊性肾发育不良（MCDK）是一种严重的无功能的肾脏畸形，该病的肾脏包含多个大小不一的非交通囊肿、致密的中央实质性组织和闭锁的输尿管。MCDK的发病机制尚不清楚。据我们所知，早期妊娠还无法诊断MCDK。双侧MCDK的发病率为25%，在大约孕16周后出现羊水过少。由于缺乏肾功能，早期妊娠的多次检查可出现膀胱不显示。利用经阴道超声检查，发现左、右肾实质回声有差异是早期妊娠可能存在单侧MCDK的另一个指标。单侧MCDK伴对侧肾脏异常的发生率为30%～40%，伴对侧肾脏正常的发生率为25%[26]。肾外异常包括中枢神经系统、心脏和胃肠异常[26]。当MCDK合并多种肾外畸形时，胎儿非整倍体的风险较高。

双肾不发育

定义

双肾不发育是指先天性双肾和输尿管缺如，其原因是输尿管芽和（或）后肾间质不发育所致。在常规的产前超声检查中，双肾不发育发生率为1∶7000～1∶4000[27]。双肾的缺如导致无羊水通常是孕16周后才开始出现。无羊水导致了Potter序列征，该序列征包括肺发育不良、面部异常和四肢畸形等一系列表现。双肾不发育在男性胎儿中更为常见，并且是致死性畸形。

超声表现

孕16周后可直接诊断双肾不发育，其主要超声线索是羊水过少。羊水过少或无羊水多出现于孕15~16周，此时肾脏是羊水的主要来源。因此，早期妊娠拟诊双肾不发育是一项挑战，主要是依靠双肾缺如和膀胱不显示（图13.33和13.34）。早期妊娠多次的超声检查于盆腔内未显示膀胱，检查者应警惕胎儿是否伴有双肾不发育[28]。于盆腔横切面应用彩色多普勒显像可识别2条脐动脉，并有助于确定膀胱位置（图13.4，13.33，13.34）。在罕见的情况下，尽管存在双肾不发育，早期妊娠也可以在盆腔显示一个较小"膀胱"。虽然目前尚不清楚这一超声表现的确切原因，但可能是由于膀胱逆行充盈或是存在类似膀胱的脐尿管囊肿所致[28]。彩色多普勒显示腹部和盆腔冠状切面可识别降主动脉和发现肾动脉的缺如（图13.33和13.34）。肾上腺"平卧"征是中期妊娠的一个重要征象，表现为肾上腺贴于腰肌上，但该征象在早期妊娠却不容易显示（图13.35）。当早期妊娠拟诊双肾不发育时，建议于中期妊娠初进行超声随访，若发现羊水过少则可以确定诊断。

相关畸形

双肾不发育的相关畸形经常有文献报道，包括胃肠道畸形、血管畸形、单侧缺陷。一些综合征也与双肾不发育有关，其中包括VACTERL联合征、Fraser综合征和并肢畸形等。产前病例中约7%存在染色体非整倍体异常[27]，还有一些是致病性基因突变。超声工作者早期妊娠超声发现膀胱未显示时，应该注意是否伴有其他泌尿生殖系统畸形，如膀胱外翻或双侧囊性肾发育不良[1]。

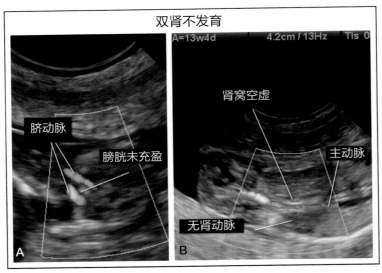

图13.33　常规早期妊娠超声检查中，孕13周肾脏不发育胎儿的盆腔横切面（A）和腹部冠状切面（B）彩色多普勒。注意图A中两个脐动脉之间的膀胱未显示。因肾窝空虚和双侧肾动脉缺如，图B中肾动脉不显示，羊水量正常。无法排除存在盆腔异位肾，孕16周的超声随访（未在图中显示）显示无羊水，证实了双肾不发育的诊断

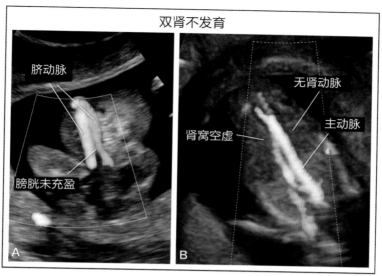

图13.34 孕13周肾不发育胎儿的盆腔横切面（A）和腹部冠状切面（B）彩色多普勒。与图13.33一样，图A显示了膀胱未充盈，图B显示了肾窝空虚伴肾动脉缺如。此胎儿还合并有桡骨发育不全（未在图中显示）

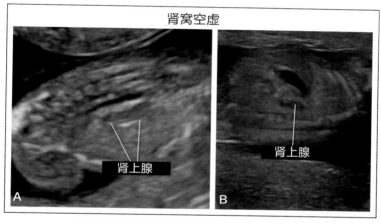

图13.35 两个孕12周胎儿（A和B）的腹部矢状切面显示为肾窝空虚。请注意与图13.7中正常形态的肾上腺相比较，图A和图B中的肾上腺呈典型的平卧征。图A中的胎儿还合并有单脐动脉，因此我们利用经阴道超声对胎儿进行了详细的检查。图A中的胎儿在孕17周时证实存在单侧肾不发育。图B中的胎儿在孕12周时发现心脏异常，行详细的超声检查发现存在肾窝空虚和平卧的肾上腺，该胎儿最终诊断为盆腔异位肾，如图13.36所示

单侧肾不发育

单侧肾不发育是因一侧肾脏发育失败而致缺如。这主要是由于输尿管芽不发育或后肾间质诱导失败所致。早期妊娠首先怀疑存在单侧肾不发育是因为一侧肾窝内看不到肾脏（图13.35）。在诊断单侧肾不发育前，应先寻找是否存在盆腔异位肾或交叉异位肾。在胎儿腹部和盆腔的冠状切面上，运用彩色多普勒显示腹主动脉有助于该病的诊断，因为拟诊肾不发育的一侧会出现肾动脉缺如。利用高分辨率超声可显示肾上腺平卧于肾窝内，而不是肾脏（图13.35）。中、晚期妊娠可显

示对侧肾脏代偿性增大。早期妊娠诊断单脐动脉可增加出现肾脏畸形的风险。

盆腔异位肾、交叉异位肾和马蹄肾

肾脏位置异常也称为肾脏异位，包括3种类型：盆腔异位肾、交叉异位肾和马蹄肾。肾脏位置异常是由于胚胎发育过程中后肾不能从盆腔迁移至腹腔所致。盆腔异位肾是指肾脏位于主动脉分叉处下方的盆腔内（图13.36）。交叉异位肾是指两个肾脏位于腹腔的一侧，而且相互融合。马蹄肾是异位肾中最常见的一种类型，是指肾脏下极在腹部中线处融合，通常位于肠系膜下动脉起始部的下方（图13.37）。其他肾脏异常常伴有肾脏异位及尿路扩张。早期妊娠发现肾窝空虚时，由于肾脏较其他组织回声稍高，有助于肾脏在盆腔定位（图13.36）。发现双肾上极或下极融合于

脊柱前方有助于早期妊娠诊断马蹄肾（图13.37）。根据我们的经验，存在18三体综合征、Turner综合征和单脐动脉时，出现马蹄肾的风险也会增加（图13.37）。当拟诊异位肾时，仔细评估胎儿的解剖结构是很重要的，因为异位肾与其他的胎儿畸形如VACTERL联合征、开放性或闭合性脊柱裂以及染色体异常有很高的相关性。

重复肾

重复肾也称为重复集合系统，是一个肾脏被分为上、下两个独立的部分。重复肾被认为是胚胎时期，中肾管发出一个额外的输尿管芽，并与后肾间质融合。由上半部分肾脏发出的输尿管通常是扩张的，并可在膀胱内形成输尿管末端囊肿，这是产前诊断重复肾的一个常见征象。上半部分的肾盂通常也是扩张的，声像图上呈"囊肿样"的表现[29]。下半部分的肾脏常出

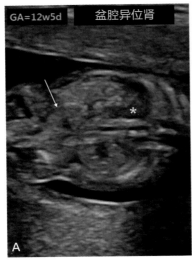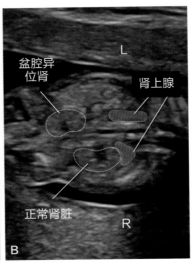

图13.36　利用经腹部线阵探头获取孕12周的左侧盆腔异位肾胎儿的腹部冠状切面（与图13.35中是同一个胎儿）。值得注意的是，图A中显示了左侧盆腔的异位肾（箭头）和平卧的肾上腺（*）。图B和图A是同一张图，注释了双侧肾脏和肾上腺的位置。肾脏被虚线包绕、肾上腺以红色突出显示。请注意右侧肾上腺（R）呈正常的三角形而左侧（L）的肾上腺呈平卧征。与位于腹腔的右肾相比，左肾异位于盆腔

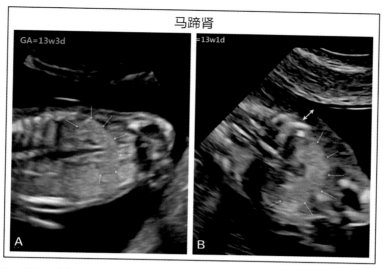

图13.37　两个孕13周的马蹄肾（箭头）胎儿的腹部冠状切面（A和B）。由于早期妊娠肾脏回声稍增强，可以较好地观察左右肾脏位于中线处的融合。图A中的胎儿合并有其他异常并证实为18三体综合征。图B中的胎儿也合并有水囊瘤以及水肿（双向箭头），被确诊为X单体

现膀胱输尿管反流。重复肾在女性中更常见，双侧重复肾的发生率为15%～20%。早期妊娠很少诊断重复肾，然而当有家族史时，诊断也是可能的。当在冠状切面上一个肾脏中出现两个肾盂时提示重复肾。

膀胱外翻和泄殖腔畸形

　　膀胱外翻是一种下腹壁的缺损，位于脐带插入部位的下方，伴膀胱壁外翻。典型表现为脐带插入腹壁的位置下移，且脐带下方为外突的膀胱黏膜。膀胱外翻在男性中的发生率比女性高，而且与胎儿性别异常有关，比如阴蒂裂、阴茎裂或尿道上裂。除此之外，还会出现骨盆和耻骨增宽。膀胱外翻可以单发也可以是泄殖腔畸形的一部分，这部分在第12章中详细讨论过。孤立性的膀胱外翻超声检查很容易漏诊。在一篇仅有10例膀胱外翻病例的综述中，作者认为典型的膀胱外翻是早期妊娠超声检查发现膀胱显示，而肾脏显示正

常，脐带插入位置下移[30]。当存在膀胱外翻时，在盆腔横切面彩色多普勒不能显示膀胱，并因膀胱外突而出现"大团样组织"。在膀胱外翻的病例中，盆腔内其他液体充盈的结构，包括脐尿管残余，会对诊断造成误导[31]。图13.38A显示的是正常胎儿正中矢状切面，图13.38B显示的是一个膀胱外翻的胎儿，可见脐带插入位置下移及其下方的异常组织。在早期妊娠的超声检查中，如果没有扫查下腹壁和膀胱周围脐动脉的话，膀胱外翻很容易漏诊。膀胱外翻是一种散发性异常，该异常可以是某些综合征或是其他更复杂畸形的一部分，所以这使得早期妊娠的产前咨询非常困难[30,31]。如果在早期妊娠怀疑膀胱外翻，我们建议在孕16周时进行密切的超声随访检查。这对于明确诊断以及排除其他泌尿生殖道、胃肠道和其他异常是很重要的。

　　泄殖腔畸形指消化道、泌尿道和生殖道共用一个腔进行排泄的一系列异常。胚

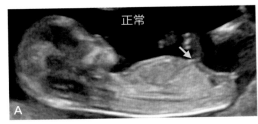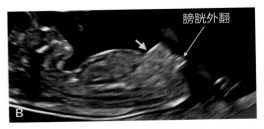

图13.38　孕12周正常胎儿（A）的正中矢状切面和孕13周膀胱外翻（B）胎儿的正中矢状切面。图B中的胎儿在详细的超声检查中不能显示膀胱。与图A中正常的胎儿相比，注意图B显示了脐带插入位置下移（短箭头），也要注意图B中脐带插入点下方的不规则组织，该组织为外翻的膀胱。图B中的胎儿无法确定性别

胎学上是因为孕4～6周之后泄殖腔持续存在，将泄殖腔分隔为尿生殖窦和直肠的尿直肠隔未发育。早期妊娠诊断泄殖腔畸形是可能的，尤其严重的泄殖腔畸形。早期妊娠若在中下腹发现囊性结构则应警惕可能存在泄殖腔异常，因为该囊性结构可能表明膀胱和肠管是相通的（图12.44～12.46）。有报道称泄殖腔畸形可合并颈项透明层增厚[32]。在严重的泄殖腔畸形中，膀胱外翻可以是泄殖腔外翻的一部分表现，OEIS为泄殖腔外翻的一种类型，该类型包括脐膨出、膀胱外翻、肛门闭锁和脊柱缺陷在内的一系列异常（见第12章）。泄殖腔畸形时，通常可出现性别模糊的外生殖器。

生殖器异常

目前没有关于早期妊娠诊断生殖器异常的全面的研究或报道。正如本章之前所说，要可靠评估早期妊娠正常外生殖器有赖于孕12周获得外生殖器的标准图像。然而除了泄殖腔畸形之外，早期妊娠很难对生殖器异常做出明确的诊断。当早期妊娠怀疑肾脏畸形时，应该对生殖器进行超声评估，因为这可能有助于诊断。例如，后尿道瓣膜通常见于男性胎儿，而

巨膀胱小结肠蠕动迟缓综合征更常见于女性胎儿。一侧肾脏缺如合并单脐动脉及生殖器异常，可怀疑为综合征的可能。在男性胎儿中，若绒毛膜绒毛活检结果与超声检查结果相矛盾，则可拟诊性别反转，如Smith-Lemli-Opitz综合征、躯干发育异常、点状软骨发育不良等。图13.39显示了一例男性胎儿颈项透明层增厚，并怀疑其主动脉缩窄，绒毛膜绒毛活检结果显示为嵌合的Turner综合征。

肾上腺异常

肾上腺表现为肾脏和膈肌之间的无回声结构，长度约为肾脏的一半[5,18]。在中、晚期妊娠，肾上腺异常通常与神经母细胞瘤或出血有关，这些异常一般在早期妊娠不会出现。另一方面，肾上腺平卧是肾窝空虚的表现（图13.35和13.36），可出现于肾不发育或盆腔异位肾中。此外，我们报道了一例患有先天性肾上腺皮质增生症（CAH）的胎儿，表现为肾上腺增大，其肾上腺的大小大于肾脏（图13.40）。最需要注意的是，大多数先天性肾上腺皮质增生症的胎儿没有明显的肾上腺增大，产前无法诊断。

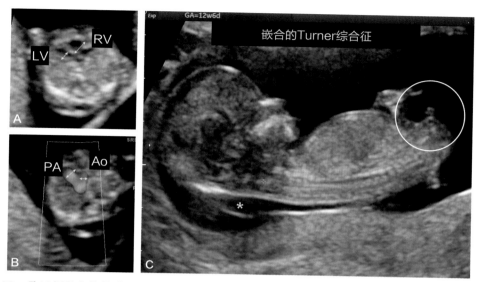

图13.39　孕12周胎儿的胸腔四腔心水平横切面（A）、三血管气管切面（B）和颈项透明层测量切面（C）。注意两侧心室（A）和2条大血管（B）的比例失常，提示主动脉缩窄。还要注意的是，在图C中显示颈项透明层厚度为4mm（*）。NT增厚合并左心室流出道梗阻提示X单体。如图C中（圆圈）所示胎儿性别为男性。有创性产前诊断确诊为嵌合体46 XY/45 X。PA—肺动脉；LV—左心室；RV—右心室；Ao—主动脉

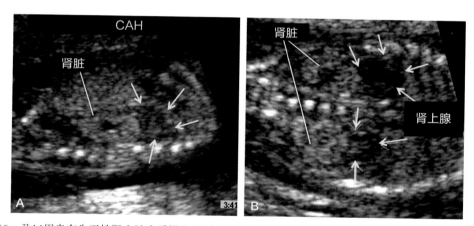

图13.40　孕14周患有先天性肾上腺皮质增生症（CAH）胎儿的腹部矢状切面（A）和冠状切面（B）。注意与图13.7中早期妊娠正常的肾上腺相比，该胎儿的双侧肾上腺增大（箭头）。因该孕妇在上一次妊娠中胎儿被诊断为CAH，所以此次对胎儿的肾上腺进行了详细的评估

秦　越　罗丹丹　李胜利　译
李喜红　梁美玲　罗国阳　校

参考文献

1. Syngelaki A, Chelemen T, Dagklis T, et al. Challenges in the diagnosis of fetal non-chromosomal abnormalities at 11-13 weeks. Prenat Diagn. 2011;31:90–102.

2. Sebire NJ, Kaisenberg von C, Rubio C, et al. Fetal megacystis at 10–14 weeks of gestation. Ultrasound Obstet Gynecol. 1996;8:387–390.

3. Liao AW, Sebire NJ, Geerts L, et al. Megacystis at 10–14 weeks of gestation: chromosomal defects and outcome according to bladder

length. Ultrasound Obstet Gynecol. 2003;21:338–341.

4. Rosati P, Guariglia L. Transvaginal sonographic assessment of the fetal urinary tract in early pregnancy. Ultrasound Obstet Gynecol. 1996; 7:95–100.

5. Esser T, Chaoui R. Enlarged adrenal glands as a prenatal marker of congenital adrenal hyperplasia: a report of two cases. Ultrasound Obstet Gynecol. 2004;23:293–297.

6. Whitlow BJ, Economides DL. The optimal gestational age to examine fetal anatomy and measure nuchal translucency in the first trimester. Ultrasound Obstet Gynecol. 1998;11:258–261.

7. Odeh M, Granin V, Kais M, et al. Sonographic fetal sex determination. Obstet Gynecol Surv. 2009;64:50–57.

8. Kagan KO, Staboulidou I, Syngelaki A, et al. The 11-13-week scan: diagnosis and outcome of holoprosencephaly, exomphalos and megacystis. Ultrasound Obstet Gynecol. 2010;36:10–14.

9. Casale AJ. Early ureteral surgery for posterior urethral valves. Urol Clin North Am. 1990;17: 361–372.

10. Dinneen MD, Duffy PG. Posterior urethral valves. Br J Urol. 1996;78:275–281.

11. Jouannic J-M, Hyett JA, Pandya PP, et al. Perinatal outcome in fetuses with megacystis in the first half of pregnancy. Prenat Diagn. 2003;23:340–344.

12. Bornes M, Spaggiari E, Schmitz T, et al. Outcome and etiologies of fetal megacystis according to the gestational age at diagnosis. Prenat Diagn. 2013;33:1162–1166.

13. Syngelaki A, Guerra L, Ceccacci I, et al. Impact of holoprosencephaly, exomphalos, megacystis and high NT in first trimester screening for chromosomal abnormalities. Ultrasound Obstet Gynecol. 2016. doi:10.1002/uog.17286.

14. Taipale P, Heinonen K, Kainulainen S, et al. Cloacal anomaly simulating megalocystis in the first trimester. J Clin Ultrasound. 2004;32:419–422.

15. Nguyen HT, Herndon CDA, Cooper C, et al. The Society for Fetal Urology consensus statement on the evaluation and management of antenatal hydronephrosis. J Pediatr Urol. 2010;6:212–231.

16. Nguyen HT, Benson CB, Bromley B, et al. Multidisciplinary consensus on the classification of prenatal and postnatal urinary tract dilation (UTD classification system). 2014;10:982–998.

17. Dagklis T, Plasencia W, Maiz N, et al. Choroid plexus cyst, intracardiac echogenic focus, hyperechogenic bowel and hydronephrosis in screening for trisomy 21 at 11^{+0} to 13^{+6} weeks. Ultrasound Obstet Gynecol. 2007;31:132–135.

18. Bronshtein M, Bar-Hava I, Lightman A. The significance of early second-trimester sonographic detection of minor fetal renal anomalies. Prenat Diagn. 1995;15:627–632.

19. Ismaili K, Hall M, Donner C, et al. Results of systematic screening for minor degrees of fetal renal pelvis dilatation in an unselected population. Am J Obstet Gynecol. 2003; 188:242–246.

20. Benacerraf BR. The role of the second trimester genetic sonogram in screening for fetal Down syndrome. Semin Perinatol. 2005;29:386–394.

21. Bronshtein M, Bar-Hava I, Blumenfeld Z. Clues and pitfalls in the early prenatal diagnosis of "late onset" infantile polycystic

kidney. Prenat Diagn. 1992;12:293–298.

22. Gondra L, Décramer S, Chalouhi GE, et al. Hyperechogenic kidneys and polyhydramnios associated with HNF1B gene mutation. Pediatr Nephrol. 2016;31:1705–1708.

23. Zerres K, Mücher G, Becker J, et al. Prenatal diagnosis of autosomal recessive polycystic kidney disease (ARPKD): molecular genetics, clinical experience, and fetal morphology. Am J Med Genet. 1998;76:137–144.

24. Gunay-Aygun M, Avner ED, Bacallao RL, et al. Autosomal recessive polycystic kidney disease and congenital hepatic fibrosis: summary statement of a first National Institutes of Health/Office of Rare Diseases conference. J Pediatr. 2006;149:159–164.

25. Zerres K, Rudnik-Schöneborn S, Deget F, et al. Autosomal recessive polycystic kidney disease in 115 children: clinical presentation, course and influence of gender. Acta Paediatr. 1996;85:437–445.

26. Schreuder MF, Westland R, van Wijk JAE. Unilateral multicystic dysplastic kidney: a meta-analysis of observational studies on the incidence, associated urinary tract malformations and the contralateral kidney.

Nephrol Dial Transplant. 2009;24:1810–1818.

27. Garne E, Loane M, Dolk H, et al. Prenatal diagnosis of severe structural congenital malformations in Europe. Ultrasound Obstet Gynecol. 2005;25:6–11.

28. Bronshtein M, Amit A, Achiron R, et al. The early prenatal sonographic diagnosis of renal agenesis: techniques and possible pitfalls. Prenat Diagn. 1994;14:291–297.

29. Abuhamad AZ, Horton CE, Horton SH, et al. Renal duplication anomalies in the fetus: clues for prenatal diagnosis. Ultrasound Obstet Gynecol. 1996;7:174–177.

30. Cacciari A, Pilu GL, Mordenti M, et al. Prenatal diagnosis of bladder exstrophy: what counseling? J Urol. 1999;161:259–261; discussion 262.

31. Goldstein I, Shalev E, Nisman D. The dilemma of prenatal diagnosis of bladder exstrophy: a case report and a review of the literature. Ultrasound Obstet Gynecol. 2001;17:357–359.

32. Keppler-Noreuil K, Gorton S, Foo F, et al. Prenatal ascertainment of OEIS complex/cloacal exstrophy-15 new cases and literature review. Am J Med Genet A. 2007;143A:2122–2128.

第 14 章

胎儿骨骼系统

简介

早期妊娠超声评估胎儿骨骼系统较中、晚期妊娠有明显的优势，尤其是评估上肢和下肢。随着孕周增加，胎儿在宫内越来越拥挤，胎儿四肢与脊柱的评估变得更有难度。早期妊娠超声评估胎儿骨骼系统包括颅骨、肋骨、脊柱和四肢。理解胎儿正常骨化过程对区分正常与异常非常重要。这一章节我们对胎儿骨骼系统的胚胎发育、早期妊娠正常超声表现、早期妊娠常见病及可诊断的骨骼系统异常进行简要描述。

胚胎发育

骨骼系统包括中轴骨和附肢骨，中轴骨包括颅骨、脊柱和肋骨。附肢骨由上肢骨、下肢骨、上肢带骨和骨盆组成。骨骼系统主要来源于中胚层，出现在胚胎发育的第 3 周。中胚层产生间充质细胞，分化成成纤维细胞、软骨细胞和成骨细胞，共同形成肌肉骨骼系统的组织。胚胎中胚层分为三个不同的区域：轴旁中胚层（中部）、间介中胚层（中部）和侧板中胚层（侧面）。骨骼系统是由轴旁和侧板中胚层，以及从外胚层衍生而来的神经嵴细胞形成。轴旁中胚层形成中轴骨，侧板中胚层形成附肢骨。

胚胎发育第 3 周，沿神经管的轴旁中胚层逐渐发育成体节。体节可分为生骨节（腹侧）、生皮节及生肌节（背外侧）（图 14.1）。胚胎发育第 5 周，上肢芽和下肢芽分别为脊髓 $C_5 \sim C_8$ 和 $L_3 \sim L_5$ 水平腹外侧体壁的突起（图 14.2A）。第 5 周，肢芽的末端部分变平，形成手足板（图 14.2B），近端部分和手足板之间出现收缩环，将来发育成腕关节和踝关节（图 14.2B）。第 5 周上肢芽向外旋转 90°，下肢芽向内旋转 90°。肢芽在第 5 ~ 8 周继续生长，直到四肢最终形成（图 14.2C）。

骨的形成有两种方式，即膜内成骨和软骨内成骨。膜内成骨是由间充质直接形成骨的过程，一般见于扁平骨如颅骨，而软骨内成骨是软骨细胞骨化的过程，见于脊柱和长骨。第 4 周末长骨出现软骨骨化中心，第 6 周末骨化开始，骨化持续至 20 岁。发育中的肢体和中轴骨的肌肉是由生肌节形成，来源于体壁中胚层。维 A 酸对四肢肢芽的生长起着重要作用，骨骼系统适当的分化需要连续的 *Hox* 基因表达[1,2]。

骨骼系统的异常发育导致许多胎儿先天性畸形，如缺如或重复畸形和骨发育不良。早期妊娠可显示的骨骼系统的正常解剖以及畸形，将在以下各节讨论。

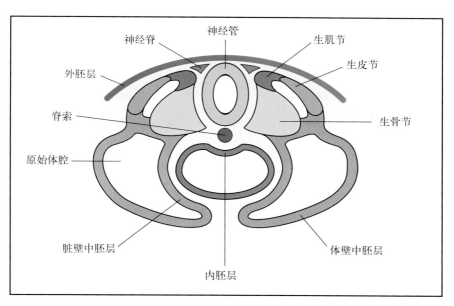

图14.1 骨骼系统的胚胎发育。胚胎发育第3周，沿神经管的轴旁中胚层形成体节。体节可分为生骨节（腹侧）、生皮节及生肌节（背外侧部）。更多相关细节，请参阅本章中的胚胎学部分

肢芽发育

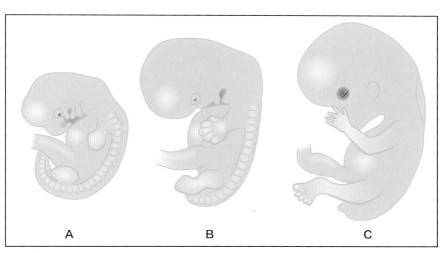

图14.2 胚胎肢芽发育第5～8周。A.胚胎发育第5周早期上肢芽和下肢芽为腹外侧体壁的突起。B.第6周在近端和手足板之间形成收缩环，将来发育成腕关节和踝关节。C.肢芽在第5～8周之间继续生长，直到四肢最终形成。有关此主题的更多细节，请参阅本章中的胚胎学部分

正常超声解剖

肢芽的出现证明四肢开始发育，约孕8周在超声上第一次看到肢芽，上肢芽较下肢芽出现更早（图14.3和14.4）[3]。3D超声表面成像有助于在早期妊娠识别肢芽和四肢（图14.5和14.6）。早期妊娠超声可显示胎儿四肢及每个肢体的三个节段，包括

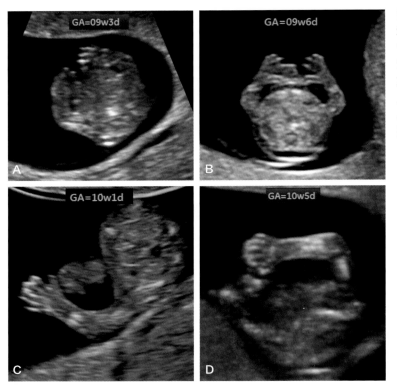

图14.3　孕9～10周（A～D）2D超声显示手臂和手的发育。孕9周（A和B）上肢位置贴近前胸壁；孕10周（C和D）可看到更多的上肢运动，上臂节段可清楚识别，孕10周时，双手维持在接近前胸壁的位置，最好上下观显示

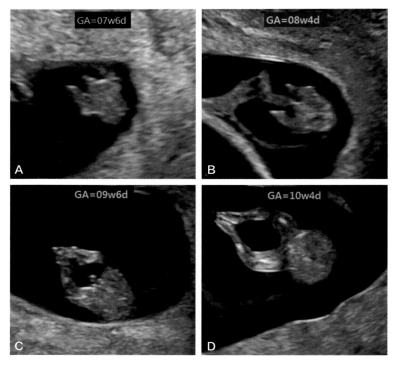

图14.4　孕7～10周（A～D）2D灰阶超声可显示腿和足的发育。孕7～8周（A和B）腿短而直，孕9～10周（C和D）双足相互贴近或接触。孕10周之前最理想的下肢成像切面是骨盆下方的切面（由下往上看）。3D超声也有助于评估早期妊娠上肢和下肢。更多细节见图14.5和14.6

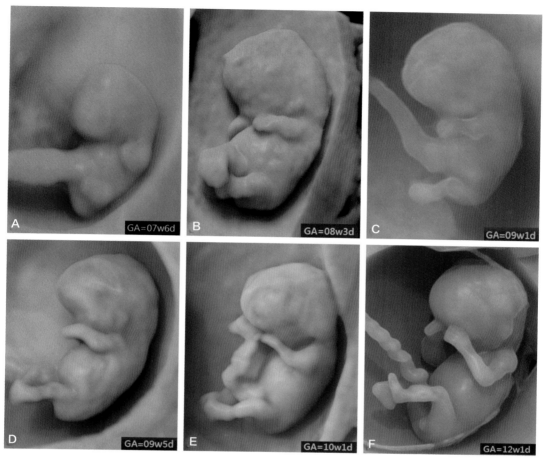

图14.5　3D超声表面成像从胎儿侧面观察孕7～12周（A～F）胚胎/胎芽，可显示手臂和腿的发育。详见正文

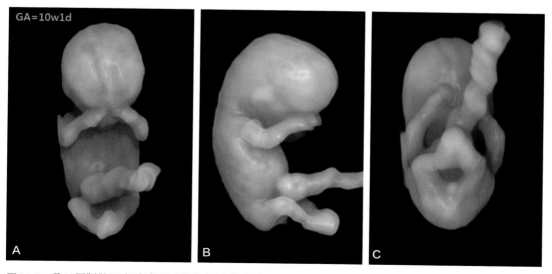

图14.6　孕10周胚胎3D超声表面成像的额面观（A）、右侧观（B）和尾侧观（C）。注意图A和图B中这个孕周胎儿双手/双足极为贴近。详见正文

手足，可以从胎儿腹侧观显示（图14.6A和C）（参考第5章）。单个肢体通常可以通过一个纵切面显示（图14.7和14.8）。据报道孕11周起可显示胎儿手指及足趾[3]，若使用新型高分辨率探头可以在孕9周显示（图14.3）。无论是经腹还是经阴道超声，使用高分辨率探头显示胎儿手指有助于识别异常（如多指）（图14.9）。双侧足底平面有助于显示末端趾骨（图14.8D和E）。孕10周左右所有长骨骨化中心可以显示。当膝关节伸直时，从胎儿腹侧可

显示整个下肢（图14.10A和B），当膝关节屈曲时，只显示肢体上节段（大腿）（图14.10C）。孕12周或以上时用3D超声从胎儿腹侧或侧面成像可清晰显示上下肢体，包括双手和双足（图14.11）。

由于孕11周前没有骨化，胎儿脊柱在此时很难显示（图14.12）。在孕12周及以后，可以显示脊柱，根据这些细节可诊断严重脊柱畸形（图14.13）。在早期妊娠，不仅可以通过脊柱矢状切面、冠状切面（图5.23）评价胎儿脊柱，还可以

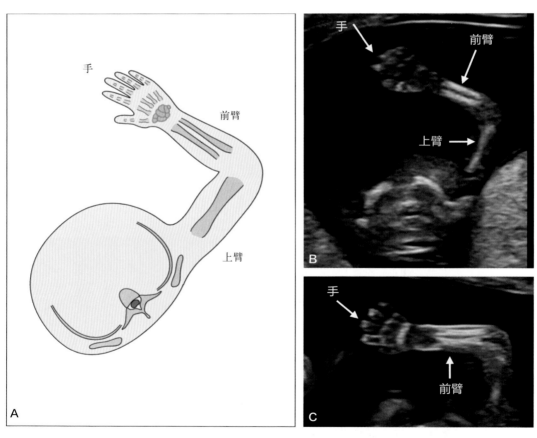

图14.7　示意图（A）和相应的孕13周两个胎儿的上肢超声图（B，C）。注意观察上臂、前臂和手（箭头）

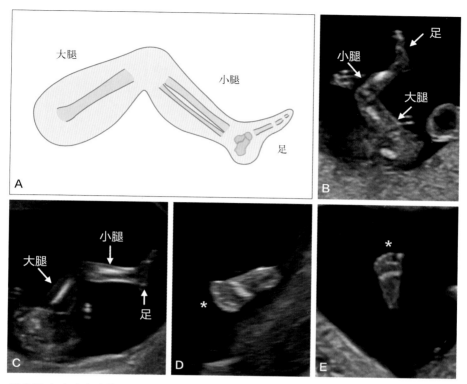

图14.8 示意图（A）和相应的孕13周胎儿下肢矢状切面（B和C）。注意观察大腿、小腿和足（箭头）。图D和E显示足底底面。注意胎儿足趾在早期妊娠可见（＊）

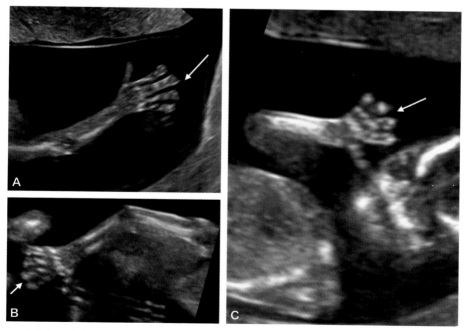

图14.9 不同角度显示孕13周胎儿上肢超声图（A～C）。可观察胎儿手臂和手，由于在此孕周手总是呈张开状态，所以可以观察到5个手指（箭头）

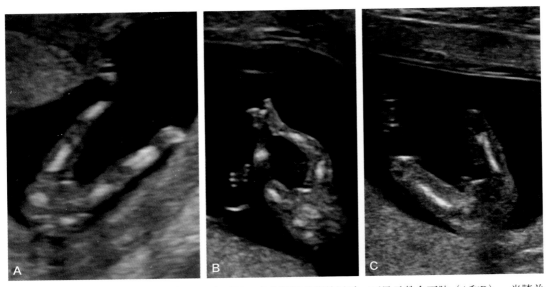

图14.10　胎儿骨盆横切面（A～C）可观察下肢。当小腿膝关节伸展时，可显示整个下肢（A和B），当膝关节屈曲时，只显示大腿（C）

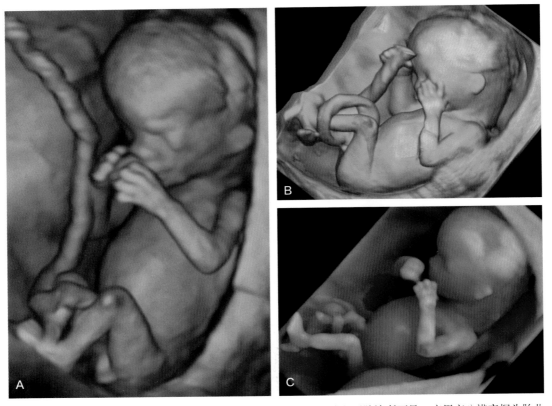

图14.11　孕12周三个胎儿3D超声表面成像图（A～C）。胎儿上肢和下肢清晰可见，应用高分辨率探头胎儿手指和足趾也可以显示。在早期妊娠由于手足都在前方，观察胎儿手足较后期更容易

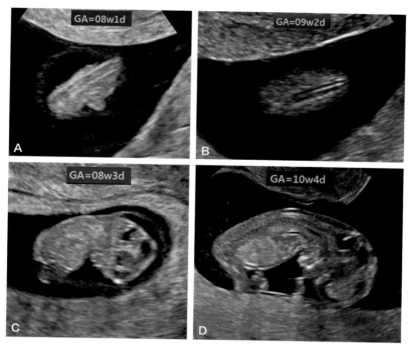

图14.12　孕8～10周胎儿经阴道高分辨率超声图（A～D）。值得注意的是孕11周前脊柱还未骨化，在正中矢状切面评估脊柱有些困难。有时在早期妊娠需要结合冠状切面（A和B）和正中矢状切面（C和D）来评估脊柱。在技术可行的情况下，3D超声表面成像可以很好地评估早期妊娠胎儿背部及脊柱

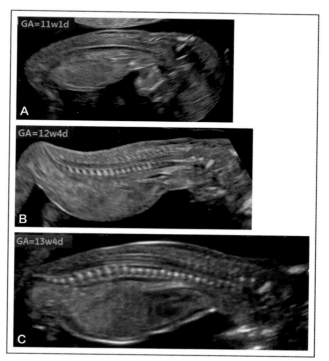

图14.13　孕11周（A）、孕12周（B）、孕13周（C）胎儿脊柱正中矢状切面2D超声图。孕11～13周脊柱逐渐骨化，与图14.12比较脊柱的骨化

根据脊柱颈段、胸段、腰骶段横切面（图14.14）来评估。当怀疑脊柱异常时如脊柱裂，这种方法很重要。在技术可行的情况下，3D超声表面成像可以很好地评估早期妊娠开放性脊柱裂胎儿背部及脊柱的完整性（图14.15，8.45，8.47）。此外，3D超声骨骼成像在冠状位可以评估脊柱和胸腔（图14.16A）。早期妊娠3D超声骨骼成像也可以评估胎儿颅面部骨骼（图14.16B和C）。胎儿头部超声在第8章进行讨论。

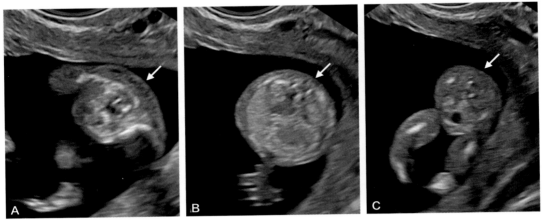

图14.14　孕12周胎儿脊柱颈段（A）、胸段（B）、腰骶段（C）横切面。注意正常脊柱和覆盖的皮肤（箭头）。结合脊柱矢状切面和冠状切面，在早期妊娠可综合评估胎儿脊柱

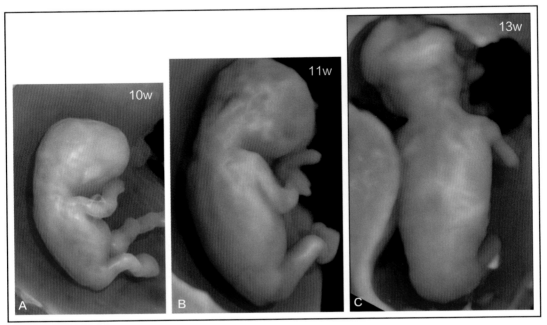

图14.15　3D超声表面成像显示三个胎儿背部，孕10周（A）、孕11周（B）、孕13周（C）。注意背部有无缺损，确认有无开放性脊柱裂。在技术可行的情况下，3D超声表面成像可以很好地评估开放性脊柱裂胎儿的背部和脊柱

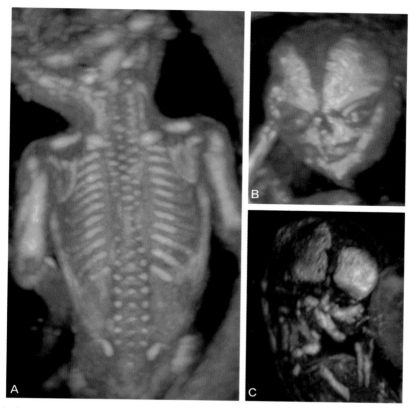

图14.16　3D超声最大模式显示胎儿孕13周骨化的脊柱、肋骨、肩胛骨（A），以及面部（B）和颅骨（C）

骨骼系统异常

与中、晚期妊娠相比，早期妊娠诊断的骨骼系统畸形较少，主要是因为骨化不足。一般来说，骨骼畸形越严重，其在早期妊娠超声表现越明显。此外，在早期妊娠确定骨骼异常的确切类型非常困难。主要分为两种类型的骨骼异常：全身异常和局部异常。全身骨骼异常是指骨发育不良，局部异常是指脊柱和肢体的局部畸形。

骨发育不良

定义

骨发育不良是一大类骨和软骨异常

导致骨骼的生长、形状和（或）密度异常。骨发育不良在活产儿中发生率为$2/10000 \sim 7/10000$[4]。1988年首次报道了1例早期妊娠诊断的骨发育不良（致死性侏儒）[5]，此后早期妊娠超声诊断病例数越来越多[6-14]（表14.1）。在技术可行的情况下，早期妊娠诊断骨发育不良是很有帮助的，因为此时可以进行胎儿染色体核型分析和分子遗传学检查。由于分子遗传学检查需要时间，因此，在早期妊娠进行检测可以在中期妊娠获得结果，以提供适当的咨询。*FGFR3*基因的突变是导致一系列骨发育不良的原因，包括致死性侏儒、软骨发育不全和软骨发育不良[15]。当早期妊娠怀疑有致死性骨发育不良时，建议在孕

表14.1　孕14周可诊断的骨发育不良

软骨不发育Ⅰ型、Ⅱ型

Ellis-van Creveld综合征（又称为软骨外胚层发育不全）

成骨不全Ⅱ型

致死性侏儒

肢体屈曲症

畸形骨发育不良

先天性低磷酸酯酶症

热纳综合征（窒息性胸腔失养症）

短肋多指/趾综合征

Roberts综合征

锁骨颅骨发育不良

引自Khalil A, Pajkrt E, Chitty LS. Early prenatal diagnosis of skeletal anomalies. Prenat Diagn. 2011;31:115– 124; copyright John Wiley & Sons, Ltd.

15～17周再次进行超声检查，因为此时这些畸形的超声特征才表现出来。然而，值得注意的是，许多重要的骨发育不良的典型超声特征在孕14周左右出现，因此，大部分病例此时可以怀疑存在骨发育不良。在某些报道中高达80%骨发育不良病例可在早期妊娠被怀疑或发现[16]，其中致死性骨发育不良检出率更高。在没有相关家族史的情况下，准确诊断骨发育不良的特定类型往往很困难[14]。骨发育不良的胎儿在早期妊娠通常会出现颈项透明层（NT）增厚和（或）水肿[14,16,17]。不同类型的骨发育不良之间有相当多的表型重叠，在早期妊娠很难做出具体类型的诊断。

超声表现

骨发育不良的常见超声表现包括股骨短、颅骨形态和骨化异常、胎儿面部轮廓或胸廓异常[14]。根据我们的经验，在早期妊娠超声检查中发现长骨缩短、畸形

或骨折是典型的胎儿骨发育不良的首要线索（图14.17）。在孕14周发现胸腔狭窄伴肋骨缩短应怀疑有骨发育不良可能（图14.18）。胎儿生物学测量尤其是在孕14～15周时测量，可为骨发育不良的诊断提供线索，例如同时出现胎儿长骨测量小于第5百分位以及头围大于第75百分位应高度怀疑可能存在骨发育不良[18]。当早期妊娠怀疑骨骼系统异常时，高分辨率超声探头（可行经阴道超声）有助于全面评价胎儿骨骼系统。应对颅骨、脊柱、肋骨、长骨、指/趾进行评估。在进行基因和分子检测的同时，建议在孕15～16周时进行随访超声检查，以评估骨骼系统畸形的严重性，并确定骨发育不良的特定类型。图14.19～14.23显示早期妊娠一些主要的骨发育不良的典型声像图特征。表14.2列出有助于评估早期妊娠可疑骨发育不良的超声改变。

早期妊娠诊断具体类型的骨发育不良非常困难，出现骨发育不良的典型特征对诊断很有帮助（表14.1和14.2）。一般来说，早期妊娠骨发育不良的主要征象是短肢或股骨缩短（图14.17）。颅骨骨化明显

表14.2　早期妊娠骨发育不良的超声表现

颈项透明层（NT）增厚

静脉导管血流频谱异常

股骨：短小，弯曲，骨折，缺如

四肢：短小，形态异常，不对称

胸腔：变小，狭窄，短肋，肋骨骨折

颅骨骨化：减少或增加

手异常：多指，少指，"搭便车"拇指，桡骨发育不全，钩状手，裂手，手缺如

足异常：内翻足，多趾，少趾，足缺如，裂足

脊柱：骨化减少，形态异常，弯曲成角

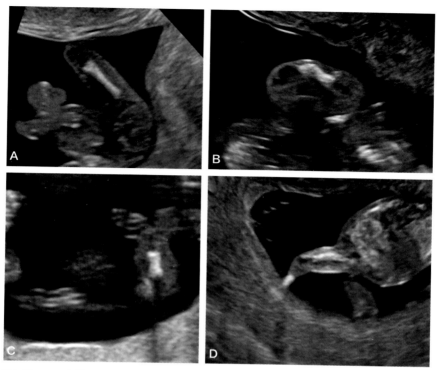

图14.17 四个孕11~13周胎儿2D超声股骨长轴切面（A~D）。A. 孕12周正常胎儿股骨，股骨在孕12周时的形态和骨化与晚期妊娠相似。B. 孕13周成骨不全胎儿可见股骨缩短并骨折（另见图14.20）。C. 孕13周畸形骨发育不良胎儿可见股骨缩短（另见图14.20）。D. 孕12周骶骨发育不全胎儿股骨缩短合并小腿畸形

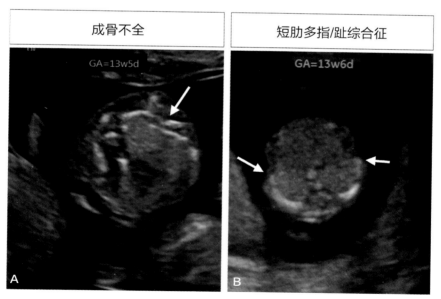

图14.18 两个孕13周骨发育不良和肋骨异常胎儿2D超声胸部横切面（A和B）。A.成骨不全胎儿可见肋骨骨折（箭头）。B. 短肋多指/趾综合征胎儿可见肋骨缩短（箭头）。与图14.22比较，孕14周前肋骨缩短可能不明显

减少或未骨化是成骨不全 Ⅱ 型的典型表现（图14.19），然而颅骨骨化增强是致死性侏儒的重要表现（图14.21）。"搭便车"拇指加上股骨短而弯曲可提示畸形骨发育不良，因此仔细检查手至关重要（图14.20）。股骨缩短合并多指不仅可以提示染色体非整倍体异常，而且也是早期诊断短肋多指/趾综合征或Ellis-van Creveld综合征的重要线索（图14.22），后者通常与心脏缺陷有关，但无心脏缺陷并不能排除这种诊断。根据我们的经验，短肋在孕14周时可以被发现（图14.18），如图所示（图14.22）在孕13周时可见正常肋骨，但孕15周继续随访，超声提示短肋。短而弯曲的股骨合并内翻足，其肱骨正常提示肢体屈曲症

（图14.23）。当怀疑肢体屈曲症时，男性中可出现性别反转，即可见女性生殖器，以及肩胛骨发育不良（图14.23）。当胎儿有明显NT增厚及股骨缩短合并小下颌，应怀疑软骨发育不全，尤其是存在脊柱几乎未骨化时。除了以上解剖标志，若早期妊娠怀疑骨发育不良，需在中期妊娠初进行详细的超声检查及胎儿超声心动图检查，因为随着胎儿生长，骨发育不良的其他异常指征比早期妊娠时更加明显。

相关畸形

NT增厚和静脉导管多普勒异常比较常见[14,16,17]。骨发育不良常伴有其他胎儿畸形，通常与某些特定类型骨发育不良有关。

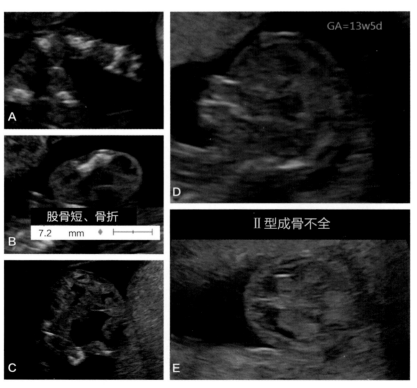

图14.19　孕13周 Ⅱ 型成骨不全胎儿2D超声四肢和头颅切面，该病例13周诊断，后经分子遗传学检测证实。A～C.长骨异常缩短并弯曲，左右两侧长骨长度和形态不一致；如图14.18所示胎儿肋骨出现异常和骨折。D和E.可见胎儿颅骨骨化不良，这也提示了诊断；与图14.21中胎儿相比较，致死性侏儒胎儿长骨缩短并颅骨骨化增强

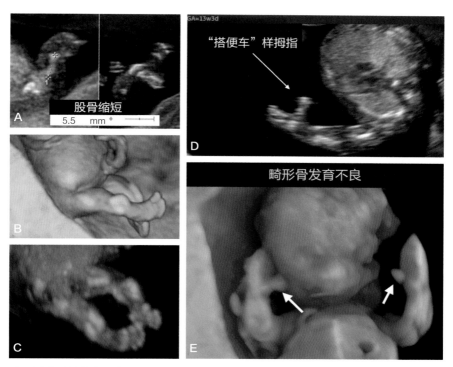

图14.20 孕13周畸形骨发育不良胎儿2D及3D上肢和下肢超声图，经分子遗传学检测证实。A. 可见长骨缩短及形态异常。B～C.四肢缩短。D～E.可见拇指外展被称为"搭便车"拇指（箭头），可提示畸形骨发育不良

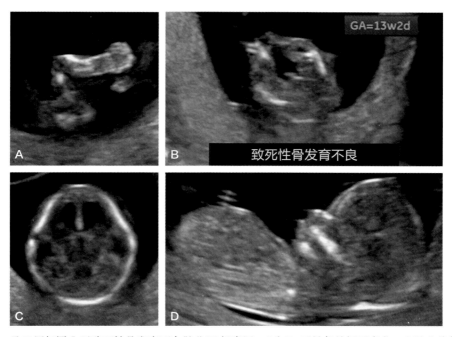

图14.21 孕13周怀疑Ⅰ型致死性骨发育不良胎儿2D超声图。A和B.可见长骨短而弯曲。C.胎儿头部横切面显示骨化增强及颅骨形态异常。D.胎儿头部正中矢状切面显示头大、前额向前突。胸廓发育不良在早期妊娠尚不明显

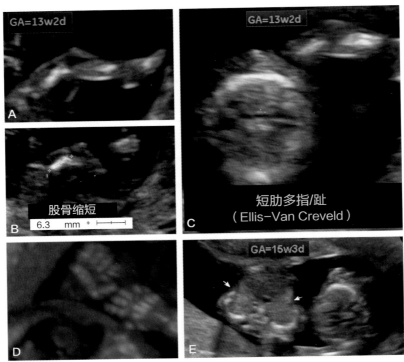

图14.22   孕13周单绒毛膜双胎儿四肢及胸部2D及3D超声图（A～D）。A和B. 可见股骨缩短。C.可见肋骨正常。D.可见多指。E.孕15周随访超声检查发现肋骨缩短（箭头），怀疑为短肋多指/趾综合征。分子遗传学诊断证实为Ellis–Van Creveld综合征，属于短肋多指/趾综合征范畴

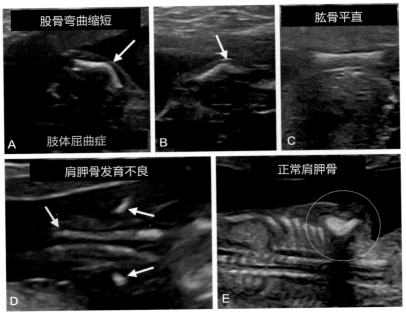

图14.23   孕14周肢体屈曲症胎儿2D超声图。A和B.疑诊为NT增厚伴股骨弯曲缩短（箭头）及内翻足。C.可见上肢正常，肱骨平直。D.除半椎体（黄色箭头）之外，可见肩胛骨发育不良（箭头），可以证实为肢体屈曲症。此男性胎儿有男性生殖器，绒毛膜绒毛活检证实为*SOX-9*基因突变。E. 孕13周正常胎儿肩胛骨，可作为比较

胎儿肢体异常

定义

先天性胎儿肢体畸形包括：肢体缺如（完全性肢体缺如、无手畸形、无足畸形、桡侧畸形）、肢体姿势异常（如马蹄内翻足）、手指/足趾畸形（多指/趾、并指/趾）、下肢融合畸形（人体鱼序列征）等。肢体畸形可孤立存在，也可以合并其他结构畸形、染色体异常和遗传综合征。在一项关于早期妊娠胎儿NT和详细解剖学检查的大型回顾性队列研究中报道，胎儿肢体畸形总体发生率为0.38%[19]。在本研究中共发现36例胎儿肢体畸形，其中23例（63.9%）在早期妊娠经腹超声检查诊断[19]。早期妊娠可检出的胎儿肢体畸形常合并其他系统畸形[19,20]。当胎儿肢体畸形不合并其他畸形时NT常不增厚[19]。肢体异常的详细分类已超出本章范围。关于前臂异常的详细讨论参考Pajkrt等[21]的综述。

超声表现

经腹部及经阴道超声联合检查可提高早期妊娠肢体畸形的检出率[22-24]。为了在早期妊娠详细评估胎儿四肢，笔者建议使用高频超声探头并且放大超声图像观察。肢体缺如可能是早期妊娠检出的最常见肢体畸形[19,20]，包括无手畸形（图14.24）及无足畸形（横形肢体缺如）、单侧纵形肢体缺如（图14.25和14.26）、双侧桡侧纵形肢体缺如（图14.27~14.29）等。横形肢体缺如可以是孤立性发现，也可以出现在血管损伤或羊膜带综合征中。

关于早期妊娠诊断马蹄内翻足，文献中观点不一致，这可能与早期妊娠踝关节未骨化有关。有些研究报道[20,22,23]，所有马蹄内翻足的病例都可在早期妊娠被诊断，而另一些研究则报道[25]，即使不是全部，大多数病例都被遗漏了。在我们的经验来看，早期妊娠诊断马蹄内翻足，需要仔细观察足部姿势（图14.30）。3D超声

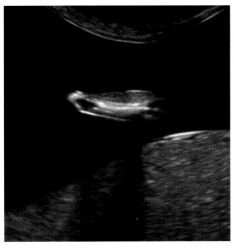 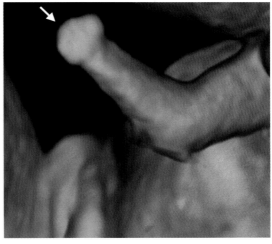

图14.24　孕13周远端横行肢体缺如胎儿2D（左图）和3D（右图）超声表面成像图，可见手缺如（箭头）。胎儿NT增厚（未展示），基因检测示21三体综合征

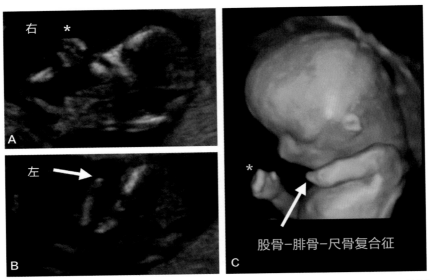

图14.25　孕13周股骨-腓骨-尺骨复合征胎儿2D（A和B）和3D（C）超声表面成像图，可见单侧（左侧）前臂畸形2D超声图（B）和3D超声图（C）（箭头）。右上肢正常，如图A和C中所示（*）。为了检测这种异常，对上肢和下肢成像非常重要

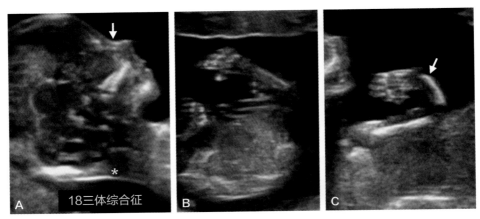

图14.26　孕13周18三体综合征胎儿。A.正常的NT（*）和鼻骨发育不良（箭头）。B.左上肢正常。C.右上肢桡骨缺如（箭头）。除此之外，合并早期生长受限和心脏异常

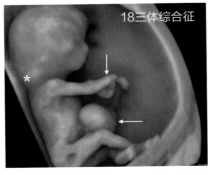

图14.27　孕13周18三体综合征胎儿3D超声表面成像图。显示双侧桡骨畸形（垂直箭头）和脐膨出（水平箭头），还有面部轮廓异常、颈后区域增厚（*）

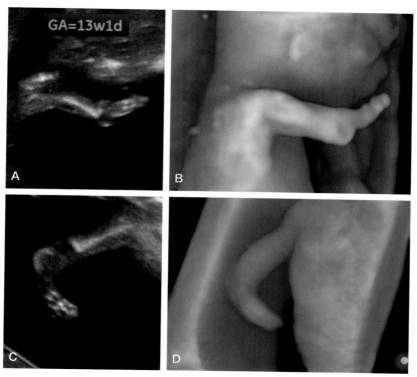

图14.28 孕13周双侧桡骨畸形胎儿2D（A和C）和3D超声图（B和D），注意观察2D超声图和3D超声图的相关性

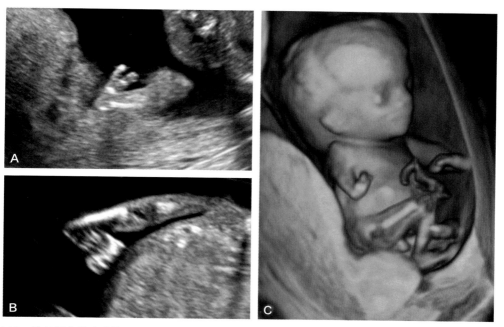

图14.29 孕12周多发畸形胎儿2D和3D超声表面成像图。可见双侧桡骨畸形，一侧桡骨缺如（A和C），另一侧桡骨发育不良（B）。由于该胎儿脊柱异常，可见身材矮小（图14.41），作者怀疑Roberts综合征，但在分子遗传学测试中无法证实

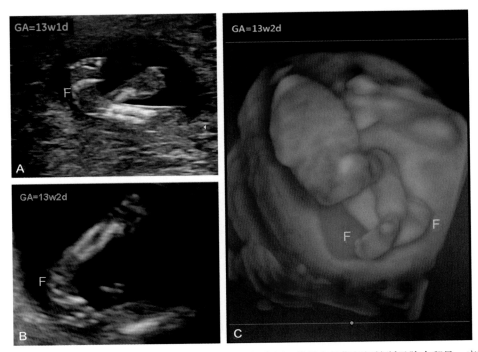

图14.30　A和B. 两个孕13周马蹄内翻足（F）胎儿的2D超声图。为了在早期妊娠诊断马蹄内翻足，应对胎儿下肢进行严密检查，需经中期妊娠超声随访证实。C.孕13周双侧马蹄内翻足（F）胎儿背部及下肢的3D超声表面成像

表面成像有助于确认在2D超声下怀疑的诊断（图14.30）。然而，需要注意的是，在早期妊娠足部的解剖位置正常并不能完全排除后期出现马蹄内翻足[22]。其他主要下肢畸形也可以在早期妊娠诊断，如人体鱼序列征（图14.31）、股骨-腓骨-尺骨复合征（femur-fibula-ulna complex）（图14.32）。对于曾经有与肢体畸形有关的遗传病家族史胎儿，在早期妊娠要仔细检查四肢有助于诊断再发病例（图14.33）。早期妊娠指/趾异常可以被诊断，包括多指/趾（图14.34）、并指/趾、重叠指/趾、缺指［如裂手畸形（图14.35）、无指/趾畸形］、拇指异常（图14.20）[22]。多指/趾是早期妊娠最常见的骨骼表现之一[25]。多指/趾可在手足同时出现或仅出现在手或足，可双侧或单侧（图14.36），曾有家族史是早期妊娠检查中的常见线索。多指/趾常合并多种畸形如心脏、面部、肾脏畸形，可以出现在典型的非整倍体如13三体综合征或18三体综合征中（图14.37）[21]。另一方面，如果发现多指/趾合并骨发育不良的其他征象，如股骨短，则应考虑短肋多指/趾综合征（图14.22），即使肋骨缩短在早期妊娠表现不明显。多指/趾在早期妊娠常合并其他畸形[22]。前臂异常比下肢异常更常见，其鉴别诊断包括染色体异常和遗传综合征，特别是在双侧出现或合并其他异常的情况下[21]。

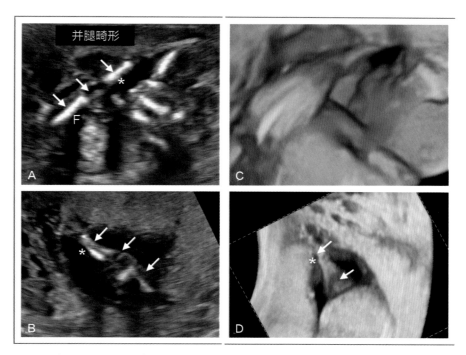

图14.31　孕13周并腿畸形胎儿2D（A和B）和3D超声图（C和D）。双下肢融合（箭头），无足。一根股骨（F）和融合骨一起出现在下段（*）。有些胎儿只有1根股骨，而另外一些有2根股骨。同时合并肾缺如

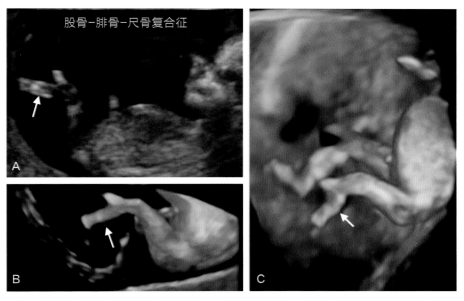

图14.32　孕12周股骨–腓骨–尺骨复合征胎儿的2D（A）超声和3D（B和C）超声表面成像图。注意2D和3D超声图显示的左腿和左足畸形（箭头）

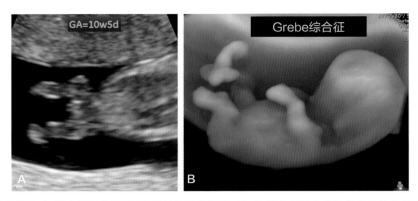

图14.33　孕10周Grebe综合征胎儿2D和3D超声表面成像图。Grebe综合征是由常染色体隐性遗传*GDF-5*基因突变导致。本次妊娠是一例再发的Grebe综合征，前一胎有严重腿足畸形。患者在孕10周进行绒毛膜绒毛活检和2D及3D超声检查，图像明显类似于前一胎的四肢。注意正常孕10周时，双足应该相互触碰，如图14.4所示

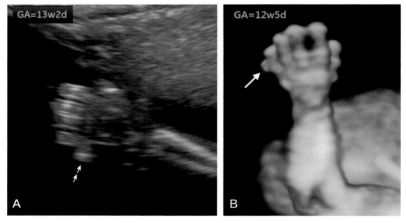

图14.34　孕13周轴后多指（箭头）胎儿2D超声（A）和孕12周轴后多指（箭头）胎儿3D超声（B）表面成像图。应用高分辨率超声探头可在孕12周显示胎儿多指畸形

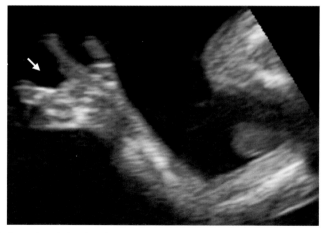

图14.35　孕11周缺指胎儿（裂手畸形）（箭头）。早期妊娠应用高分辨率超声探头或在可行的情况下经阴道超声可诊断裂手畸形

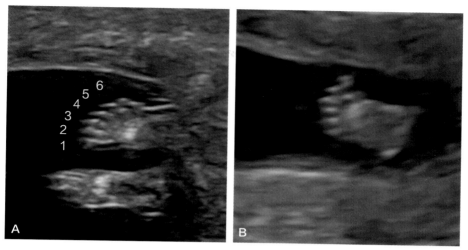

图14.36 两个孕13周多趾胎儿2D超声图（A和B）。应用高分辨率超声探头对足部进行扫查时应放大足部图像以显示足趾

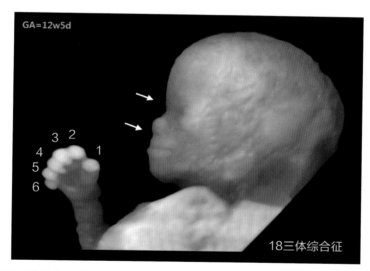

图14.37 孕12周18三体综合征胎儿3D超声表面成像图。注意扁平的面部轮廓（箭头）和轴后多指（6个手指）

相关畸形

文献报道大多数早期妊娠肢体畸形胎儿常合并其他畸形。常见的相关畸形包括胎儿水肿、单脐动脉、心脏畸形和巨膀胱[19,20]。如前所述，肢体畸形特别是在合并其他畸形时常存在NT增厚。双侧肢体畸形的发生与遗传性或染色体病因有关，建议在早期妊娠发现异常者中期妊娠随访并进行详细的超声检查[21]。当早期妊娠发现胎儿其他畸形时，应进行胎儿肢体畸形的检查。表14.3列出了与前臂畸形相关的典型疾病。

表14.3　胎儿前臂畸形的病因

羊膜带

德朗热综合征

股骨–胫骨–尺骨复合征

Gallop 综合征

心手综合征

孤立性双侧

孤立性单侧

Roberts 综合征

血小板减少–桡骨缺如综合征

13三体综合征

18三体综合征

VACTERL联合征 （脊椎、肛门、心脏、气管–
　食管、肾、肢体）

血管病变

引自 Pajkrt E, Cicero S, Griffin DR. Fetal forearm anomalies: prenatal diagnosis, associations and management strategy. Prenat Diagn. 2012;32:1084–1093;Abnormalities of Spine Copyright John Wiley & Sons, Ltd., with permission.

脊柱异常

定义

胎儿最常见的脊柱畸形是脊柱裂，活产儿中的发病率为1/1000。体蒂异常与严重的脊柱畸形有关，常在早期妊娠被诊断。脊柱裂伴体蒂异常分别在第8章和第12章中进行详细讨论。其他脊柱异常包括孤立或多发的半椎体、枕骨裂露脑畸形、节段性脊柱发育不良的下段脊柱中断、尾端退化综合征和严重的骶骨发育不全。虽然骶尾部畸胎瘤不是脊柱缺陷，但我们为了完整起见将其包括在本节中。

超声表现

已有报道超声对孕11～14周胎儿脊柱生物学测量的评估报告[26]。由于早期妊娠脊柱未完全骨化，除了大的脊柱裂、体蒂异常或严重脊柱畸形外，其他脊柱畸形在早期妊娠诊断相当少见[27]。一般来说，在早期妊娠发现的脊柱异常很可能代表严重的脊柱畸形，常伴有胎儿其他系统结构畸形（图14.38和14.39）和染色体异常。由于胎儿位置不佳、骨化少和母亲体型的影响，大约15%的早期妊娠胎儿脊柱显示欠佳[28]。除非有高度的怀疑指征及优质超声图像，否则小的和孤立的脊柱缺陷通常不会在早期妊娠被发现。一项关于早期妊娠筛查染色体异常的回顾性研究，分析了早期妊娠胎儿脊柱异常的超声特征，共诊断21例脊柱畸形，其中8例为体蒂异常，7例为脊柱裂，2例为脊柱、肛门、心脏、气管、食管、肾和肢体异常（VACTERL联合征），还有孤立性脊柱后侧凸、脊髓栓系综合征、枕骨裂露脑畸形、骶尾部畸胎瘤各1例[29]。早期妊娠骶骨发育不全表现为头体比例异常、头臀长变短、脊柱腰段中断和多发下肢异常（图14.40～14.42）[30]。早期妊娠存在脊柱形态异常如脊柱后侧凸时，首先怀疑存在半椎体（图14.43）[31]。3D超声最大模式或骨骼模式有助于评估脊柱，尤其是怀疑存在半椎体时（图14.43C和D）。枕骨裂露脑畸形是一种罕见的胎儿畸形，属于神经管缺陷范畴。通常情况下，它表现为头部极度后屈、枕部脑膨出（图14.44）或颈椎/胸椎脊柱裂。在早期妊娠扫查脊柱矢状切面时（图14.45）看到脊柱下方突出的包块，可诊断骶尾部畸胎瘤。彩色多普勒有助于评估骶尾部畸胎瘤的血管分布，识别供血血管（图14.45）。

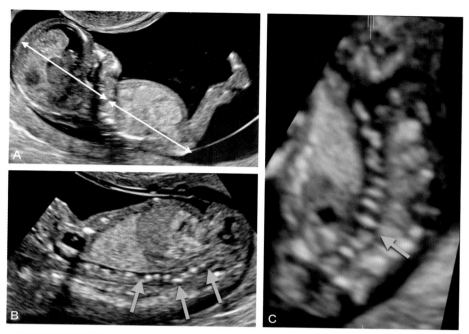

图14.38 孕12周多发畸形胎儿2D（A和B）和3D（C）超声表面成像图，与图14.29为同一胎儿。A.正中矢状切面显示胎儿头和胸-腹的比例异常（双向箭头）。B和C.严重的脊柱畸形，有多个半椎体和脊柱侧凸（箭头）。该胎儿上肢和下肢也有明显异常，见图14.29

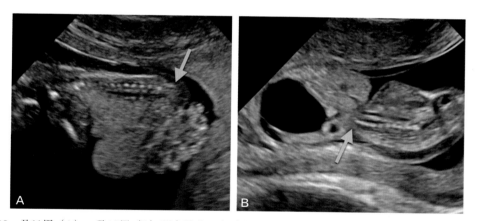

图14.39 孕11周（A）、孕12周（B）两个胎儿2D超声图。可见脊柱中断、腹壁缺损，膀胱和肾未显示，符合OEIS综合征。OEIS综合征（泄殖腔外翻）包括脐膨出、膀胱外翻、肛门闭锁和脊柱缺损

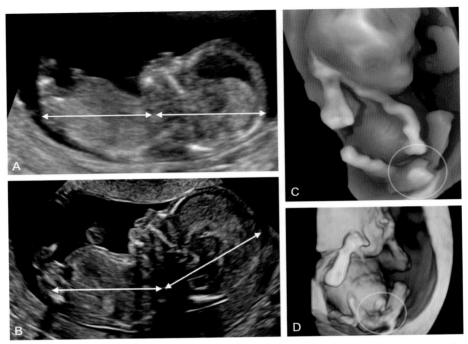

图14.40   孕12周骶骨发育不全胎儿2D超声图（A和B）和3D超声表面成像图（C和D）。A和B.正中矢状切面显示胎儿头和胸-腹的比例异常（双向箭头）。这种比例异常加上头臀长缩短应警惕骶骨发育不全。在骶骨发育不全时，下肢呈典型的姿势——双膝分开，双脚接触（C和D）（圆圈）。这一姿势被称为"佛盘腿"

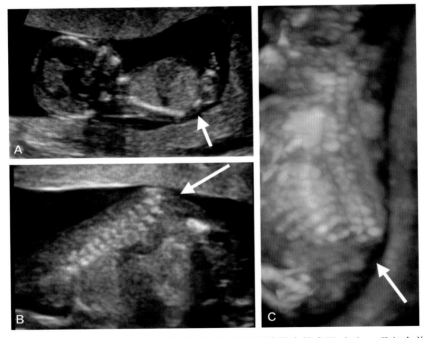

图14.41   孕14周骶骨发育不全胎儿2D超声图（A和B）和3D超声最大模式图（C）。孕妇合并有糖尿病。A～C.显示脊柱在腰椎水平中断（箭头）。头臀长较短与孕周不符，头与身体比例不协调，如图A所示，可怀疑脊柱异常。C.可清楚显示脊柱中断水平（箭头）

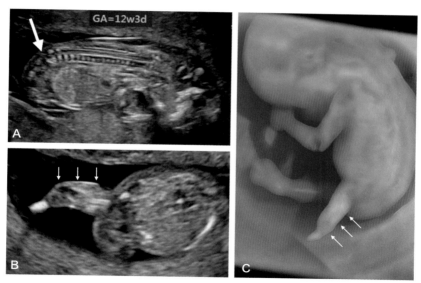

图14.42　孕12周骶骨发育不全胎儿2D超声图（A和B）和3D超声表面成像图（C）。A.显示脊柱在腰段水平中断（箭头）。B和C.显示骨盆异常和严重畸形的下肢（小箭头），畸形的下肢看起来像由下腹外侧生出。1周后超声检查发现胎儿死亡

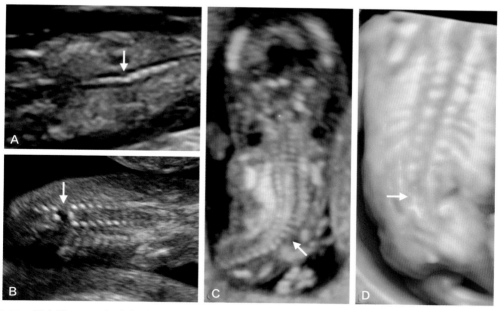

图14.43　四个孕12～14周半椎体脊柱畸形（箭头）胎儿2D超声图（A和B）和3D超声最大模式图（C和D）。C和D显示脊柱侧凸。当2D超声怀疑脊柱异常时，最大或骨骼模式下的3D超声有助于早期妊娠评估脊柱

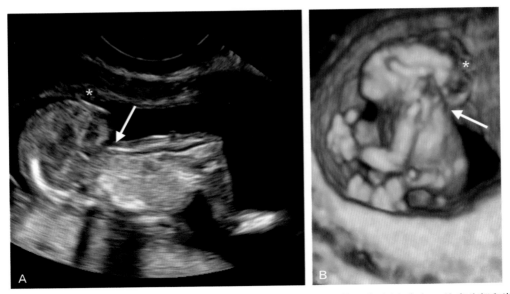

图14.44　孕13周枕骨裂露脑畸形和脑膨出胎儿2D超声图（A）和对应的3D超声图（B）。注意头部和脊柱（箭头）有明显背屈、并存在大型脑膨出（＊）

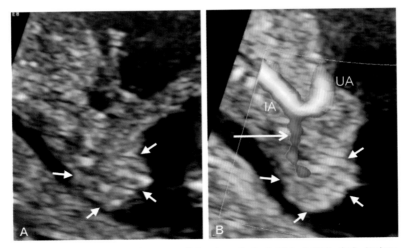

图14.45　孕13周骶尾部畸胎瘤（小箭头）胎儿矢状切面2D（A）和彩色多普勒（B）超声图。A和B.可见骨盆后下方骶尾部畸胎瘤肿物。B.彩色多普勒显示其供血血管（长箭头）来自髂动脉（IA）。UA—脐动脉

相关畸形

先天性脊柱缺陷可能是一些遗传综合征的显著特征，如VACTERL联合征、OEIS综合征（包括膀胱外翻、肛门闭锁和脊柱畸形）（图14.39）（见第12章和第13章）等。在早期妊娠诊断出的脊柱异常中，约有1/3病例发现有NT增厚[29]。

梁美玲　廖伊梅　陈　明　译
田晓先　廖伊梅　李胜利　校

参考文献

1. Stratford T, Horton C, Maden M. Retinoic acid is required for the initiation of outgrowth in the chick limb bud. Curr Biol. 1996;6:1124–1133.

2. Pineault KM, Wellik DM. Hox genes and limb musculoskeletal development. Curr Osteoporos Rep. 2014;12:420–427.

3. van Zalen-Sprock RM, Brons JT, Van Vugt JM, et al. Ultrasonographic and radiologic visualization of the developing embryonic skeleton. Ultrasound Obstet Gynecol. 1997;9:392–397.

4. Gabrielli S, Falco P, Pilu G, et al. Can transvaginal fetal biometry be considered a useful tool for early detection of skeletal dysplasias in high-risk patients? Ultrasound Obstet Gynecol. 1999;13:107–111.

5. Benacerraf BR, Lister JE, DuPonte BL. First-trimester diagnosis of fetal abnormalities. A report of three cases. J Reprod Med. 1988;33:777–780.

6. Fisk NM, Vaughan J, Smidt M, et al. Transvaginal ultrasound recognition of nuchal edema in the first-trimester diagnosis of achondrogenesis. J Clin Ultrasound. 1991;19:586–590.

7. Soothill PW, Vuthiwong C, Rees H. Achondrogenesis type 2 diagnosed by transvaginal ultrasound at 12 weeks' gestation. Prenat Diagn. 1993;13:523–528.

8. DiMaio MS, Barth R, Koprivnikar KE, et al. First-trimester prenatal diagnosis of osteogenesis imperfecta type Ⅱ by DNA analysis and sonography. Prenat Diagn. 1993;13:589–596.

9. Ben-Ami M, Perlitz Y, Haddad S, et al. Increased nuchal translucency is associated with asphyxiating thoracic dysplasia. Ultrasound Obstet Gynecol. 1997;10:297–298.

10. Petrikovsky BM, Gross B, Bialer M, et al. Prenatal diagnosis of pseudothalidomide syndrome in consecutive pregnancies of a consanguineous couple. Ultrasound Obstet Gynecol. 1997;10:425–428.

11. Hill LM, Leary J. Transvaginal sonographic diagnosis of short-rib polydactyly dysplasia at 13 weeks' gestation. Prenat Diagn. 1998;18:1198–1201.

12. Stewart PA, Wallerstein R, Moran E, et al. Early prenatal ultrasound diagnosis of cleidocranial dysplasia. Ultrasound Obstet Gynecol. 2000;15:154–156.

13. Catavorello A, Vitale SG, Rossetti D, et al. Case report of prenatal diagnosis of Stüve-Wiedemann Syndrome in a woman with another child affected too. J Prenat Med. 2013;7:35–38.

14. Khalil A, Pajkrt E, Chitty LS. Early prenatal diagnosis of skeletal anomalies. Prenat Diagn. 2011;31:115–124.

15. Foldynova-Trantirkova S, Wilcox WR, Krejci P. Sixteen years and counting: the current understanding of fibroblast growth factor receptor 3 (FGFR3) signaling in skeletal dysplasias. Hum Mutat. 2012;33:29–41.

16. Grande M, Arigita M, Borobio V, et al. First-trimester detection of structural abnormalities and the role of aneuploidy markers. Ultrasound Obstet Gynecol. 2012;39:157–163.

17. Souka AP, Kaisenberg von CS, Hyett JA, et al. Increased nuchal translucency with normal karyotype. Am J Obstet Gynecol. 2005;192:1005–1021.

18. Krakow D, Lachman RS, Rimoin DL. Guidelines for the prenatal diagnosis of fetal skeletal dysplasias. Genet Med. 2009;11:127–133.

19. Liao Y-M, Li S-L, Luo G-Y, et al. Routine screening for fetal limb abnormalities in the first trimester. Prenat Diagn. 2016;36:117–126.

20. Rice KJ, Ballas J, Lai E, et al. Diagnosis of fetal limb abnormalities before 15 weeks: cause for concern. J Ultrasound Med. 2011;30:1009–1019.

21. Pajkrt E, Cicero S, Griffin DR, et al. Fetal forearm anomalies: prenatal diagnosis, associations and management strategy. Prenat Diagn. 2012;32:1084–1093.

22. Bronshtein M, Keret D, Deutsch M, et al. Transvaginal sonographic detection of skeletal anomalies in the first and early second trimesters. Prenat Diagn. 1993;13:597–601.

23. Ebrashy A, Kateb El A, Momtaz M, et al. 13-14-week fetal anatomy scan: a 5-year prospective study. Ultrasound Obstet Gynecol. 2010;35:292–296.

24. Souka AP, Pilalis A, Kavalakis Y, et al. Assessment of fetal anatomy at the 11-14-week ultrasound examination. Ultrasound Obstet Gynecol. 2004;24:730–734.

25. Syngelaki A, Chelemen T, Dagklis T, et al. Challenges in the diagnosis of fetal non-chromosomal abnormalities at 11-13 weeks. Prenat Diagn. 2011;31:90–102.

26. Cheng P-J, Huang S-Y, Shaw S-W, et al. Evaluation of fetal spine biometry between 11 and 14 weeks of gestation. Ultrasound Med Biol. 2010;36:1060–1065.

27. Vignolo M, Ginocchio G, Parodi A, et al. Fetal spine ossification: the gender and individual differences illustrated by ultrasonography. Ultrasound Med Biol. 2005;31:733–738.

28. De Biasio P, Ginocchio G, Vignolo M, et al. Spine length measurement in the first trimester of pregnancy. Prenat Diagn. 2002;22:818–822.

29. Sepulveda W, Wong AE, Fauchon DE. Fetal spinal anomalies in a first-trimester sonographic screening program for aneuploidy. Prenat Diagn. 2011;31:107–114.

30. González-Quintero VH, Tolaymat L, Martin D, et al. Sonographic diagnosis of caudal regression in the first trimester of pregnancy. J Ultrasound Med. 2002;21:1175–1178.

31. Chen M, Chan B, Lam TPW, et al. Sonographic features of hemivertebra at 13 weeks' gestation. J Obstet Gynaecol Res. 2007;33:74–77.

第 15 章

胎盘和脐带

简介

胎盘是一个高度特殊的器官，它支持胎儿的生长发育，是母体和胎儿循环之间的联系。胎盘作为怀孕器官，其作用是提供营养、交换呼吸气体、清除有毒废物。胎盘也是一种重要的内分泌器官，产生激素来支持和维持妊娠，并在防止妊娠排斥反应中发挥重要作用。胎盘发育和（或）功能损害对妊娠结局有深远影响。越来越多的数据表明，胎盘在胎儿未来的健康状况中起着至关重要的作用，比如有引发成人期发病的心血管疾病的风险[1-4]。本章介绍胎盘和脐带的胚胎发育和正常的超声表现，并讨论早期妊娠常见的胎盘和脐带异常。

胚胎学

胚泡在受精后4~5天到达子宫内膜腔。胚泡的外表面分化为滋养层细胞，产生一层黏附于子宫内膜的合体滋养层。胚泡植入后，当合体滋养细胞进入蜕膜化的子宫内膜，子宫内膜腺体分泌的物质在早期阶段为胚胎提供营养。然后在合体滋养层形成间隙，并与母体血管吻合，从而建立第一个子宫胎盘循环（腔隙性）（图15.1）。胎盘的血液循环会随着手指状的突起延伸到母体的血液中。这些突起从绒毛膜延伸而来，形成内层为细胞滋养层、外层为合体滋养层的初级绒毛。初级绒毛随着胚外中胚层的伸入成为次级绒毛。随着胚胎血管的形成最终成为三级绒毛。在胎盘形成早期，细胞滋养层侵入子宫内膜螺旋动脉的内皮和平滑肌，并使它们不再受母体的影响。完全成形的人胎盘被称为绒毛膜胎盘，因为通过绒毛膜母体的血液与胎儿的血液分离了。从早

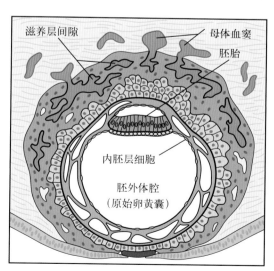

图15.1　在胚泡植入后不久，早期（腔隙性）子宫胎盘循环示意图。注意在合体滋养层中出现的间隙，并与母体血窦吻合。详见正文

期妊娠至中期妊娠胎盘的大小和厚度持续快速增长。胎盘分为胎儿部分的叶状绒毛膜和母体部分的底蜕膜，并且覆盖了子宫内膜腔的15%～30%[5]。胎盘的直径约为20cm，容积为400～600ml，重约胎儿体重的1/6[5,6]。

在胚胎发生早期，可看见两根蒂状结构：卵黄囊位于腹侧，含有卵黄管和血管；体蒂靠近尾部，包含尿囊和脐带血管（图15.2）。胚胎从头向尾侧弯曲，体蒂与卵黄囊融合形成脐带。在脐带发育早期，脐带插入胚胎的下腹部，短而厚，包含尿囊、卵黄管、卵黄血管和脐带血管。羊膜覆盖着脐带与胚胎的外上皮层相连。随着前腹壁的发育脐带伸长变薄。脐带最初附着于发育中的胎盘中心。随着胎盘生长，它倾向于优先地在血液灌注良好的子宫内膜区域生长，在血液供应不足的区域萎缩。因此，脐带的插入点可能变得有点古怪。这个过程被称为趋营养性。脐带由

2条脐动脉和1条脐静脉组成，被黏液样结缔组织——脐带胶质包裹。脐带的直径通常为1～2cm，长度为30～90cm。

正常的超声解剖

在孕9～10周，胎盘作为子宫内膜增厚的回声区首先被确认（图15.3和15.4A）。在孕12～13周，胎盘很容易在超声上识别，并出现轻微的回声增强，呈均匀一致的回声（图15.4B和15.5）。

在早期妊娠的超声检查中（见第5章），应报告胎盘在子宫内的位置。由于早期妊娠存在子宫的屈曲和伸展，早期妊娠胎盘位置的识别并不像在中期妊娠那么容易。的确，尤其是当胎盘出现在子宫下段时容易判断错误。为了提高早期妊娠超声胎盘定位的准确性，我们建议在描述胎盘位置之前，先辨认子宫颈和子宫前后壁（图15.6和15.7）。

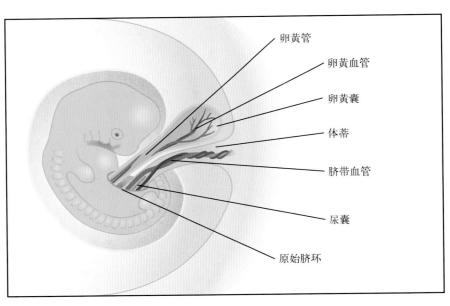

图15.2　脐带胚胎发生的示意图。脐带是由体蒂（尿囊和脐带血管）与卵黄管及卵黄血管因胚胎由头侧向尾侧弯曲融合而成的。详见正文

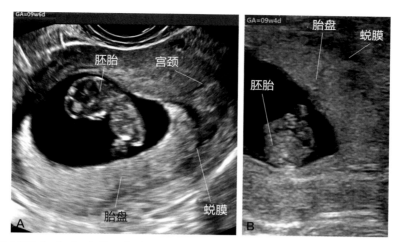

图15.3 两个孕9周胎儿（A和B）的2D超声图像显示胎盘的外观。注意胎盘回声比周围的子宫内膜稍强。 蜕膜（胎盘后方的子宫内膜）呈低回声

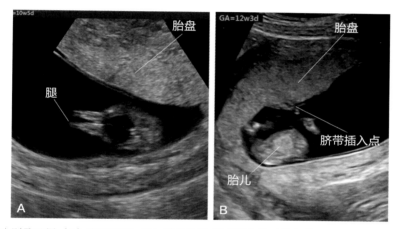

图15.4 两个分别孕10周（A）和孕12周（B）胎儿的2D超声图像显示胎盘的外观。注意，图A和图B中的胎盘回声均匀，比周围子宫内膜和子宫壁的回声稍强。图B显示胎盘脐带插入点

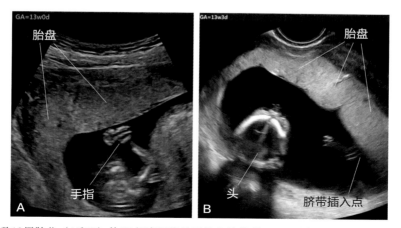

图15.5 两个孕13周胎儿（A和B）的2D超声图像显示胎盘的外观。A.经腹部超声获取的图像。B.经阴道超声获取的图像。请注意，由于探头分辨率的提高，经阴道超声检查方法清晰地勾勒出胎盘边界。图B可显示胎盘脐带插入点

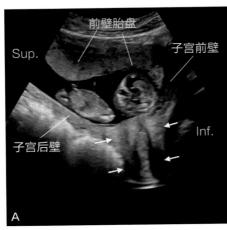
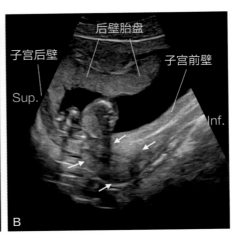

图15.6   描述早期妊娠的胎盘位置最好先定位好在宫颈（箭头）和子宫前/后壁的位置。2例经腹部超声检查的图像（A和B），胎盘似乎均位于子宫前壁。在图A中胎盘位于子宫前壁，然而，在图B中，由于子宫前屈，子宫后壁最靠近探头，因此胎盘位于后壁。Inf.—下；Sup.—上

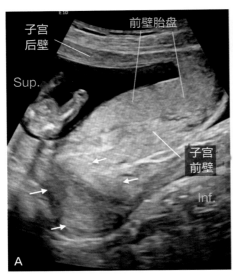
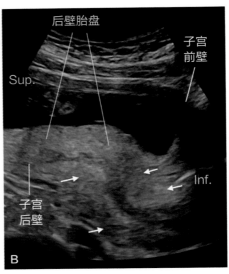

图15.7   描述早期妊娠的胎盘位置最好先定位宫颈（箭头）和子宫前/后壁的位置。2例经腹部超声检查的图像（A和B），胎盘似乎均位于子宫后壁。在图A中，胎盘位于前壁，子宫前屈造成了胎盘位于后壁的假象。在图B中，胎盘明显位于后壁。Inf.—下；Sup.—上

早期妊娠末胎盘的大小、厚度、与宫腔的位置关系及回声可以通过超声来评估[7]。胎盘的正常厚度与胚胎/胎儿的孕周有关，每孕周约增长1mm[8]。目前采用先进的三维（3D）超声技术，早期妊娠可以测量胎盘体积（图15.8），与胎盘参数测量一起被证实与妊娠并发症相关[9,10]。确实，我们

相信早期妊娠的胎盘长度、宽度和体积的测量比在晚期妊娠更准确，因为早期妊娠整个胎盘的超声图像可以在一个切面中显示。除非罕见的病理情况或为了研究，如今的产前超声检查中不常对胎盘的生物特征进行评估。早期妊娠超声检查发现胎盘异常，如肿块、多囊腔或大的绒毛膜下积

液，应注意并随访。

孕12周孕妇外周血流在胎盘内建立[11]。早期妊娠孕妇和胎儿胎盘循环系统的血流量情况可以通过彩色和脉冲多普勒超声（图15.9）显示。胎盘血管化的定量评估可能有助于预测妊娠并发症和不良事件[12-14]。

胎儿脐带最早可在孕7周时通过超声识别，并表现为连接胚胎与发育胎盘的直而厚的结构（图15.10）。早期妊娠脐带的长度大约与头臀长相同[15]。脐带随着孕周变长变薄，

而且在第13周就与中期妊娠的超声表现相同（图15.11）。脐动脉在早期妊娠可以被看作是髂内动脉的分支，在胎儿骨盆的横切面上使用彩色或能量多普勒模式（图15.12A）可发现其血流位于胎儿膀胱两侧，因此可以可靠地确定脐动脉的数量[16]。正中矢状切面可以显示胎儿脐带插入腹部，这一平面在评估早期妊娠腹壁的完整性方面也很重要（图15.12B）（见第5章和第12章）。3D超声表面模式也可以清晰地显示脐带（图15.13）。

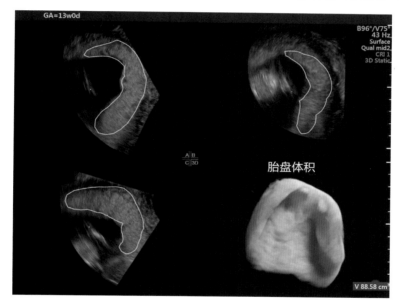

图15.8 多平面成像显示孕13周胎盘的3D超声容积图像，并通过3D容积数据获取胎盘体积。胎盘体积为88.58cm³

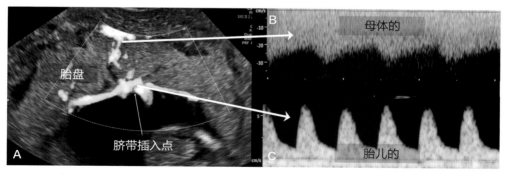

图15.9 A.彩色多普勒模式下孕12周胎盘的2D超声图像，可显示在脐带插入点的母体和胎儿的循环。B和C.母体和胎儿血管的相应脉冲多普勒频谱。注意母体和胎儿循环之间血流速度差异，母体血流频谱呈低阻模式。还要注意两个循环之间的心率差异

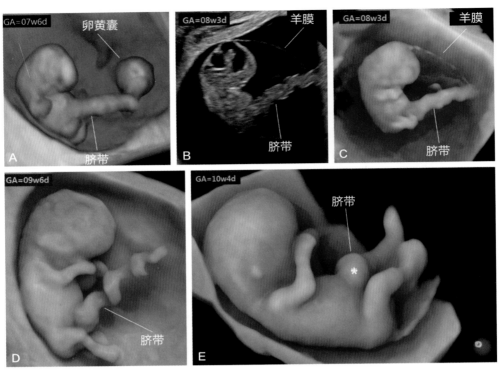

图15.10　孕7～10周胚胎和脐带的3D超声表面成像（A，C～E）和2D超声（B）图像。注意，这个胎龄的脐带是短而粗的，并连接胚胎与胎盘。注意图E，孕10周时，腹壁插入处（＊）的脐带增厚，这与生理性中肠疝相对应

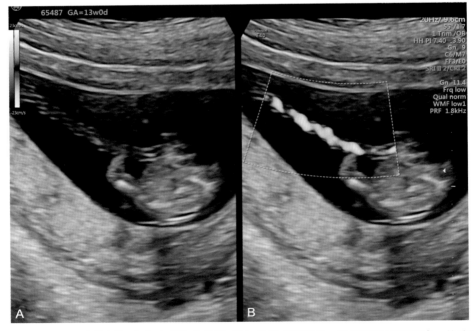

图15.11　孕13周胎儿脐带灰阶（A）和彩色多普勒（B）的2D超声图像。注意在图A和图B中，从孕7～10周脐带外观上变长，变薄（图15.10）。孕13周的脐带外观与中期妊娠相同

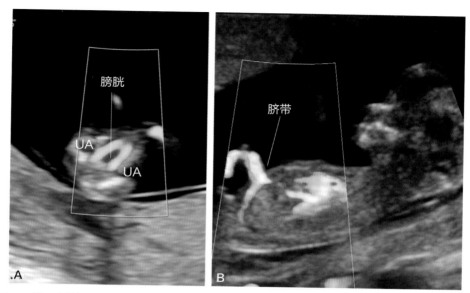

图15.12 A.孕13周胎儿骨盆轴向平面（横断面）的彩色多普勒图像，可显示胎儿膀胱两侧的2条脐动脉（UA）。B.孕12周胎儿正中矢状切面的彩色多普勒图像，可显示脐带插入胎儿腹部

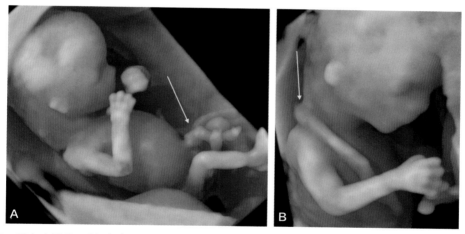

图15.13 两个分别孕12周（A）和13周（B）胎儿的3D超声表面成像可显示出胎儿的体表解剖结构和脐带（箭头）

胎盘异常

宫腔内血肿

宫腔内血肿在早期妊娠常规超声检查中较常见，尤其是在孕妇阴道流血的情况下。宫腔内血肿通常表现为胎膜或胎盘后的一种新月形、透声的液体集聚，但在形状和大小上可能有很大的差异。血肿相对于胎盘的位置可以描述为绒毛膜下或胎盘后方。绒毛膜下血肿位于绒毛膜和子宫壁之间（图15.14），而胎盘后血肿位于胎盘后方（图15.15）。已报道的超声诊断早期妊娠血肿的发生率有很大差异，从低至0.5%到高达22%，这取决于所研究的患者人群和超声评估[17,18]。在低风险的产科

人群中，早期妊娠宫腔内血肿的发生率为3.1%[19]。尽管大约70%的绒毛膜下血肿是在没有临床后遗症的情况下自行消失的，但有些可能会一直持续到妊娠结束，并增加妊娠并发症的风险[17]。

　　早期妊娠超声诊断宫腔内血肿的临床意义是有争议的[20-24]。Tuuli等[25]的系统回顾和meta分析表明，早期妊娠宫腔内血肿的存在与不良妊娠结局有关，包括增加流产、死胎、胎盘早剥、未足月胎膜早破和早产的风险。然而，研究结果并无一致性，而宫腔内血肿与妊娠并发症（如子痫前期和胎儿生长受限）的相关性尚未得到证实。胎盘后血肿（图15.15）似乎患有不良妊娠结局的风险较高[11]。宫腔内血肿可

根据其相对大小进行分类。在关于这个问题的一项研究中，血肿的大小分级根据血肿占绒毛膜囊周长的比例而升高，轻度代表占绒毛膜囊1/3以内，中度代表占绒毛膜囊的1/3～1/2，重度代表占绒毛膜囊的2/3或更多[22]。巨大的宫腔内血肿（图15.16）患自然流产的风险可增加近3倍[22]。目前文献中有足够的证据表明，早期妊娠大的宫腔内血肿可能会增加妊娠相关风险，因此，在中期妊娠甚至晚期妊娠超声随访是有必要的。

　　虽然在早期妊娠，绒毛膜下血肿相对容易识别，但在缺乏临床症状的情况下，诊断出胎盘后血肿是很有挑战性的。出现短暂的子宫收缩（见图5.1）或增厚的子宫壁可以误诊为胎盘下出血。彩色多普勒的应用有助于区分子宫收缩或子宫壁增厚与胎盘下出血。

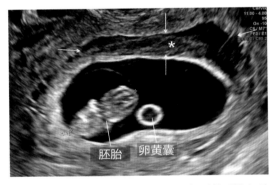

图15.14　孕9周2D超声图像可显示位于绒毛膜和子宫壁之间的绒毛膜下血肿（*和箭头）

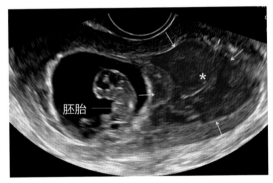

图15.16　孕10周2D超声图像显示巨大的宫腔内血肿（*和箭头）。注意，血肿（彩色覆盖）的大小几乎大于妊娠囊

前置胎盘

　　"前置胎盘"一词描述的是一种覆盖宫颈内口的胎盘。在正常妊娠中，胎盘附着于子宫上段。在前置胎盘情况下，胎盘部分或全部附着于子宫下段，胎盘组织覆盖宫颈内口（图15.17和15.18）。在中期

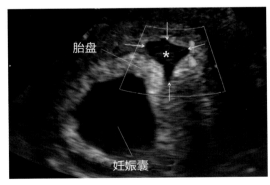

图15.15　孕10周彩色多普勒模式下的2D超声图像可显示胎盘后血肿（*和箭头）

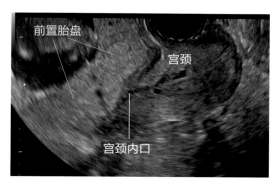

图15.17　孕12周胎儿经阴道2D超声图像显示前置胎盘。注意胎盘覆盖了宫颈内口

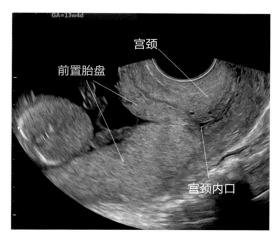

图15.18　孕13周胎儿经阴道2D超声图像显示前置胎盘。注意胎盘覆盖了宫颈内口

妊娠，如果胎盘附着在子宫下段，胎盘组织不覆盖宫颈内口，但距离宫颈内口2cm以内，被称为低置胎盘。

前置胎盘的发生率随着孕周的变化而变化。前置胎盘在早期妊娠更常见，在孕12~16周，发生率为4.5%~6.2%[26,27]。随孕周的增加，患者的胎盘达到或覆盖宫颈内口的比例显著下降，从孕12^{+0}~12^{+6}周的5.5%，降低到孕15^{+0}~15^{+6}周的0.16%。一些研究表明，如果在孕12~16周，胎盘跨过宫颈内口上方超过15mm，那么足月出现前置胎盘的灵敏度为80%，阳性预测值为5.1%[26-28]。早期妊娠前置胎盘在晚期

妊娠消失的机制很难理解，但可能与胎盘优先向血管化较好的子宫内膜层（趋营养性）生长有关。根据当前早期妊娠胎儿超声指南，不推荐在孕11^{+0}~13^{+6}周报告存在前置胎盘或低置胎盘，因为"迁移"现象，在妊娠该阶段胎盘相对于宫颈的位置临床意义不大[7]。

胎盘附着异常

"胎盘附着异常"指胎盘异常植入子宫壁，这一术语被用来描述侵入性胎盘、植入性胎盘、穿透性胎盘。侵入性胎盘发生在胎盘绒毛直接黏附于子宫肌层时，植入性胎盘发生在胎盘绒毛侵入子宫肌层时，而穿透性胎盘则被定义为胎盘绒毛通过子宫肌层进入浆膜，有时甚至是邻近的器官。大约75%的胎盘附着异常是侵入性胎盘，18%是植入性胎盘，7%是穿透性胎盘[29]，但产前超声并不可能完全区分这些。我们将使用侵入性胎盘这一术语来描述病态黏附胎盘。

在早期妊娠侵入性胎盘的超声标志主要包括妊娠囊植入子宫下段（图15.19）、妊娠囊嵌入剖宫产瘢痕处（图15.20和15.21）（剖宫产瘢痕妊娠）和胎盘床内存在多个血管间隙（腔隙），主要是在前置胎盘的情况下（图15.22和15.23）。

Ballas等[30]定义胎盘侵入子宫下段为：在孕8~10周妊娠囊植入子宫下1/3，或孕10周主要占据子宫下段（图15.19）。据笔者的经验，孕10周确定一个妊娠囊位于子宫下段是比较困难的，而且随后妊娠囊通常会扩张到子宫上段。还要区分子宫下段植入与正在进行的妊娠丢失（流产）。随

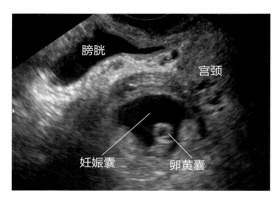

图15.19 孕7周经阴道2D超声图像显示妊娠囊的着床位置低。注意妊娠囊位于子宫下段、膀胱后部，并靠近子宫颈。该患者有3次剖宫产史，中、晚期妊娠被诊断为前置胎盘和侵入性胎盘

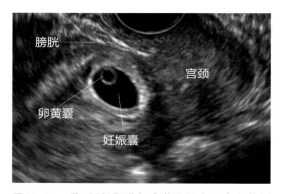

图15.20 孕7周经阴道超声获取子宫正中矢状切面，可显示妊娠囊植入剖宫产瘢痕处。注意妊娠囊被嵌入剖宫产瘢痕。也要注意到排空的膀胱与妊娠囊之间的距离

着彩色多普勒的应用，流产可以被清楚地区分出来，表现为妊娠囊缺乏环状血流，并且向子宫前壁施加压力时妊娠囊会随之移动[31]。并不是所有位于子宫下段的妊娠囊都会存在侵入性胎盘，因为有报道称存在正常妊娠的情况[32]。在这种情况下，超声上可以看到正常厚度的子宫前壁肌层位于妊娠囊之上，并有一条连续的白线表示膀胱与子宫壁界面。妊娠囊应位于子宫腔内[31]。

在有过剖宫产史的患者中，若妊娠囊植入或靠近剖宫产切口（图15.20和15.21），侵入性胎盘和妊娠并发症风险将大大增加。在这些病例中，妊娠囊植入在剖宫产瘢痕中，子宫前壁肌层显得很薄，胎盘-子宫内膜和膀胱-子宫壁交界面通常显得不规则[31]。在笔者的经验中，植入剖宫产瘢痕的妊娠囊通常在孕6～8周时呈梭形（图15.21）。彩色多普勒显示妊娠囊周围血管增多（图15.21B）。

多项研究将剖宫产瘢痕妊娠和子宫下段靠近剖宫产瘢痕妊娠结合起来[31,33-35]。真正的剖宫产瘢痕妊娠定义是：妊娠囊植入

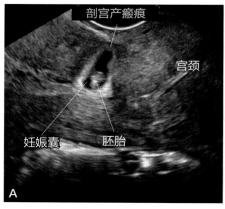
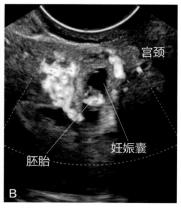

图15.21 孕7周经阴道超声获取子宫正中矢状切面的灰阶图像（A）和彩色多普勒图像（B），可显示妊娠囊植入剖宫产瘢痕处。注意，妊娠囊嵌入剖宫产瘢痕处。同时注意在图A和图B中妊娠囊呈梭形，彩色多普勒显示在妊娠囊周围血管分布增加

子宫肌层，四周环绕子宫肌，与子宫内膜分离（图15.20和15.21）。

　　早期妊娠侵入性胎盘的第三个标志是胎盘中有无回声区，无论是否能探及彩色多普勒血流频谱（图15.22和15.23）。这些无回声区被描述为血管间隙、腔隙或血池。多个病例报告描述了在妊娠12周前超声检查中存在的低回声的胎盘血管空间，并将它们与侵入性胎盘的早期诊断联系起来[30,36-39]。3例患者分别在孕8周、9周和12周诊断出不规则形状的胎盘腔隙，都存在阴道出血并怀疑胎盘异常。2例患者早在孕15周就因继发性出血而行子宫切除术，并经病理证实为侵入性胎盘。最后一位，患者选择了终止妊娠，并保留了子宫。一项由Ballas等[30]发表的回顾性研究进一步证实，血池是侵入性胎盘的早期妊娠标志。他们报告了10例早期妊娠超声检查为侵入性胎盘的病例，并注意到在10例中有8例（80%）有胎盘无回声区[30]。如果继续妊娠，这些腔隙在中、晚期妊娠变得更加突出，并可能在低速彩色多普勒血流频谱显示出来。

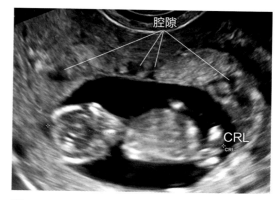

图15.22　孕11周胎儿经阴道超声图像显示多个胎盘腔隙，此患者有2次剖宫产史。早期妊娠出现胎盘腔隙增加了侵入性胎盘的风险。CRL—头臀长

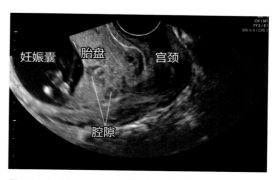

图15.23　孕13周胎儿经阴道超声图像显示多个胎盘腔隙和前置胎盘，此患者有1次剖宫产史。早期妊娠出现胎盘腔隙增加了侵入性胎盘的风险

羊膜带综合征

　　人们普遍认为，羊膜带综合征（ABS）发生于内膜（羊膜）破裂而没有外膜（绒毛膜）损伤，从而使胚胎/胎儿从破裂的羊膜（带）中暴露于纤维组织中，破裂的羊膜可在羊水中浮起。这些条带可以缠绕胎儿，减少血液供应，导致多种胎儿先天性畸形。在活产儿中ABS的发病率约为1/1200[40]。由ABS引起的畸形，从微小的手指缺陷到复杂的多器官异常。最常见的是手指、脚趾、手臂或腿部的缩窄环及其以远的淋巴水肿。在出现截肢和罕见的颅面不对称（图15.24）或内脏缺陷时，应该怀疑存在ABS。超声直接显示羊膜带是具有挑战性的，需要高分辨的探头，最好是经阴道的超声（图15.24）。使用经阴道3D或4D成像在早期妊娠诊断羊膜带和相关胎儿异常时尤其有帮助[41,42]。有几个病例报告是关于早期妊娠诊断ABS的[41-44]。

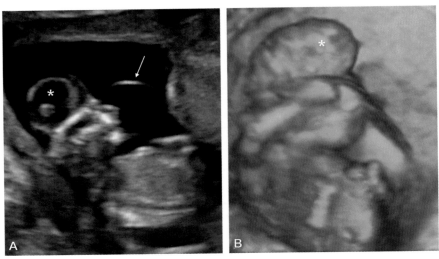

图15.24   孕13周胎儿经阴道2D（A）和3D（B）超声图像，伴有羊膜带综合征导致的严重脑畸形（无脑儿）（＊）。注意在图A中羊膜腔（箭头）内可见一强回声膜状结构附着于胎儿头部，这一膜状结构即为羊膜带

脐带异常

　　脐带的异常是常见的，可能会影响脐带的长度、大小、数量、插入点和脐带血管的走行。在孕11～14周，使用彩色多普勒有助于诊断脐带插入点和结构异常[45]。过短的脐带可能是由于胚胎折叠失败导致，这与肢体-体蒂异常有关（详见第12章）。过长的脐带可能会导致脐带脱垂、脐带绕颈或脐带真结。脐带真结发生在约

1%的单胎妊娠中，并且很少能在早期妊娠的超声（图15.25）上观察到。当早期妊娠灰阶超声怀疑脐带真结时，彩色多普勒和3D超声可以帮助确认（图15.25）。

　　脐带缠绕是单绒毛膜/单羊膜囊双胎妊娠常见的并发症。最早可以在孕12～13周发现。彩色和脉冲多普勒的应用可明确脐带缠绕的诊断（图15.26A）（见第7章）。3D超声也可确诊并显示缠绕的脐带（图15.26B）。

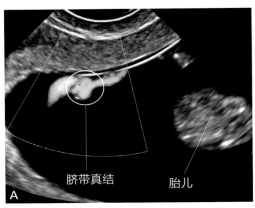
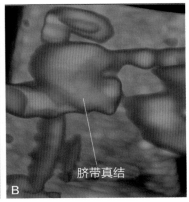

图15.25   孕12周胎儿脐带真结的2D（A）和3D（B）超声彩色多普勒图像。注意在图A中彩色多普勒显示脐带增厚。脐带增厚（圆圈）说明存在真结。图B应用3D超声透明模式显示脐带真结

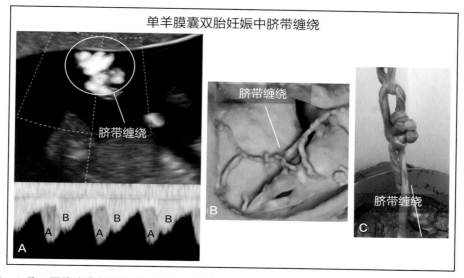

图15.26 A.孕13周单羊膜囊双胎妊娠中脐带缠绕的彩色和脉冲多普勒图像。注意在彩色多普勒图像上出现"一团脐带"提示该诊断。脉冲多普勒应用于脐带团,频谱显示在图片的下半部分。图A显示了两个胎儿脐带的多普勒频谱(胎儿A和B的多普勒频谱),证实了脐带缠绕。B.另一个孕12周单羊膜囊双胎妊娠,应用3D超声表面成像显示脐带缠绕。C.胎儿B孕33周分娩后的脐带缠绕

在早期妊娠超声检查中偶尔会发现脐带螺旋的过多或缺如。脐带插入异常可能导致脐带帆状附着或血管前置。异常增厚的脐带可以与胎儿水肿或脐带囊肿有关。在下面的章节中,我们将更详细地讨论常见的脐带异常。

单脐动脉

脐带中一条动脉的缺如称为单脐动脉(SUA)或双血管脐带。SUA的发病机制尚不明确,可能的病因是一条脐带发育不全或萎缩[46]。SUA是妊娠期最常见的一种超声表现,更多见于多胎妊娠、脐带帆状入口、高龄孕妇、孕妇糖尿病、高血压、癫痫疾病和吸烟[47,48]。据报道,早期妊娠SUA在单胎妊娠和多胎妊娠的发生率分别为1.1%和3.3%[45]。早期妊娠超声发现SUA的敏感性为57.1%~84.2%,特异性为98.9%和99.8%[45,49]。最好的方法是获得胎儿骨盆的横切面,使用彩色血流多普勒显像模式在膀胱两侧识别到SUA(图15.27),而不是通常看到的2根脐动脉(图15.12A)。

SUA与胎儿畸形的关系,有报道称主要是泌尿生殖系统异常和心脏畸形,以及广泛的遗传综合征和染色体畸变[50-52],在本书的各个章节中都有描述。SUA还可以与宫内生长受限、早产、不良妊娠结局等有关[53]。然而,SUA作为一种单独的超声表现,通常与正常妊娠结局有关[53-55]。Martínez-Payo等研究显示[45],在孕11^{+0}和13^{+6}周诊断的SUA病例中,约17.6%在早期妊娠检出了伴发畸形,而在另外的7.7%的SUA病例中,可在中期妊娠发现异常。作者认为早期妊娠超声检查脐带血管的数量有利于诊断出与SUA相关的胎儿畸形[45]。我们建议早期妊娠检出SUA时对胎儿进行详细的超声检查(详见第5章)。

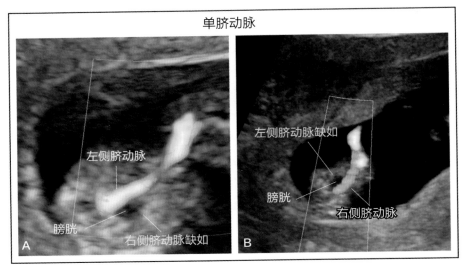

图15.27 两个孕13周单脐动脉胎儿（A和B）盆腔水平横切面的彩色多普勒图像。注意在图A中右脐动脉（UA）消失，而在图B中，左侧脐动脉消失。虽然早期的研究认为单脐动脉的偏侧性有重要意义，但这在后续的研究中并没有得到证实

脐带帆状附着和脐带边缘附着

脐带帆状附着是指脐带附着于胎盘边缘的胎膜上，而不是直接附着于胎盘（图15.28和15.29），发生率约为1%[56-58]。在发生自然流产的病例中脐带帆状附着发生率更高，其中33%在孕9~12周检查发现，27%在孕13~16周检查发现[59]。脐带边缘附着是指脐带插入胎盘的边缘（图15.30），发生率为2%~10%[56-58]。常见的围产期并发症包括流产、早产、胎儿生长受限、胎儿畸形、围产期死亡、低Apgar评分、胎盘残留等[60-63]。多项研究表明，辅助生殖的胎儿脐带帆状附着的发生率较高[64-66]。脐带帆状附着在多胎妊娠有较高的发生率。单绒毛膜双胎妊娠合并脐带帆状附着要注意监测有无双胎输血综合征或选择性胎儿生长受限的征象。

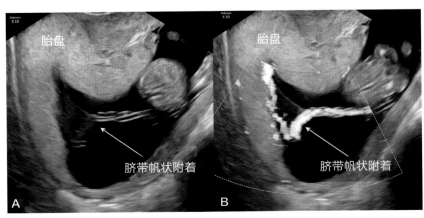

图15.28 孕11周脐带帆状附着的灰阶（A）和彩色多普勒（B）图像。注意脐带插入胎膜，而不是直接进入胎盘

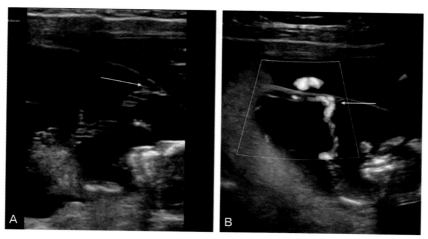

图15.29　孕12周双胎妊娠脐带帆状附着的灰阶（A）和彩色多普勒（B）图像，脐带插入分隔膜（箭头）。脐带帆状附着在多胎妊娠中更为常见。详见正文

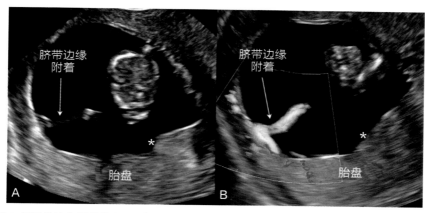

图15.30　孕11周脐带边缘附着的灰阶（A）和彩色多普勒（B）成像。注意脐带插入胎盘的外侧边缘而不是中央（*）

在早期妊娠显示脐带附着位置是可行的，在孕9～11周成功率为93.5%，在孕11～14周可达100%，并可在30秒内完成[67,68]。评估胎盘脐带附着位置时应适当地放大和调节超声设备（图15.31）。建议先识别到游离脐带，然后追踪其直到胎盘表面。彩色或能量多普勒成像可以通过确认分支血管来提高对附着位置的显示（图15.28～15.31）。这有助于区分真正的附着位置和相邻的游离脐带。

早期妊娠超声在检测异常胎盘脐带附着方面有一定的局限性。2000年，Monteagudo等发表了第一例早期妊娠经阴道超声检查诊断为脐带帆状附着的病例[69]。Sepulveda[68]报告了1年内533例单胎妊娠中5例早期妊娠诊断出并于出生时证实的脐带帆状附着。值得注意的是，5例中有1例合并胎儿染色体异常（Turner综合征），另外2例孕妇有不孕不育史，其中一名是通过卵质内单精子注射（ICSI）受孕的[68]。Hasegawa等的一项研究显示[67]，孕9～13周的脐带附着位置位于子宫下1/3处，与胎盘和脐带发育异常有关，包括脐带帆状和边缘附着、血管前置和前置胎盘。脐带帆状附着是血

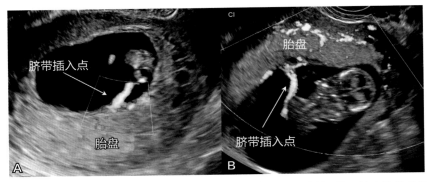

图15.31　两个分别孕13周（A）和12周（B）胎儿脐带插入点的彩色多普勒图像。注意脐带正常插入胎盘中央。A：后壁胎盘。B：前壁胎盘

管前置的先决条件；早期产前检查发现脐带附着位置异常，需要在孕32周后超声复查有无血管前置。

血管前置

　　血管前置是指胎儿血管位于胎儿部分和子宫颈之间。胎儿血管在胎膜上走行，没有保护或脐带可以在宫颈内口水平固定于胎膜上。这些血管在分娩时容易受到压迫和出血，并可能因缺氧或失血而导致胎儿意外死亡。血管前置的发生率约为1/2500[70]。未确诊时，血管前置的围产儿死亡率为60%，而在产前做出血管前置的诊断后97%的胎儿可以存活[71]。

　　中、晚期妊娠血管前置的超声标志包括：低置胎盘或前置胎盘、存在一个附属胎盘（副胎盘）、脐带帆状附着、多胎妊娠或怀疑有异常血管跨过子宫颈内口[72]。通过辅助生殖技术受孕出现脐带帆状附着的风险更高。

　　目前文献中还缺乏早期妊娠超声诊断脐带帆状附着的相关资料。Hasegawa等[73]认为中、晚期妊娠发现的血管前置病例在孕9～13周时脐带插入点均位于子宫下

1/3。在早期妊娠超声检查中发现异常脐带插入点时，应提示进一步评估是否存在脐带帆状附着。

脐带囊肿

　　早期妊娠诊断脐带囊肿是基于观察到脐带内或者邻近出现一个圆形壁薄的无回声区，大约于孕8周可以显示（图15.32～15.36）。早期妊娠发生率约为0.52%[76]。大多数脐带囊肿是暂时的，对妊娠结局没有影响。大多数脐带囊肿是在孕8～9周经

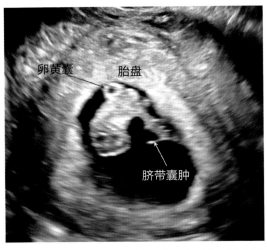

图15.32　孕9周脐带囊肿的灰阶超声图像。注意脐带囊肿靠近胎盘脐带插入点的位置。参见图15.33中相应的3D超声图像

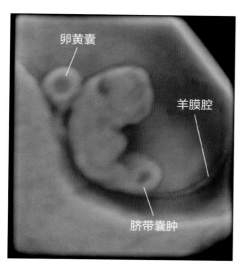

图15.33 孕9周脐带囊肿的3D超声图像，与图15.32为同一胎儿。在羊膜腔内可见脐带囊肿，与羊膜腔外的卵黄囊形成对比

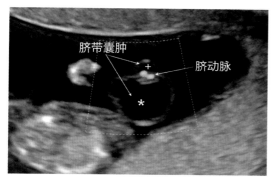

图15.34 孕13周胎儿两个脐带囊肿的彩色多普勒超声图像。注意有一大（＊）一小（＋）两个脐带囊肿。彩色多普勒显示脐带内的2条脐动脉

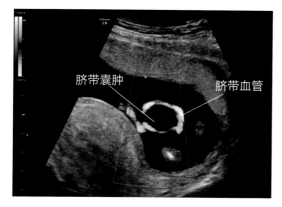

图15.35 孕13周胎儿脐带囊肿彩色多普勒超声图像。注意彩色多普勒成像显示脐带血管围绕着脐带囊肿

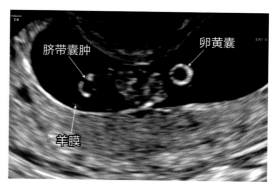

图15.36 孕8周脐带囊肿的灰阶超声图像。注意在羊膜腔内可显示脐带囊肿，与羊膜腔外的卵黄囊形成对比。对比图15.32和15.33

阴道超声检查时偶然发现的，随后在孕12～14周或之后的超声检查中消失。应注意区分单一的脐带囊肿与卵黄囊，后者具有更强的回声边界，并且位于羊膜囊外（图15.32，15.33，15.36）[58]。在脐带任何位置都可以发现囊肿，然而，大多数都位于脐带的中间段[76-78]。

初步研究发现，早期妊娠发现脐带囊肿的胎儿出现非整倍体、先天性畸形和整体不良妊娠结局的发生率更高[74]。最近的大量有关早期妊娠脐带囊肿的相关研究并没有证实其与不良妊娠结局有关[77]。基于近期文献所提供的证据，早期妊娠的脐带囊肿不应被认为是不良妊娠结局的独立标志，不论其位置、大小和数量，尤其是当中期妊娠超声检查随访发现脐带囊肿消失的情况下。

秦凤真 陈 明 姜 伟 译
杨 芳 梁美玲 罗国阳 校

参考文献

1. Longtine MS, Nelson DM. Placental dysfunction and fetal programming: the importance of placental size, shape, histopathology, and molecular composition. Semin Reprod Med. 2011;29:187–196.

2. Barker DJ, Gelow J, Thornburg K, et al. The early origins of chronic heart failure: impaired placental growth and initiation of insulin resistance in childhood. Eur J Heart Fail. 2010;12:819–825.

3. Barker DJ, Thornburg KL, Osmond C, et al. The surface area of the placenta and hypertension in the offspring in later life. Int J Dev Biol. 2010;54:525–530.

4. Eriksson JG, Kajantie E, Thornburg KL, et al. Mother's body size and placental size predict coronary heart disease in men. Eur Heart J. 2011;32:2297–2303.

5. Moore KL, Persaud TVN, Torchia MG. The Developing Human: Clinically Oriented Embryology. 10th ed. New York, NY: Elsevier; 2016:109.

6. Fox H. The development and structure of the placenta. In Fox H, ed. Pathology of the Placenta. 2nd ed. London: WB Saunders; 1997:1–41.

7. Salomon LJ, Alfirevic Z, Bilardo CM, et al. ISUOG Practice Guidelines: performance of first-trimester fetal ultrasound scan. Ultrasound Obstet Gynecol. 2013;41:102–113.

8. Tonsong T, Boonyanurak P. Placental thickness in the first half of pregnancy. J Clin Ultrasound. 2004;32:231.

9. Cabezas Lopez E, Martinez-Payo C, Engels Calvo V, et al. Reproducibility of first trimester three-dimensional placental measurements. Eur J Obstet Gynecol Reprod Biol. 2016;201:156–160.

10. Farina A. Systematic review on first trimester three-dimensional placental volumetry predicting small for gestational age infants. Prenat Diagn. 2016;36(2):135–141.

11. Jaffe R, Jauniaux E, Hustin J. Maternal circulation in the first trimester human placenta-myth or reality? Am J Obstet Gynecol. 1997;176:695.

12. Rizzo G, Capponi A, Cavicchioni O, et al. Placental vascularization measured by three-dimensional power Doppler ultrasonography at 11 to 13^{+6} weeks' gestation in normal and aneuploid fetuses. Ultrasound Obstet Gynecol. 2007;30:259–262.

13. De Paula CSF, Ruano R, Campos JADB, et al. Quantitative analysis of placental vasculature by three-dimensional power Doppler ultrasonography in normal pregnancies from 12 to 40 weeks of gestation. Placenta. 2009;30:142–148.

14. Hafner E, Metzenbauer M, Stümpflen I, et al. First trimester placental and myometrial blood perfusion measured by 3D power Doppler in normal and unfavourable outcome pregnancies. Placenta. 2010;31:756–763.

15. Hill LM, DiNofrio DM, Guzick D. Sonographic determination of first trimester umbilical cord length. J Clin Ultrasound. 1994;22:435–438.

16. Rembouskos G, Cicero S, Longo D, et al. Single umbilical artery at 11–14 weeks' gestation: relation to chromosomal defects. Ultrasound Obstet Gynecol. 2003;22:567–570.

17. Seki H, Kuromaki K, Takeda S, et al. Persistent

subchorionic hematoma with clinical symptoms until delivery. Int J Gynaecol Obstet. 1998; 63:123–128.

18. Borlum KG, Thomsen A, Clausen I, et al. Long-term prognosis of pregnancies in women with intrauterine hematomas. Obstet Gynecol. 1989;74:231–233.

19. Nagy S, Bush M, Stone J, et al. Clinical significance of subchorionic and retroplacental hematomas detected in the first trimester of pregnancy. Obstet Gynecol. 2003;102:94–100.

20. Sauerbrei EE, Pham DH. Placental abruption and subchorionic hemorrhage in the first half of pregnancy: US appearance and clinical outcome. Radiology. 1986;160:109–112.

21. Mandruzzato GP, D'Ottavio G, Rustico MA, et al. The intrauterine hematoma: diagnostic and clinical aspects. J Clin Ultrasound. 1989;17:503–510.

22. Bennett GL, Bromley B, Lieberman E, et al. Subchorionic hemorrhage in first-trimester pregnancies: prediction of pregnancy outcome with sonography. Radiology. 1996;200:803–806.

23. Tower CL, Regan L. Intrauterine haematomas in a recurrent miscarriage population. Hum Reprod. 2001;16:2005–2007.

24. Johns J, Hyett J, Jauniaux E. Obstetric outcome after threatened miscarriage with and without a hematoma on ultrasound. Obstet Gynecol. 2003;102:483–487.

25. Tuuli MG, Norman S, Odibo AO, et al. Perinatal outcomes in women with subchorionic hematoma: a systematic review and meta-analysis. Obstet Gynecol. 2011;117(5):1205–1212.

26. Taipale P, Hiilesmaa V, Ylöstalo P. Diagnosis of placenta previa by transvaginal sonographic screening at 12-16 weeks in a non-selected population. Obstet Gynecol. 1997;89(3):364–367.

27. Hill LM, DiNofrio DM, Chenevey P. Transvaginal sonographic evaluation of first trimester placenta previa. Ultrasound Obstet Gynecol. 1995;5(5):301–303.

28. Mustafá SA, Brizot ML, Carvalho MH, et al. Transvaginal ultrasonography in predicting placenta previa at delivery: a longitudinal study. Ultrasound Obstet Gynecol. 2002;20(4):356–359.

29. Miller DA, Chollet JA, Goodwin TM. Clinical risk factors for placenta previa-placenta accreta. Am J Obstet Gynecol. 1997; 177(1):210–214.

30. Ballas J, Pretorius D, Hull AD, et al. Identifying sonographic markers for placenta accreta in the first trimester. Am J Obstet Gynecol. 2012;31:1835–1841.

31. Comstock CH, Bronsteen RA. The antenatal diagnosis of placenta accreta. Br J Obstet Gynecol. 2014;121:171–182.

32. Comstock CH, Wesley L, Vettraino IM, et al. The early sonographic appearance of placenta accreta. J Ultrasound Med. 2003;22(1):19–23.

33. Jurkovic D, Hillaby K, Woelfer B, et al. First-trimester diagnosis and management of pregnancies implanted into the lower uterine segment Cesarean section scar. Ultrasound Obstet Gynecol. 2003;21:220–227.

34. Timor-Trisch IE, Monteagudo A, Santos R, et al. The diagnosis, treatment and follow-up of cesarean scar pregnancy. Am J Obstet Gynecol. 2012;207:44.e1–44.e13.

35. Sadeghi H, Rutherford T, Rackow BW, et al. Cesarean scar ectopic pregnancy: case series and review of the literature. Am J Perinatol 2010;27:111–120.

36. Chen YJ, Wang PH, Liu WM, et al. Placenta accreta diagnosed at 9 weeks' gestation. Ultrasound Obstet Gynecol. 2002;19:620–622.

37. Wong HS, Zuccollo J, Tait J, et al. Placenta accreta in the first trimester of pregnancy: sonographic findings. J Clin Ultrasound. 2007;37:100–102.

38. Yang JI, Kim HY, Kim HS, et al. Diagnosis in the first trimester of placenta accreta with previous cesarean section. Ultrasound Obstet Gynecol. 2009;34:116–118.

39. Shih JC, Cheng WF, Shyu MK, et al. Power Doppler evidence of placenta accreta appearing in the first trimester. Ultrasound Obstet Gynecol. 2002;19:623–625.

40. Garza A, Cordero JF, Mulinare J. Epidemiology of the early amnion rupture spectrum of defects. Am J Dis Child. 1988;142(5):541–544.

41. Hata T, Tanaka H, Noguchi J. 3D/4D sonographic evaluation of amniotic band syndrome in early pregnancy: a supplement to 2D ultrasound. J Obstet Gynaecol Res. 2011;37(6):656–660.

42. Inubashiri E, Hanaoka U, Kanenishi K, et al. 3D and 4D sonographic imaging of amniotic band syndrome in early pregnancy. J Clin Ultrasound. 2008;36(9):573–575.

43. Higuchi T, Tanaka M, Kuroda K, et al. Abnormal first trimester fetal nuchal translucency and amniotic band syndrome. J Med Ultrason (2001). 2012;39(3):177–180.

44. Nishi T, Nakano R. Amniotic band syndrome: serial ultrasonographic observations in the first trimester. J Clin Ultrasound. 1994;22(4):275–288.

45. Martínez-Payo C, Cabezasc E, Nieto Y, et al. Detection of single umbilical artery in the first trimester ultrasound: its value as a marker of fetal malformation. Biomed Res Int. 2014;2014:548729.

46. Monie IW. Genesis of single umbilical artery. Am J Obstet Gynecol. 1970;108(3):400–405.

47. Naeye RL. Disorders of the umbilical cord. In: Disorders of the Placenta, Fetus and Neonate: Diagnosis and Clinical Significance, St Louis, MO: Mosby-Year Book; 1992:92.

48. Leung AKC, Robson WLM. Single umbilical artery: a report of 159 cases. Am J Dis Child. 1989;143(1):108–111.

49. Lamberty CO, Burlacchini de Carvalho MH, Miguelez J, et al. Ultrasound detection rate of single umbilical artery in the first trimester of pregnancy. Prenat Diagn. 2011;31:865–868.

50. Hua M, Odibo AO, MacOnes GA, et al. Singleumbilical artery and its associated findings. Obstet Gynecol. 2010;115(5):930–934.

51. Gornall AS, Kurinczuk JJ, Konje JC. Antenatal detection of a single umbilical artery: does it matter? Prenat Diagn. 2003;23(2):117–123.

52. Prefumo F, Gueven MA, Carvalho JS. Single umbilical artery and congenital heart disease in selected and unselected populations. Ultrasound Obstet Gynecol. 2010;35(5):552–555.

53. Murphy-Kaulbeck L, Dodds L, Joseph KS, et al. Single umbilical artery risk factors and pregnancy outcomes. Obstet Gynecol. 2010;116(4):843–850.

54. Defigueiredo D, Dagklis T, Zidere V, et al. Isolated single umbilical artery: need for specialist fetal echocardiography? Ultrasound Obstet Gynecol. 2010;36(5):553–555.

55. Bombrys AE, Neiger R, Hawkins S, et al.

Pregnancy outcome in isolated single umbilical artery. Am J Perinatol. 2008;25(4):239–242.

56. Benirschke K, Kaufmann P. Pathology of the Human Placenta. New York, NY: Springer-Verlag; 2000:353–359.

57. Sepulveda W, Rojas I, Robert JA, et al. Prenatal detection of velamentous insertion of the umbilical cord: a prospective color Doppler ultrasound study. Ultrasound Obstet Gynecol. 2003;21:564–569.

58. Sepulveda W, Sebire NJ, Harris R, et al. The placenta, umbilical cord, and membranes. In: Nyberg DA, McGahan JP, Pretorius DH, et al, eds. Diagnostic Imaging of Fetal Anomalies. Philadelphia, PA: Lippincott Williams & Wilkins; 2003:85–132.

59. Monie IW. Velamentous insertion of the cord in early pregnancy. Am J Obstet Gynecol. 1965;93:276–281.

60. Uyanwah-Akpom P, Fox H. The clinical significance of marginal and velamentous insertion of the cord. Br J Obstet Gynaecol. 1977;84:941–943.

61. Kouyoumdjian A. Velamentous insertion of the umbilical cord. Obstet Gynecol. 1980;56:737–742.

62. Eddleman KA, Lockwood CJ, Berkowitz GS, et al. Clinical significance and sonographic diagnosis of velamentous umbilical cord insertion. Am J Perinatol. 1992;9:123–126.

63. Heinonen S, Ryynanen M, Kirkinen P, et al. Perinatal diagnostic evaluation of velamentous umbilical cord insertion: clinical, Doppler, and ultrasonic findings. Obstet Gynecol. 1996;87:112–117.

64. Gavriil P, Jauniaux E, Leroy F. Pathologic examination of placentas from singleton and twin pregnancies obtained after in vitro fertilization and embryo transfer. Pediatr Pathol. 1993;13:453–462.

65. Hasegawa J, Iwasaki S, Matsuoka R, et al. Velamentous cord insertion caused by oblique implantation after in vitro fertilization and embryo transfer. J Obstet Gynaecol Res. 2011;37:1698–1701.

66. Delbaere I, Goetgeluk S, Derom C, et al. Umbilical cord anomalies are more frequent in twins after assisted reproduction. Hum Reprod. 2007;22:2763–2767.

67. Hasegawa J, Matsuoka R, Ichizuka K, et al. Cord insertion into the lower third of the uterus in the first trimester is associated with placental and umbilical cord abnormalities. Ultrasound Obstet Gynecol. 2006;28:183–186.

68. Sepulveda W. Velamentous insertion of the umbilical cord: a first-trimester sonographic screening study. Ultrasound Med. 2006;25:963–968.

69. Monteagudo A, Sfakianaki AK, Timor-Tritsch IE. Velamentous insertion of the cord in the first trimester. Ultrasound Obstet Gynecol. 2000;16:498–499.

70. Oyelese KO, Turner M, Lees C, et al. Vasa previa: an avoidable obstetric tragedy. Obstet Gynecol Surv. 1999;54:138–145.

71. Francois K, Mayer S, Harris C, et al. Association of vasa previa at delivery with a history of second-trimester placenta previa. J Reprod Med. 2003;48:771–774.

72. Lee W, Lee VL, Kirk JS, et al. Vasa previa: prenatal diagnosis, natural evolution, and clinical outcome. Obstet Gynecol. 2000;95:572–576.

73. Hasegawa J, Nakamura M, Sekizawa A, et al. Prediction of risk for vasa previa at 9–13

weeks' gestation. J Obstet Gynaecol Res. 2011;37(10):1346–1351.

74. Ross JA, Jurkovic D, Zosmer N, et al. Umbilical cord cysts in early pregnancy. Obstet Gynecol. 1997;89:442–445.

75. Skibo LK, Lyons EA, Levi CS. First-trimester umbilical cord cysts. Radiology. 1992;82:719–722.

76. Ghezzi F, Raio L, Di Naro E, et al. Single and multiple umbilical cord cysts in early gestation: two different entities. Ultrasound Obstet Gynecol. 2003;21:215–219.

77. Hannaford K, Reeves S, Wegner E. Umbilical cord cysts in the first trimester: are they associated with pregnancy complications? J Ultrasound Med. 2013;32:801–806.

78. Sepulveda W, Leible S, Ulloa A, et al. Clinical significance of first trimester umbilical cord cysts. J Ultrasound Med. 1990;18:95–99.